父の三線と杏子の花

伊波敏男

人文書館

表カバー作品
佐藤　明「杏の里」

裏カバー写真
「白いかんざし」
［写真提供：てぃだぬすま宮古島］

はじめに　花桃の里と父の三線と

「残念ながら、お子さんはハンセン病を発症しています。法律に従いハンセン病療養所に隔離収容します。」

少年は父の隣で、うつむいたまま医師の宣告を耳にしていた。しかし、その言葉の意味を理解するには、一四歳の少年は余りに幼すぎた。

わが家に戻った父は、まず、祖母に診断結果を伝えたが、眉をつり上げ、「わが家系の血筋にこんな悪疫はない」と、舌打ちをして座を立った。父は私を仏間に招き入れ、三線《さんしん》の弦を張り、正座して向かい合う息子を前にして、低く、長く、かすれた声で謡《うた》いだした。

「マコトカ……ジチカ……ワ…チム…フリ…ブリト……」

三線の弦音に父の声がかぶさる。口惜しいことには、息子はその古典音楽名が「散山節《さんやまぶし》」であることと、その謡の意味が、人の別れや、亡き人を偲ぶ時にしか謡われない音曲であることを知った時には、すでに父は鬼籍に在り、私も五四歳になっていた。息子を送り出す無念を、亡父は三線の弦音と謡に閉じ込めていたのだと思うと、胸が張り裂ける。

それから一番多感な時期の一〇年の歳月を、私は同じ病を持つ人たちとハンセン病療養所という一般社会からは、隔絶された世界で生かされたが、その地の人たちは苦悩にもだえ苦しみながらも、人間の尊厳を見失うことなく懸命に生きていた。その姿から、私は「生」への立ち向かい方を学ばせてもらった。

一九六〇年代、ハンセン病者に対する隔離政策は厳然と法律によって維持されており、国家や社会にとっては、排除されるべき対象であった。そのため、治癒後、社会復帰した人たちは、病歴を隠すのが常識的であったが、私はあえてハンセン病回復者を明らかにして生きる道を選び、隔離されていた療養所を後にした。

やはりと言おうか、待ち受けていた社会には、私が選んだ生き方は拒否され、やっと得られた四人の家族は離散に追い込まれた。しかし、他方には、手を差し伸べてくれる多くの出逢いもあり、人の世は間違いなく、やさしく、信ずるに値する人たちの存在が、揺らぐ私の心根の基軸を支えてくれた。

学生、社会福祉施設職員、退職後の四年間、合算すると三十四年の東京暮らしに幕を引き、妻の実家がある長野県上田市に住処《すみか》として移り住むことを決心したのは、二〇〇〇（平成一二）年三月の、物の芽の気配が微かに感じられる時節だった。

上田市は埼玉・山梨・長野三県境の甲武信岳《こぶしたけ》を源流とする千曲川が、上田盆地と呼ばれる中央部を北西方向に貫流し、長野県内では三番目の中都市である。歴史的には戦国武将として名高い真田幸村の父昌幸が、一五八三（天正一三）年に築城した上田城の城下町である。

信州は冬が長い。それだけに野山の春の息吹は、歓喜の声を一斉にあげる。隣人同士で掛け合うあいさつの声の張りにもそれを聞き取ることができる。この地で初めて出会う人たちから、「暖かい沖縄から、どうしてまた、こんなに厳しい寒さの長野に？」と、よく問われるが、四季折々のメリハリに少しの曖昧さも許さない潔さが、とりわけ、私をこの地にひきつけた。

本書『父の三線と杏子の花』は、二〇〇四年五月五日から二十四節気ごとに、今なお、書き綴っているマイコラム「かぎやで風」を、年代ごとに取捨選択してまとめたものである。

コラムの初筆が「わが途も急がぬ旅の花杏《はなあんず》」の一句で始まっているのも、この地が如何に季節ごとの草花の彩に満たされているかの表れである。

この豊かな自然の中で、人生の終章を心穏やかに締めくくるつもりで書き始めたコラムだったが、わが故郷の沖縄問題を、長野県民に広く知ってもらいたいと信州沖縄塾を開塾し、また、私に支払われたハンセン病者への賠償金を生かした、フィリピン大学医学部レイテ分校で学ぶ、医学生への奨学金「伊波基金」の創設（現NPO法人クリオン虹の基金）などがあり、信州で新たな人たちとの交わりの中で、私が生かされる新たな場が生まれた。

私はこれまでハンセン病問題と琉球・沖縄問題をテーマにした『花に逢はん』『ゆうなの花の季と』『ハンセン病を生きて』『島惑ひ』などの著作があるが、一〇年間にわたって書き綴ってきたコラムを読み返してみると、やはり、取り上げているのは、このふたつの課題の論述に加え、この国の混迷する政治状況や東日本大震災、そして、原発問題への怒りなどが多く、まるで難破しかかった小舟の帆柱に必死にしがみつきながら、その時々の世情を嘆き、岐路に立つこの国の危うさに、警鐘を打ち鳴らし続けている。

私は「小さき者の視座」の塁から、息継ぎをしながら、これからも書きつづけます。

【目次】

1　わが道を——年代記《クロニカ》　［二〇〇四年］

❖わが途も急がぬ旅の花杏《はなあんず》〈立夏〉　〈'04年5月5日〉

はいさい！　ようこそ、
マイホームページの「かぎやで風」へ。
『花に逢はん』（日本放送出版協会、略称NHK出版、一九九七）、その次の『夏椿、そして』（同上、一九九八）を書き記して六年が経ちました。

あの年に郵便番号七桁化が始まり、桝目に囲まれた数字から、妙にヨソヨソしい窮屈な時代の到来を予感させられたものです。残念ながら時代はそのように動いてしまいました。それも忍び足で、この国は間違いなく昔帰りの途を戻っています。嘘いつわりに満ちた時の国家擬態は、いつも美しいことばに飾られながら始まります。

このコラムは古来から先人たちが農作業の節目として記されてきた二十四節気に、コラムを書き進める予定ですので、年間二四回ほどを予定しています。この時節の区切り方を古色蒼然たる香りがすると、マユをひそめないでください。決して、この国が目ざす「戻り道」とは、違う対極に軸足を置いての発言をしたいと願っております。

今ならまだ間に合いそうですから、この国の危ない駆け足に、誰にもおもねることなく、異議アリの警鐘を打ちつづけます。

信州塩田平の暮らしも四年目を迎えました。その間、話題満載の田中（康夫）長野県政誕生にも立会い、この頃、少しばかり気を揉まされながら、田中県政の行方を見守っていきます。

私、長野県上田市でめでたく（？）還暦を迎えることができました。一四歳から「ハンセン病」という社会的大病に試されながら、よくもマァー、生きながらえたものだと、少しばかり労りの言葉を自分自身にかけたくなります。

重ねた年齢のせいでしょうか、あるいは、田舎暮らしの褒美でしょうか、静かな心持ちの中にも季節の移ろいだけは賑やかに映ります。

この里ではいぬふぐりの花から春の幕が開きました。そして、杏《あんず》、桜、辛夷《こぶし》、芝桜と、主役の座は次々と季節のタクトを振られて変わっていきます。つい、辺り一面に咲きそろっている花の色香に気を奪われてはいけませんね。この国の向かう道にも目を見開き、耳をそばだてていきます。

「……いま私が行なっている話すこと。そして書くこと、（中略）そして存在すること、それによって私は、他者との能動的な連帯を信じる人間としてある。」（『この時代に想う　テロへの眼差し』Susan Sontag, *in our Time, in this Moment* スーザン・ソンタグ木幡和枝訳、ＮＴＴ出版、二〇〇二年、二一〇〜二一一頁）の言葉を、自分の心の軸にしながら、マイコラム「かぎやで風」を書き綴ります。

❖言ひ昂《あが》り火照《ほて》りし日には花うつ木〈小満〉

〔'04年5月21日〕

一月一三日の信濃毎日新聞社会面のトップ記事の大活字が躍っている。

「13歳動く！」

昨年の一一月、熊本県のホテルで起きたハンセン病元患者の宿泊拒否問題は、沈殿した偏見による差別が表出した事例である。宿泊拒否問題を報道で知り、胸を痛め、そして、動いた一三歳の子どもたちがいた。この日は珍しく太陽が降り注ぐ休日の成人式の日だった。

長野市立湯谷小学校の卒業生たちである。このクラスは私との交流を含め、五年生時から二年間、ハンセン病問題を学んだ。「みんなで集まれば何かできるかもしれない」と、手分けして旧友たちと電話で呼びかけ合った。

勉強会には、元担任と父母も含め四〇人が駆けつけたが、私への案内もあり仲間に加えてもらった。このクラスとの交流は、私にとっては刺激的な学びの場であった。「いじめ」に加わるいじわるな自分がいる。仲間外れを恐れている弱い私、「シカト」されて涙を流す自分もいる。ヨソ行きでない、いつもの「わたし」を重ねながら、ハンセン病問題と向かい合っているこのクラスの学習方法を、教育の原点に触れる思いをしながら子どもたちを見ていた。

「人権」の御旗の前で見せる大人たちのように、ハンセン病問題を頭で理解し、物分かり良く、やさしい自分のまま、終止符を打てる対象ではなかったのである。

一月一二日の七グループに分かれた勉強会では、ホテルの宿泊拒否後、療養所入所者の一部から「そっとしていた方がいい」との声があることを知り、「らい予防法は、それほどつらい法律だったのに、大人たちは分かっていない」との感想も出された。

湯谷小学校で同じクラスで二年間ハンセン病問題を学びあった同窓生に、呼びかけ人代表者となった伊藤君は、「いじめや差別は起きてから謝っても心を傷つける。大人も頭じゃなくて心で考えてほしい」と、自分たちの意見をしめくくった。

世の大人たちよ、「心で考える」とは、どのようなことでしょうか?

あなたなら、この一三歳の少年の問いかけに、どんな回答を用意しますか?

ふと、ジョゼ・サラマーゴの次の言葉が胸を過《よぎ》った。

『一緒にいて、一緒に感じ、一緒に考え、同じ涙を一緒に流し、そして、同じ笑いを一緒に笑う。(チアパスの苦悩、そして希望)こんなにも簡単なことが、もう私たちのまわりには戻ってこないのでしょうか。『我々は人間であることにうぬぼれているが、いつの時代にもどこの場所でも、人間は人種・肌の色・慣習・文化・宗教を問わず、悲しくも皮肉なことになおも同じ人間と呼ぶ者たちに恥辱と侮辱を与えてきた。』(*LE MONDE* diplomatique /1999/03/)

〔04年6月5日〕

❖ 早苗饗《さなぶり》や農の習も一刻に〈芒種〉

事はフランス語のユマニテ(人間性)を県庁組織名に冠し、人権問題を県政の重要課題として位置づけ、意気込んでいた長野県で起きた。

「伊波さん、県衛生部保健予防課が発行した小学校五年生用副教材パンフレットの『ハンセン病を知っていますか?』は、届いているでしょうか? 私には違和感があって、どうしてもしっくりこないのですが…」信濃毎日新聞社のH記者からの質問だった。

そのA4判三つ折カラーパンフレットに目を通してみた。医学的な説明にはじまり、間違っていた国の政策、長野県の取り組みや知事の療養所訪問報告、長野県出身者のふるさとへの思いをつづった詩、子どもたちからの手紙など、定石の押さえどころは外していないように見える。しかし、この五年生用副教材には決定的な問題点がある。どこにも隔離政策を実際に執行し、関与した県の責任に触れる文言がないのである。信濃毎日新聞は、四月三〇日付記事で「県の責任に言及せず」と、厳しくこれらの問題点を指摘した。

批判を受けた長野県は、「県も保健予防行政の一環で隔離政策を担った当事者として、過ちを二度と繰り返さないために歴史的検証を行う」とし、五月二七日、第三者による長野県独自の「ハンセン病問題検証委員会」を立ち上げると発表した。ここであえて釘をさしておくべきことがある。ゆめゆめ、対象の主客を間違うような愚を犯さないことである。歴史検証される対象は人権侵害を引き起こした側、つまり、被害者を産み出した自治体側である。

生存被害者の平均年齢は七九歳のご高齢と、残された時間は少ない。その上、「ハンセン病問題検証委員会」が追跡調査すべき対象は、隔離政策被害者の原籍原簿、県・市町村関係文書、「無らい県運動」に関わった宗教関係団体資料、あるいは、県内マスコミ報道などと多岐にわたり、困難な作業になると予想される。しかし、被害者が蒙った御労苦に比べたらどれほどのことがあろうか。

検証委員会報告は、年度内にはまとめられるという。当然、その「負の遺産」は、県民自身に投げかけられた課題となる。「負の遺産」を「未来への財産」に転換できるかどうかは、すべて県民一人ひとりにかかっている。

「『自分には知らないことがいっぱいある』と知ることこそ、上等な知識なのだ。〈知病〉知不知、尚矣。不知知、病矣。」（『タオ―老子』加島祥造、ちくま文庫）。この言葉に接すると、思索への道とは、医師から脳死と宣告されるまで白旗を掲げてはならないことなのだ。

早苗饗《さなぶり》とは、田植えが終わった後、仕事を休み小豆飯などを炊いて祝うことだと辞書で知った。これも信州に移り住んだから接することができた言葉である。

❖ 夏ぐみを口に含みて華やぎぬ〈夏至〉　〈'04年6月21日〉

六月二三日は「沖縄慰霊の日」である。五九年前のこの日に思いを馳せながら、信州の地から「沖縄塾」のお知らせです。

入塾は個人を単位にしましょう。互いの立場を尊重しましょう。ただし、この国の今に「異議アリ」の意志を持つ方ならどなたでも参加資格が与えられるようにしましょうと、条件はとてもゆるやかなものです。この塾のキーワードは「沖縄」である。沖縄発の情報と出来事にアンテナを合わせ、南の島で刻まれた時間と文化をくぐらせながら、この国の人々が生きるにふさわしい時代のあり方を見つけたいと誘い合うことにしました。この国は、昔返りへの舵切りをしつつあります。今、声をあげないと、私たちの国は取り返しのつかない道への進路を定めてしまいそうです。

沖縄で生命を授かったゆえでしょうか、「沖縄塾」開塾挨拶文案作りの大任が、私にまわってきました。歴史を振り返りながら書きすすめておりますが、さて？　しばしば思案が定まらずに考え込んでおります。これまで余りに安易に、自分自身の検証をすることもなく、知識として受け入れていた事の多さに恥じらいさえ覚えます。

そのひとつの事例です。「沖縄の戦争終結日」は、さていつでしょうか？　私はこれまで即座に、六月二三日と答えておりました。では、その根拠は、どうしてですか？　と問い返されても、ためらうことなく、「沖縄駐留第三二軍、牛島満司令官と長勇参謀長の自決日」と、その論拠を示していました。

わが国の「終戦日」はポツダム宣言受諾日の八月一五日です。確かにこの日以降、日本軍による組織的軍事行為は歴史記述としては見当たらない。しかし、これも「沖縄以外」の限定付きであることに気づかされた。

国家間の戦争状態は戦争行為当事者間の降伏文書調印によって終結する。この刻《とき》を境にして戦争という暴力によって一切の人命が奪われないことでもある。その基準で一局地の沖縄戦を検証すると、「六月二三日」はたちどころに怪しくなってしまう。

最高司令官を自決で失った沖縄の日本軍を代表したのは、宮古島にいた二八師団長納見敏郎中将、奄美大島の海軍加藤唯男少将、陸軍高田利貞中将の三人である。アメリカ軍第10軍司令官スティルウェル大将と日本軍を代表する三人との間で交わされた、六通の降伏文書調印日は九月七日である。「終戦」の定義は、違うモノサシで沖縄戦を検証してみると、二三日を沖縄戦終結日とすることも疑わしくなる。

アメリカ軍は六月二六日、那覇の九四キロ西方、東シナ海に位置する久米島に上陸する。この日に日本軍による久米島住民約四〇人の虐殺事件が発生している。とすると、六月二三日以降も、銃口が米兵か自国民に向かおうが、日本軍の武力行使は終了していないことになる。従って、沖縄における終戦日を安易に「慰霊の日・六月二三日」としていた、私の歴史認識だけでなく、情緒もまた揺らぎます。問い直される事柄が多すぎます。

〈04年7月7日〉

❖ 夏萩の紫紅点々ほのかなり〈小暑〉

六〇年間も「にんげん」なるものを務めていると、どうしても気がかりで見届けておきたい事柄がいくつかあるものです。私にとってのそのひとつが、作家F氏と私の論戦をきっかけに始まり、多くの人たちを巻き込み、後に「ダミアン論争*」と呼称された、ある彫刻作品をめぐる問題がそれである。この作品は埼玉県立近代美術館が所蔵する、舟越保武作「病醜のダミアン」像である。

奇しくも、論戦当事者である彫刻作者の舟越保武氏と作家F氏の両氏は、すでに二〇〇二年に永眠されたこともあり、私にとってはできるだけ早く、決着をつけておくべき課題であったが、やっと、その願いがかなえられる日が来た。

二〇〇四年七月四日、私は埼玉県立近代美術館の地階常設展示場に立ち尽くしていた。吹き抜けの地階ホールには、正午前の夏の陽が真上から差し込んでいる。正面のジャコモ・マンズーの「枢機卿」が圧倒的質感で見つめている。右壁には顔を埋め、激しく身を震わせているヴェナンツォ・クロチェッティ作の「マグダラのマリア」、左手側には、つば広の帽子をかぶり、前かがみの「ダミアン神父像」が、静かに語りかけていた。

一九八三（昭和五八）年、黒川紀章氏が設計した埼玉県立近代美術館がオープンする。地階ホールの常設展示場には、「枢機卿」「病醜のダミアン」像「マグダラのマリア」の三作品が、静かに県民をお迎えしていた。しかし、そのひとつの陳列作品が攻撃を受けることになる。その作品は「病醜のダミアン」像、作者は舟越保武氏であった。公共の場における作品展示は、ハンセン病への偏見を助長する。従って、一般見学者の目に触れない場所に、この作品は移動すべきであると、抗議を受けることになった。

美術館側は「退所者の会」からの要求を受け入れ、「病醜のダミアン」像は常設展示場所から館長応接室に移動することになる。一九八四年一月から、「病醜のダミアン」像は閲覧希望者のみ館長応接室での対面が許された。その抗議行動と美術館側の対応方法に、一九八五年、私は「沈黙のダミアン」を発表し、「われわれが新しいタブーを作り、芸術・文学における表現を規制する愚は、避けるべきである。偏見への批判姿勢と芸術表現への批判姿勢とは、違うルールで律するのは当然の理である」と、この問題への対処方法について、異議を唱えることになった。それから一五年後の一九九九年、舟越氏とF氏と美術館側、そして全国ハンセン病療養所入所者協議会で合意和解が成立し、作品名も「ダミアン神父像」と変更され、元の地階常設展示場に陳列されることとなった。

二〇〇五年以来、一九年ぶりの再会である。見つめられている。ダミアン神父の言葉は、静かな響きを持ちながら私に届く。

「長かったですねー。伊波さん。やはり、この場で再会する私の相貌は、醜いものでしょうか？」。

「私はあなたを裏切ったのでしょうか？　私は聖職者として失格なのでしょうか？　私はかたくな

に自分の気質を変えようとしなかったのでしょうか？　でも、この気質があったからこそ、私はあなたを一生懸命求め、燃え尽きたのです。いったん愛の痛みを感じたら、もうほかに道はなかった。『らい患者』の小屋にもあなたは、私とともにおられた。私が慰めた苦しみ、私が癒した傷は、あなたのものでした。……キリストの苦しみであり、傷でした。そうだったと言ってください。そのとおりだと。ひとこと、……」『ダミアン神父』（オールディス・モーリス原作・黒田絵美子翻訳）。

＊ダミアン論争の詳細は、『花に逢はん（改訂新版）』（人文書館）で読むことができます。

❖ 時急ぐ山の井叩き初嵐〈立秋〉

〈04年8月7日〉

早朝まで吹き止んだ初嵐は、中央アルプスの山並みを浮き立たせていた。車で我が家から五〇キロメートル、高速道路長野道を走り継ぎ、約一時間三〇分で田園駅穂高駅にたどり着いた。出迎える客の到着時間、一〇時一六分には少しばかり間があった。

遠来の客人はフィリピン・マニラからのスマナ・バルア博士（Sumana Barua）である。氏はWHO西太平洋地域事務所医務官で、主としてハンセン病問題を担当している。二〇〇二年の春、佐久総合病院南相木《みなみあいき》村診療所の色平《いろひら》哲郎医師の紹介で縁が生まれ、彼を紹介者とするあるプロジェクトがフィリピン・レイテ島で生まれた。穂高町で開かれたあるワークショップにスマナ・バルア博士も私も参加することが分かったので、その会合前に進行中のプロジェクトXの現況報告を受けることになった。まだ、このホームページ上では、プロジェクトXなどと何やら意味ありげなご紹介しかできないのは、このプロジェクトは緒についたばかりで、まだ現地での社会的評価を受けるまでに至っていないからである。後日、必ずこのホームページ上で報告できるように汗をかきたいと願っている。状況報告の折、バブ氏（バルア博士の愛称）から、とても興味を引かれる話を伺ったので紹介したい。

フィリピンでも医療従事者は人材不足だという。医師と看護師は国家資格を取得し、高収入を求め競うように海外に流出してしまう。また、国内に残った人材も、勤務地を都市部へと希望する者がほとんどであり、その結果、医療の手助けには無縁の農村部や離島部が生まれた。その救済策として編み出されたのが、医療人材育成システム「階段式カリキュラム」だという。

「フィリピン大学医学部レイテ校には入学試験がありません。五年制中学（日本の中学、高校一貫校）を卒業した者で、それぞれのコミュニティでの社会活動を評価し、村人からの推薦がある者に限り入学が許される。学費は村が負担するが、ペーパーによる契約書はなく、社会契約が存在するだけである。まず、助産婦としての教育を受ける。卒業後、国家試験に合格すれば、推薦地域に戻り、助産婦としての仕事に関わることになります。助産婦としての勤務評価は、村人を評価聴取先として大学側によって行なわれる。その勤務ぶりによって、一段高い看護師として学ばせたいと大半の村人が推薦すれば、前記の助産婦と同じ経過を踏んで教育される。これは医師資格を取得するまで、階段式カリキュラムで養成される。医療に関わる人材育成は、学校教育と地域学習のステップを踏んですすめられるが、その都度、村人の推薦が条件となる」

人間には、レントゲン写真や検査数値に現れない無数の「痛み」がある。その「痛み」をわかろうとする過程が医療行為であるとすれば、本来ならば「聴診器」で病人の病を診断するのだが、聴診器ではなく、「聴心器」で人と向き合える医療従事者は、このようにして育てられていくのでしょう。

❖花間より笑顔交わせり木槿垣《むくげ》〈処暑〉

〈04年8月23日〉

信州沖縄塾開設のご挨拶を申し上げます。

私たちの国は、今、一九二〇年代の姿かたちに昔帰りをしようとしています。

私たちの肉親やアジアの人たちの命の犠牲で得た、他国との争いごとに暴力を振るわない、他の国を従えようとしない、自分たちと違う宗教や文化や習慣を尊重しますと、約束したはずの「この国」で、「現状に合わせた新しい国の形」とか、「有事に備える法律」とか、「国際的役割」や「人道支援」の掛け声がにぎにぎしく語られ、それを求める人たちが躍り出しました。「国家」や「公」を唱える声が大きい時代は、間違いなく、小さい者や弱い者がないがしろにされる社会です。

私たちの安全と平和は、アメリカとの協力関係によって守られていると、多くの人たちが信じています。その砦であるアメリカの軍事基地が、小さな島に集められ悲鳴をあげていても、南の島オキナワは青い空と海、ひとときの癒しを求めて訪れる非日常の地であり、日常的に表出しているオキナワの痛みや苦しみは、やはり、ローカルの他人事でしかありません。私たちにとって沖縄は、一体どのような存在なのでしょうか。そして、沖縄にとって「日本国」は、何ものだったのでしょうか。

一六〇九（慶長一四）年、島津藩は兵三千と船百隻で琉球国に攻め入り、それから二六〇年、琉球国は島津藩の支配下に組み込まれました。そして、一八七九（明治一二）年、松田道之大書記官は、官吏三〇余人、巡査一六〇余人、歩兵三〇〇余人を引き連れ、明治政府の強力な意志で琉球処分を断行し、名実共に日本帝国への組み入れを完了しました。

一九四五年三月二六日、住民四四万人（犠牲者一三万人）が住む小さな島に、まず、空と海を制圧したアメリカ軍五四万八〇〇〇人（戦死者一万四〇〇〇人）が侵攻します。迎え撃つ沖縄守備軍は、学徒隊、防衛隊を含め一一万六〇〇〇人（戦死者九万三九〇〇人）、圧倒的火力の前に、ついに、九月七日、降伏文書へ調印したことで沖縄戦は終結します。

本土の防波堤のための消耗戦は、多くの犠牲を沖縄に求めました。また、軍隊は生き延びるためには、銃口を自国民に向けることも証明しました。破壊され、奪われ尽くされながらも戦火をくぐってきた沖縄住民を待ち受けていたのは、「この国」が生き延びるため、一九七二（昭和四七）年まで、この島をアメリカに丸ごと献上することでした。南の小さな沖縄の四〇〇年は、いつも、日本国の都合によって、切り捨てられ、あるいは肩代わりを求められる歴史でした。

「平和」の彩度と明度は、暴力と権力を使う側からは見えないものです。支配され、奪われ、傷つけられ、涙を流した者は、暴力や争いごとの愚かさを知っています。「この国」の行く末が怪しくなった今だからこそ、「沖縄の丸ごとが平和研究の場所である」と、私たちは認識しています。沖縄発の出来事から、沖縄で生活している人たちの息吹から、醸成された文化と時間から、「この国」の今と未来を見つめ、血の通った人が生きるにふさわしい時代のあり方を見つけたいと声をあげました。私たちの国は今、危険な岐路に立っています。だからこそ一人ひとりが、自己決定によって自立する市民の「志」を高く掲げ、もう一度、「この国」が守るべきもの、進むべき未来、人が生きるに値する社会づくりを考え、国や思想や宗教、文化の違いを問わずに、同じ夢を持つ多くの人たちと手を取り合いながら歩き出したいと願っています。

「信州沖縄塾」は、ゆったりと論議したい人が、それぞれの物差しで動き、たとえ違う意見を持っていても、互いに相手を尊重できる人ならどなたでも参加できます。ただし、あなたに次の質問だけはいたします。

あなたは「この国」の現状に異議を唱える人ですか？
あなたは「この国」の進路に危機感を持つ人ですか？
・あなたは連帯して「この国」を変革することに賛意を持つ人ですか？
あなたは平和を守るために、自分ができることを探している人ですか？

二〇〇四年八月五日

・呼びかけ人
親里千津子（沖縄戦の語りべ）　岡嵜啓子（学習塾講師）　四竈　更（牧師）
横田雄一（弁護士）　表　秀孝（大学教授）　伊波敏男（作家）　川田龍平（大学講師）

〈04年9月7日〉

❖風の盆耳に胡弓《こきゅう》と酌一献《しゃくいっこん》〈白露〉

二〇〇四年九月五日、長野大学リブロホールで催された信州沖縄塾開塾講演会で、私は次のような挨拶をした。

信州沖縄塾の開塾記念講演会にあたりまして、一言ご挨拶を申し上げます。私が塾長の伊波敏男と申します。折角の開塾記念の集いですので、ウチナーグチ（沖縄言葉）で、ご挨拶させていただきます。

グスーヨー　チューヤ　イチュナサルナカ　クングトゥ　イメンソーチ　ウタビミソーチ　イッペーニフェーデービル

ご参会の皆様、本日はお忙しい中、多くの方々がおいで下さり、誠にありがとうございました。という、ウチナーグチで申し上げました。

この国は、一体どうしたのでしょうか。私たちの肉親やアジアの人たちの失われた命に、私たちは涸れるほどの涙を流しました。それは、今から五九年前の出来事でした。

そして、もう二度と、他所の国との争いごとは起こしません。私たちの孫子に、戦のための武器を手にさせることはしません。もちろん、あなたたちの国に押しかけることもしませんと、世界中に約束したのは五七年前でした。それがどうでしょうか。国際貢献、有事法、イラク復興支援、多国籍軍への参加と、いつの間にか歯止めがかからないように、この国は暴走を始めました。

この国が舵を切ろうとしている今なら、私たちがしっかりと目を見開き、手を結び合えば、まだ間に合います。私たちのこの国の平和は、アメリカとの協力関係で守られていると、多くの国民が信じています。その結果、その安全装置として一〇五カ所のアメリカ軍基地の駐留を認めております。しかし、その内の八〇カ所に近い米軍基地は、全国土のわずか〇・六％にすぎない狭い沖縄県に配置しております。

沖縄はいつもこの国の都合に振り回されてきました。古くは、島津藩による琉球侵攻に始まり、明治政府が断行した琉球処分、太平洋戦争では本土防衛の盾として利用し、太平洋戦争の敗北の結果、沖縄を見捨てるカードをきることで、独立国家として生き延びました。

昭和四七年、沖縄の祖国復帰が実現し、これでやっと、ヤマトなみになれると、県民の誰もが胸をふくらませました。あれから、沖縄の何が変わり、沖縄の人びとのどのような夢が実現したのでしょうか。三二年はあまりに長すぎます。太平洋戦争終結から五九年、私たちはしっかりと平和と繁栄のパイをお腹に詰めこみました。沖縄には、その負の遺産だけを押しつけ、痛みを肩代わりさせたままです。それどころか、多くの国民にとって沖縄は、癒しのリゾート地であり、二、三日骨を休め、通り過ぎる島としての認識しかありません。

イクサのない時代のありがたさは、暴力や権力を使う側からは見えないものです。支配され、奪われ、傷つけられ、涙を流した者は、暴力の愚かしさや恐ろしさを、しっかり承知している人たちです。「信州沖縄塾」は、この国は今、危険な岐路に立っていると考えております。だからこそ、今、「沖縄」を通して、私たちの国の行く末を見つめたいと思います。では、なぜ、長野県で「沖縄塾」なのかとの問いかけにお答えします。私たちはこのように考えました。まず、長野と沖縄の共通項についてふれます。

あの太平洋戦争の沖縄では、民間人が地上戦に巻き込まれ、沖縄出身者約一二万二二二八人（住民約九万四〇〇〇人、軍人・軍属約二万八二二八人）の命が失われました。その理由のひとつが、松代地下壕大本営完成まで、できるだけ沖縄戦を長引かせるだけの目的によって産み出された犠牲でした。また、長野県は「満州開拓団＋満蒙開拓青少年義勇軍」として、三万八〇〇〇人の県民を満州へ送り出しました。沖縄県も同じです。向かった先は逆方向でしたが、それは「南洋移民」と呼ばれました。その数は、約四万五七〇〇人（一九三九年）にのぼります。

敗戦後、満州ではその半数が残留婦人、残留孤児として見捨てられ、サイパンでは婦女子は、自決やバンザイ岬から身を投げさせせました。「満州開拓団」も「南洋移民」も、どちらも貧しさゆえの棄民でしかありませんでした。

では、長野県と沖縄県の特徴的な違いは何なのでしょうか。長野県は御承知のように、とても広い全国土面積の三・六％を占めながら、幸いなことに米軍基地は一カ所もありません。極めつきの違いは、国による補助事業や公共事業に対する県行政の姿勢です。

沖縄には米軍基地負担と引き換えに湯水のように、国によるお金が注ぎこまれており、亜熱帯の山々を崩し、海は埋め立てられ、サンゴは死滅の道へと追いやられています。

私たちは長野から沖縄を、そして、沖縄をキーワードにして、この長野県とこの国の未来を考えたいと思います。

本日お集まりの皆様！　この国の現状に異議を唱え、この国の進路に危機感をお持ちの方。お互いに意見の違いを尊重しあいながら、手を取りあい、この国を真っ当な国にしたいと思われる方。そして、決してこれからのイクサに、この国の若者たちを駆り立てさせないと思われる方。この国の今の危険な歩みにＮＯ！　の意志をお持ちの方。そして、自分のできることで行動したいと思われる方なら、どなたにでも、「信州沖縄塾」の門は開かれております。

本日は、最後まで、沖縄からのメッセージに耳を傾けてくださいさい。ありがとうございました。

〔'04年9月20日〕

❖　十六夜を指さし妻は灯を落とす〈秋彼岸〉

二〇〇四年八月一三日一四時一五分、恐れていたことがついに起こった。

ＣＨ－53Ｄ型ヘリが沖縄国際大学本館に墜落・炎上した。事故機の破片は現場から半径三二〇メートルの広範囲まで飛び散った。幸いなことには、大学は夏休み期間中であったことで、ひとりの犠牲者も出ない、まさに奇跡に近い大事故であった。

この事故をめぐって新聞メディアは、何を、何のために、誰のためにどのように取材し、伝えたかを見てみたい。地元紙の沖縄タイムス、琉球新報の両紙は、時には全紙面の大半が「米軍ヘリ墜落事故」関連記事で占められている。これをただ、事故発生所在地の地元紙だからと片付けられない問題がありそうである。では、朝日新聞、毎日新聞、読売新聞、信濃毎日新聞は、同じ事故をどのように取り上げたかを比較検証してみた。

事故の第一報は、各紙とも一四日朝刊で足並みをそろえて報道している。しかし、朝日新聞、毎日新聞の一面トップは「巨人渡辺オーナー辞任」が飾り、墜落事故は一面サブ記事扱いである。

読売新聞と信濃毎日新聞は、一面はオリンピック記事で埋め、社会面三一面で掲載している。継続的報道からすれば朝日新聞は、一五日、一六日、一七日と継続して取り上げ、毎日新聞は一七日朝刊で一面、二七面、一八日朝刊は一面、三面で取り上げている。信濃毎日新聞は地方紙ながら、丁寧に事故後の状況を追いかけ、一五日二九面、一七日一面、二七面、一八日二七面、一九日二面と、継続した報道姿勢でこの事故をきめこまかに伝えつづけていた。

社説は朝日新聞が一七日、「普天間を早く動かせ」と、日米合意や名護市沖の移転に、もはやこだわるべきでないと書き、毎日新聞は一八日「日米合同検証なぜできぬ」と、事故後の対応をめぐる問題点に触れ、首相官邸は、まだ夏休みなのかと、苦言を呈している。

信濃毎日新聞は「重圧軽減の課題重く」と、過度に集中している沖縄の基地負担を取り上げている。

しかし、読売新聞は三紙と比較しても、腰を引いた報道姿勢が目立つ。さらに「信毎」は八月二二日朝刊で、「基地共同使用を拡大―自衛隊と在日米軍、嘉手納、横田など―」と、一面トップで、ますます沖縄への基地負担が強化されることへの懸念に触れ、他紙とは違った報道姿勢を見せていた。

米軍ヘリ墜落事故をめぐり明らかになったことは、それが我が国の安全保障や主権に関わる問題でもなく、事故発生場所が、遠いローカルの沖縄であり、現地の痛みや危険度の問題は、やはり、オリンピックの関心事より小さい対象に過ぎないとの認識の温度差であった。

沖縄県民の心の中を、またしても、真夏にもかかわらず、ヤマトからの木枯らしが吹きぬけてしまった。

〈'04年9月23日〉

❖干し仕舞ふ諍い後の秋日傘〈秋分〉

産まれ島《じま》を逃げ出してもう四五年になる。数えなおしてみると、私が沖縄で過ごした歳月は一六年の短い間であり、人生の四分の一にも満たない。しかし、私の感受性のパラボラアンテナは、まちがいなく南の島からの周波数に感応する。この頃、六〇歳の年齢を意識しだしたせいか、私の血の中を流れる「おきなわ」が、やたら騒ぐのである。いらだちもせつなさも、ＤＮＡのリズムも入り混じった動悸が寄せては返すように押し寄せてくる。

それを見透かされたのでもなかろうが、まさにグッドタイミング、友人の具志堅勝也さんから「黄《く》金言葉《がにくとぅば》」の書籍が送られてきた。ページをめくり、読みすすめると、笑いがこみ上げたり、胸の奥がキュンとなったりと、ふるさとがぎっしりと詰まった本である。帰郷のたびに、諭すように亡き母から投げかけられた、うちなー口《ぐち》（沖縄言葉）も耳の奥から蘇ってくる。

「生（うん）まりじま（島）ぬ　言葉（くとぅば）　忘（わしー）ねー、国　忘（わし）ゆん」。

生まれ島《じま》の方言を忘れるようになれば、国（故郷）との縁も切れ、故郷も失ってしまう、という意味である。恥ずかしいことだが、今の私では流れる水のごとく、うちなー口をあやつることもできない。聞き分けのレベルでいえば、子ども時代、魂の中に仕込まれた翻訳機がフル回転して、やっとワンテンポ遅れの意味を理解できるが、それも本意をどれほど理解しているか不確かである。

私の生まれ島には、経験や先人たちの知恵から産み出された、短いうちなー口で人の道が伝えられてきた。やまと言葉風に言えば「ことわざ」である。

四民平等に学校で学べる学制の改革が確立したのは、明治七（一八七三）年であるが、沖縄では遅れること明治一四（一八八〇）年、県下一四所に小学校が設置された。従って、それまで平民の子弟教育は、経験に基づく実践的な知恵や社会規範を、家庭や地域生活の中で短い言葉で教え伝えた。それが「黄金言葉」である。

「片手（かたてぃー）さーねー　音（うと）ー出（うん）じらん」。

直訳すれば、片手では音は出ない。両の手を打ち合ってはじめて音が出る。何かを成し遂げる場合には必ず協力者が必要になる。肉親でも夫婦でも、あるいは思いをひとつにする友人や仲間や同志なのかも知れない。向かい合い、打ち合って初めて両の手となる。人の世は、やはり、ひとりだけでは生きて行けない。私にとってのあなた。あなたにとっての私。

❖ 幼子がもみじ葉髪ざす南木曽《なぎそ》駅〈寒露〉　〔04年10月08日〕

「想いの玉手箱」の中でもとりわけ人との出逢いは宝物です。岡部伊都子さん（一九二三〜二〇〇八。随筆家、『おむすびの味』『朱い文箱から』他）との出逢いは二〇〇〇年の夏、信州上田駅でお迎えし、信濃デッサン館までご案内した縁で結ばれた。その後、たびたび、「謹呈」の栞《しおり》を添えたご著書を頂く悦びに恐縮しつづけている。

信州沖縄塾開塾記念講演会のパンフレット表紙に、岡部伊都子さんの詩から「子どもらを　売ったらあかん／まごころを　売ったらあかん　／こころざしを　売ったらあかん／大自然を　売ったらあかん」を抜書きして飾らせてもらった。

詩文における表現方法は、文字を選び言葉を削ぎ落とし、一字一句に作者の魂を込めて生まれるものである。そのことを承知しながら、たった四行だけを借用させてもらった。後日、その失礼をお詫びするための手紙を差し上げたところ、逆に信州沖縄塾開塾へのお祝いの言葉をいただき、その上、「ささやかな野草花束を献じます」と、お手紙の中に祝いの金子まで忍ばされていた。恐縮至極なり。「野草花束」と編まれたやまと言葉がやさしい響きの中に包まれていた。

話題が変わって九月の晦日《みそか》、金沢市から宮文子さん一家が泊まりこみで来られた。織りあがった「であいの布★天★地★風」をわが家に飾るためである。

宮文子さんはあや工房を主宰する工芸家で、金沢大学医学部保健学科の非常勤講師も務め、その上、障害のある人たちと共にアート活動ポレポレ造形の会にも関わる、頑張りやのお母さんである。息子の悠貴君は荷物を降ろす両親を尻目に、玄関先での挨拶もそこそこに「ど・う・よ・う」と、ＣＤのリクエストを私に発した。オーディオを自分でセットし、流れてくる童謡に手をたたき、身体を揺すり大きな声で歌った。悠貴君はカセットテープとCD、そして卵かけご飯が大好きな青年である。

ご夫妻はお茶を一服するなり、県立美術館学芸員である衛さんの指揮の下に、四枚の「布」を飾りはじめた。やはり美術作品を展示管理しているその道のプロは違っていた。室内電灯の明度や角度、また、太陽光の方角を点検しながらの作品展示である。延々と二時間、やっと、私と妻の繁子に披露されたが、玄関の空間が全く違う情景に一変してしまった。四枚の布には、織り手の宮文子さんからのメッセージがついている。

『『であい』は藍《あい》と逢《あ》うという両意を持ちます。藍とは渋柿の色で素材は麻と手《て》績《つ》み苧麻《からむし》です。伊波さんより依頼を受け、私なりにイメージを温めていました。二〇〇四年五月、金沢美術工芸大学の緒《お》里《り》布《ふ》展（織の同窓生作品展）へ向けて、ひと思いに創り上げました。沖縄のイメージ、伊波さんのお宅での多くの出逢いのイメージ、布が風を受けてゆれるイメージなどを思いつつ、私なりの風★地★最後に★天を織り上げました。私にとって、忘れられない作品になるでしょう。なぜなら、NHKラジオで伊波さんのお話をお聞きして、感動した時から、まさか、このように親しくさせて頂き、私の織物まで製作依頼を受けるとは。織りながら、一段、一段にいろいろな思いをめぐらせ、そして、気持良く織ることができました。このような機会を頂けたことに、心よりうれしくお礼を申し上げますというのが、正直な気持です。ありがとうございました。2004.9.30』。

「であいの布★天★地★風」はわが家が常設展示場です。温もりも優しさも、すべての産み主は「出逢い」です。

❖照葉して何を急《せ》くかや嶺の陽よ〈秋土用〉

〔04年10月20日〕

この国はこれほどまで自国の民の苦しみに鈍感なのだろうか。「公害の原点」である水俣病の発見から約五〇年が経ち、発症原因物質も発生源も明らかになっていても、この国の官僚たちは、患者や遺族の苦しみの尺度をできるだけ値切ることに知恵をしぼる。その典型例が一九九六年の村山内閣による政治解決であった。

私の記憶の中に焼き付けられているのは、原告団の代表者たちが涙を流しながらの会見映像である。あくまで責任の所在を追及し、政治解決を拒否した、関西の水俣病未認定患者三〇人と死亡患者一五人の遺族が、国と熊本県に賠償を求めた「関西水俣病訴訟」で、一〇月一五日、最高裁上告審判決は、国がチッソに必要な措置を執行しなかったのは「著しく合理性を欠く」と断定した。

一九五九年末時点でも、国や県は原因物質がある種の有機化合物であり、排出源は限りなくチッソ工場が「クロ」であると認定していた。従って、工場排水に含まれる水銀量を測定することは可能であり、多数の患者と死亡者が発生していたことから、国や県は施行されていた法律によって、ただちに規制権限を行使すべきであったのに、行政の怠慢により被害を拡大させた、と明確に言及した。また「病原物質の発生原因等」についても、舌先の二点識別感覚に異常があれば水俣病として認定していい、と国の判定基準より幅を広げる判断を示した。「ハンセン病国家賠償訴訟」でも争われた、二〇年で消滅する民法の損害賠償請求権の「除斥期間」の起算点についても、潜伏期間のある遅発性水俣病の存在を認め、水俣病発生地域からの転居四年とした。

人の生命や健康をおろそかにする行政の怠慢に、司法の裁きが下された直後に小池百合子環境大臣は原告団と会見したが、関係者にうながされ渋々頭を下げた。しかし、謝罪はやはりポーズにすぎなかった。なぜなら、「司法判決と認定制度は別」と、官僚組織が用意していたトップとしてのセリフを忘れなかったからである。

翌、一〇月一六日の午後、町村信孝外務大臣が、米軍ヘリ墜落現場の沖縄国際大学を視察した。そのときの記者団の質問に対し、「被害が重大にならなかったのは（パイロットの）操縦がうまかったのかもしれない、よく被害が最小限にとどまった」と述べた。

外務大臣の目線を見よ。視線の先は被害を受け不安を訴える沖縄県民ではなく、操縦技量を賞賛された米軍パイロットの上に注がれている。

小池、町村両大臣の発言から見えてくるものは何であろうか。国民の健康や生命は、この人たちにあずけることはできないという結論である。やはり、私たちには「当事者主権」を行使することしか残されていない。

〈04年10月23日〉

❖ 畝崩し鍬洗いつつ秋惜しむ〈霜降〉

熊本地裁判決、政府の控訴断念から三年、あのとき、マスコミ界は一斉に「人権」の旗印を掲げ、ハンセン病問題に関わる報道を競い合った。しかし、この国は余りに病みすぎているため、つぎからつぎへと新しい事件が噴き出し、マスコミ界もその追いかけに走りまわっている。従って、三年前の「ハンセン病問題」などは、今はもう、過去の一事象としてお蔵入りさせられてしまった。昨年一一月、熊本県のホテルで起きた元患者の宿泊拒否問題の報道姿勢に、私自身、ある種の違和感を覚えていた。「ところで、あなたの本音は？」、とつい、問い返している意地の悪い自分がいたからである。

特に、文字表現で本質に迫っている新聞記者に、その苛立ちを強く感じていた。もはや、時間と情熱を傾け、自分の足で対象に迫る取材スタイルは失われてしまったのか、と嘆いていたが、どうやら思い違いをしていたらしい。長野県にお住まいの方、お気づきでしょうか。二〇〇四年九月一六日から信濃毎日新聞紙上で、「柊の垣根」（第一部　秘密）のタイトルで連載が始まった。

第一部のおわりの紙面末尾に（文は畑谷史代記者、写真は中村桂吾記者が担当しました）、と書き記されていた。このお二人と信濃毎日新聞社の見識に頭を下げ、「ありがとうございます」の言葉を献じます。

この連載記事は、ハンセン病療養所多磨全生園で、人生の大半を生きぬいた森田尚幸（仮名）さんを軸に、ハンセン病という烙印を背負わされた森田さんの肉親縁者が、この問題とどのような向き合い方をしてきたのかを、モノトーンの色調で紡ぐように書き進められている。

この「柊の垣根」を読みながら、報道のあり方を考えている。

引き起こされた事件や事象には、必ず「種火」がある。点火の仕掛けに「国」や「公」が関われば、風を送り業火にすることも、埋《うず》み火のまま守りつづけることも、火の強弱は思いのままである。この類のハンセン病に関する過ちが「司法」によって裁かれ、国が敗訴した。そうなると、マスコミは俄然勢いづく。指弾することはたやすい。

一世紀近い医療政策としての誤りは、一斉砲火を浴びせるだけでは乗りこえられるものではない。過誤の時間が長ければ長いほど、それを乗りこえるための時間もエネルギーも限りなく必要になる。

本来、マスコミのスタンスはきっと地味な営みなのかも知れない。無念を抱えた人たちの骨を拾い、流された涙を掬い上げる一歩一歩こそが、必ずやハンセン病問題の本質に迫り、蒙を啓く報道に結びつくのではないかと信じている。だからこそ、周回遅れにも映るハンセン病報道に価値を覚える。信濃毎日新聞紙上を飾る第二部以降の連載を心待ちしたい。ガンバレ。

（のちに、この連載記事は、『差別とハンセン病～「柊の垣根」は今も』〔畑谷史代著、平凡社新書、二〇〇六〕となる。）

❖ 信濃路の鄙《ひな》ぶり燻《けぶ》る初しぐれ〈立冬〉　〔'04年11月7日〕

秋の園遊会で東京都教育委員の米長邦雄氏が、「日本中の学校に国旗を掲げ、国歌を斉唱させることが私の仕事でございます」と、天皇に向かって意気込んで発言したところ、「強制になるということでないことが望ましいですね」と、やんわりとたしなめられている一場面がニュースで流れていた。お追従《ついしょう》した従僕《じゅうぼく》が、頭をナデナデしてもらおうとしたのに、あてがはずれてしまいあわてふためいている様に、大いに笑わせてもらった。

伝えられるところによると、東京都教育委員会の指導要領指針では、「入学式や卒業式で、日の丸に向かって起立し、君が代を斉唱する」ように教職員に命じ、今年の二月以降、この指導要領に基づく職務命令違反で、二四三人の教職員が懲戒処分されているという。

早速、任免権者である石原慎太郎東京都知事が、記者会見でこの天皇発言に反応し、「東京都教育委員会のやっていることは強制じゃない」と、かの道化教育委員を援護したと報道された。この御仁、

「強制」と「自由意志」という言葉の理解もできないらしい。

　生まれながらにヤマトの枠に存在していた多くの「日本人」にとって、「国家」という言葉など、よほど特別な場合を除き意識しないものである。「日本」と共通の文化的基盤を持ち、ヤマトの中心軸から海上遠く離れた地理的条件から、四〇〇年前までは、国の形も文化的にも別の歩みをしてきた私の故郷の琉球。しかし、日本国家の膨脹志向は、この小さな王国を飲み込んでしまった。琉球という王国は温存させられたが、中国との冊封（さくほう［サップー］。中国の皇帝から、琉球の国王であることを承認してもらうことを冊封という）関係も持続するという、誠に曖昧な存在の歴史を持つ、私の産まれ島の琉球弧。この「琉球」と「沖縄」の二枚鑑札は、ある時は暴力的なほど同化パワーが強力に働いたり、時には異質なものとして、いとも簡単に切り棄てられたりしてきた。この小さな島は、わが身の何倍もの荷物を背負わされ、「この国」に都合良くあしらわれてきたともいえる。そのため琉球弧で生命を受けた者にとっては、この「日本国家」という概念や感情は、「そんなに身構えて考えなさんな」と、いわれるほど簡単なシロモノではない。

　そのひとつの例が私の記憶に焼き付けられている「日の丸」の旗への想いである。あの頃、この旗印は祖国復帰運動の先頭に翻っていた。「祖国」なるもの、それは限りなく温かく、やさしく、子ども心にも血が沸き立つ思いで信じていた。あの頃、打ち振られていた「日の丸」の旗は、星条旗に象徴される異民族支配へ突きつけた、硬質な抵抗のシンボルであった。だから、私の体内に沈殿しているわだかまりからすると、「国家」、「日の丸」、「君が代」とかは、そう軽々には取り扱えない対象となっている。

八月に発足した「信州沖縄塾」の呼びかけ文案づくりを、私が担当することになったが、思案投げ首、最後まで手古摺《てこず》った文字が「国家」という概念と表現についてであった。それで行き着いたのが「この国」*という、いかにも対象を斜めからながめ、突き放すような表現方法であった。歴史を学び、「この国」の政治状況を知れば知るほど、「国家」なるもの、また、オキナワを背負っている私にとって、私が属するべき「国家」なるもの、私たちは、一体、何者なのかとの命題の前に考え込んでしまう。しかし、この難題から逃げ出すわけにはいかない。「この国」の行く末に責任を持つためにも。

*「この国のかたち」は、『文藝春秋』の巻頭随筆（昭和六一年〜平成八年四月）として作家・司馬遼太郎が「この土《くに》」として表現し、その後「この国」が通しのタイトルとなる。

❖ 依怙地にも散り残しをり冬紅葉〈小雪〉〈04年11月23日〉

一一月一五日、「松代大本営の保存をすすめる会」会員の案内を受けながら、象山地下壕にもぐった。松代地下壕群は、舞鶴山（五五七メートル、現気象庁精密地震観測室）を中心に皆神山（六六〇メートル）、象山（四七五メートル）から成り立っている。

象山地下壕は政府、NHK、中央電話局、舞鶴山地下壕は大本営と仮皇居、近隣の弘法山に三種の神器を収める賢所（かしこどころ）、皆神山地下壕は食料倉庫を利用目的に建設された。

太平洋戦争の一九四三年九月、これだけは守り抜くとする「絶対国防圏」を策定する。この範囲はビルマ、インドネシア、トラック島、サイパン島、硫黄島を結ぶ域内であるが、「玉砕」、「全滅」、限りない「撤退」と「転進?」によって、最終防衛域は次々と後退を余儀なくされていた。サイパン島から飛び立つB29爆撃機によって、いよいよ日本本土が空爆圏内となった。

空襲から大本営・政府を避難させ、「本土決戦」に備える。併せて天皇と皇族を安全な場所に移し、「国体護持」の象徴である三種の神器を守ることが日本軍部にとっては急迫していたことになる。

松代地下壕群の着工は、一九四四年一一月一一日である。

同じ頃、沖縄は空爆に晒され、市街地は灰燼に帰していた。沖縄を防衛する第三二軍は、大本営の台湾防衛重視の方針によって、精鋭主力部隊第九師団が引き抜かれ、まさに寄せ集め軍隊として、民間人を巻き込んだ消耗戦前夜を迎えようとしていた。

日本軍部中枢にとって、アメリカ軍を一日でも一秒でも長く、沖縄に釘づけにすることによって、日本本土はそれだけ安全な日々が続き、本土決戦の体勢整備に有利になると判断していた。

「寸尺の土地のある限り最後の一兵まで闘え」と、沖縄守備軍へは命令を出しながら、しっかりと、自分たちが逃げ込む、安全で強固な松代地下壕群建設を進めていたのである。この工事は終戦の八月一五日まで続けられたという。延べ三〇〇万人が動員され、一日三交代昼夜兼行で工事が進められた。その主力は強制連行されて来た七〇〇〇人の朝鮮人労働者である。

幅四メートル、高さ二・七メートル間隔に岩盤は掘り抜かれ、五〇メートルごとの連絡坑でつながり、総延長約一三キロメートル、全床面積は四万三〇〇〇平方メートルにもなる、まさに碁盤目の地下要塞壕である。

沖縄で見られる地下壕は、そのほとんどが自然壕である。松代地下壕を見よ。一目瞭然、沖縄とヤマトの守られるべき「命」の重さが量《はか》られている。珊瑚礁の地下壕と岩盤を掘り抜いた地下壕。ただし、どちらも、民間人が逃げ込み、その命が守られるための造作物ではなかった。沖縄戦の悲劇を語り継ぐ人たちよ、ぜひ、松代地下壕群を見るべきである。私の、いや、沖縄の民人の命の価値が、これほどまでに、違ったモノサシで粗末に扱われていたとは。

やはり、今、沖縄で噴出している出来事は、あの時とまったく変わらない。


〈04年12月21日〉

❖ 里人の交わり温《ぬく》し柚子湯かな〈冬至〉

信濃毎日新聞連載「柊の垣根　第二部・生きる」が、「影」におびえている自分を見つめる森田尚幸さん（八二）（仮名）を描くことで終わった。

「影」は陽があたらなければ映し出されないものである。それならば、「影」を産み出した「陽」の正体とは、一体、何であったのだろうか。このように問いかけると、多くの良識人は、間髪をいれずに、この国のハンセン病政策だと答えます。司法で判決が下され、行政府が控訴を断念し、日本国内在住被害者に「ハンセン病補償法」により、人生被害を救済するにしては低額ではあったが、賠償金を支給したことで、一応、メデタシメデタシで結着したことになる。従って、「陽」の光源が消されたのだから、産み出された「影」もまた、なくなるはずである。しかし、そうはならなかった。なぜなのか？　やはり、社会や人の意識に刻み込まれた「影」の沈殿色素濃度は時間軸に比例する。このことを見せつけられたのが、「柊の垣根」第二部、一二月一四日の最終回である。第三部、二〇〇五年の連載が待たれる。

県内を中心にハンセン病問題を語りつづけていると、いろいろなものが見えてくる。こんなひどいことがとの怒りや、時には、同情にも似た反応がヒタヒタと伝わってくる。

この国の過ちに怒り、被害者に想いを重ね、物分りのいい優しい人たちが会場に溢れる。そうなると、時折、私の心中に底意地の悪さがフツフツと頭をもたげ出す。折角、良識ワールドで心地よく手をつなぎ合っている人たちに、つい、冷水を浴びせるような振る舞いをすることになる。

「皆さん、国家とは、何者なのでしょうか。法律は国家の意志です。この国で一〇〇年近くも効力を持ち続けた法律とは、積極的であれ、消極的であれ、国民の同意なしには存在することは許されなかったのではないでしょうか。その過《あやま》った、この国の社会政策の根拠となった、法律名を『らい予防法』と呼びます」

いけませんね。善意の方々に向かって、講演の中で強い口調の言葉を投げかけることがあります。過ぎた言葉ですね。ハッ！　として、いつも反省しています。

まだまだ、私が「語り継ぐべき」課題は残されています。苛立たずに、謙虚に立ち向かわないとダメですね。ゆっくりゆっくり種火を灯しつづけます。

年末に発表される今年を象徴する字は「災」だそうです。清水寺管長が大書した「災」の墨痕から、幾筋もの墨がしたたり流れていました。

「災い転じて福となす」英語の対訳では、「Good comes out of evil.」このようになるそうです。自分も汗をかいて、いい年にしたいものです。

2　命《ぬち》どぅ宝《たから》——遠い記憶と過ちの記録、過去を未来へ　［二〇〇五年］

❖佗助《わびすけ》や一輪挿しの外は闇〈小雪〉

〈05年1月20日〉

さまざまな紆余曲折をたどりながら、私の手元に長野県ハンセン病問題検証会議委員の委嘱状が届いた。委員は野田正彰さん（精神科医。ノンフィクション作家・関西学院大学教授）、横田雄一さん（県弁護士会人権擁護委員）、そして私の三人である。信濃毎日新聞の一月一四日紙上でも「ハンセン病問題　県が検証会議」と報じられていた。私の紹介は、「ハンセン病回復者で、県社会福祉審議会委員を務める作家伊波敏男さん（六一）＝上田市」と、いつものように「ハンセン病回復者」の冠がつけられていた。この表記に親しんでいるつもりはないが、それほど眉をひそめることもなく受容しているのには、私なりの承知の仕方があるからである。

私は何者なのか、自分はどのような人たちと同一なのか、そして、自分は誰なのかという、存在証明を明らかにするという、ある種の覚悟を見失いたくないからである。

わが国のハンセン病問題は、国家の医療・公衆衛生政策として生み出された。厚生労働省から委託を受けた「ハンセン病問題に関する検証会議」の任期を間もなく終えようとしている。この間、実に精力的に動き、すでに、「二〇〇二年度ハンセン病問題検証会議検討経過報告書」、「二〇〇三年度ハンセン病問題検証会議報告書」、「被害実態調査結果（速報）」、「公衆衛生等の政策等に関する再発防止のための提言（骨子）」等、これまでハンセン病関係者が被ってきた「負の遺産」を検証し、これからの公衆衛生等の政策決定に反映させるための重要な提言を行なっている。「ハンセン病回復者」を名乗り、この問題の語り部として走り回ってきた者の責任からも、この国がこの提言を、どのように生かすのかを、しっかりと見守りたいと思っている。

国の政策の過誤から創り出されたハンセン病問題は、厚生労働省が委託した検証会議によって、すでに提言まで出されている。あえて、今、なぜ、長野県は独自の検証会議を立ち上げたのだろう？この疑問にどのように答えられるのか、長野県ハンセン病問題検証会議の席に連なる者のひとりとして、覚悟を果たさなければならない。しかし、これだけははっきりとしている。私たちが検証すべき対象は、抽象的なハンセン病患者の痛みや苦しみだけではない。四季豊かな信州を追われ、遠い記憶や噂話の中にある、私たちの隣人であった〇〇さんや△△さんを、こうも理不尽に扱いながらも忘れ去っていた、多くの私たち自身。人間復権への戻り道は、病んだ者にも病み捨てた者にも共通する。

近代のこの国で、「隔離政策」がこんなにも長い間、生き延びたのには理由がある。多数の国民利益のためには、少数のハンセン病患者の犠牲などに少しも関心を払わなかった、この国の人権意識の希薄さにある。ましてや、「基本的人権の尊重」を理念の柱に据える現憲法施行から、五〇年後の一九九六年に、ようやく「らい予防法」は廃止された。この国の医療関係者も法学者も教育者も労働界も、そして、多くの国民も、この悪法の存在に問題意識さえ持たず、疑義を唱えなかった責任は重い。それだけに、ハンセン病問題は、わが国の人権侵害の事例として、深刻で広範な問題を内包しているといえる。しかし、総懺悔だけでは、無念のまま人生を奪われた人たちに報いることにはならない。事実を掘り起こし、記録し、学び、伝えることこそが、私たちのせめてもの責任の取り方ではないだろうか。私たちの人間としての戻り方を、次世代を担う子どもたちが見ている。

〈05年2月4日〉

❖ 薄氷《うすらひ》や濁世の朝なお眩《まぶ》し〈立春〉

新年早々に随筆家岡部伊都子さんから、哲学者鶴見俊輔さんとの対談集『まごころ』（藤原書店）を頂戴した。このコラムにアクセスしている皆様にもぜひ、お薦めしたい良書である。両者とも八〇歳を超しておられるが、この本から汲み取れる精神の清冽さに接すれば、若い、歳を召されたとかの物差しを、生年月日から起算して推し量ることが、如何に愚かなことであるかを思い知らされる。その中から一部を紹介します。

「岡部伊都子　若さからも解放されたしな。
鶴見俊輔　若さからの解放が、そうとうたのしいことなんですよ。
岡部伊都子　ね。
鶴見俊輔　それは若い人にはわからないね。年をとっているのは、みんなみじめで、若くなりたいと思ってると、それが若い人の錯覚なんだよ。
岡部伊都子　そうなんです。『若さからの解放』は機嫌のええもんなんです（笑）」

若さから解放されることは機嫌がいいとは、なんと、いい表現ではないか。私も如月《きさらぎ》で六二歳を迎える。老いることの意味をそろそろ愉快な気分で見つめなければと、つい、おふたりから誘われた気がしてきました。

先日、私にハンセン病療養所を終生の地とさせなかった、橋爪長三医師（現在、長野県小布施市にある新生病院所属）の診察を受ける機会があった。私の手足に八回の整形手術を施し、社会生活にそこまで適応できるように修復してくれた恩人である。

「最初の執刀（岡山県の国立療養所長島愛生園）から何年になりましたかね」

「足の手術が一九六三年でしたから、四二年になります」

「そうですか。よく持ちましたね」

執刀者のまなざしと言葉がとても温かく響いた。

午後二時を過ぎた待合室は、診療費精算を待っているのは、私ひとりであった。病気に痛めつけられた、この手足を見つめながら、過ぎた時間を振り返っていた。そして、わが手足をぶらぶらさせたり、振りかざしたり、握ったりしてみた。「そうだよなー、よく耐えた……。あ・り・が・と・う……」と、つい、己の手足に言葉をかけていた。

それにしても、今朝の新聞記事「ハンセン病6施設　胎児など標本114体」の報道が重くのしかかってきた。病の縁を根拠にこの世への誕生さえ許されなかった生命、人工的に修復されて生きながらえた私の手足の機能。同じ病の縁で許されなかった生、そして、生かされ永らえたもの、この分かれ道は？……。やりきれない思いがこみあげてくる。

そういえば……。一九五七（昭和三二）年、遠い記憶の中の映像。ハンセン病療養所沖縄愛楽園の門をくぐり、最初に通された建物が、確かに「試験室」と呼ばれていた。裸にされ診察を受けていた部屋の棚に、大型ガラス瓶にホルマリン漬けにされた得体の知れないものが並んでいた。あのガラス瓶の中の奇妙な物体の中に、あるいは、新聞で報道されていた、中絶胎児もあったのだろうか……。

こんなことが、医療の現場で行なわれていたとは。

〈05年2月18日〉

❖ 春時雨繰り言付けて姪送る〈雨水〉

二月一日、ノンフィクション作家の下嶋哲郎さんを総合司会者として、沖縄戦の語り部親里千津子さん、若者の代表として、松代大本営地下壕に関わる調査活動に携わってきた長野大学学生の大塚拓さん、沖縄国際大学学生の川満美幸さんを招き、第三回信州沖縄塾「戦争を語り継ぎ・平和を紡ぐ」と題し、パネルディスカッションを開催した。総合司会者から「私たちは戦争を語り継ぐことに失敗したのではないか、なぜならば、こんなにも好戦的な日本人を生み出してしまった」との刺激的な問題提起を受け、それぞれの立場から「語り継ぐ」ことへの実践と想いを語ってもらった。会場に溢れる熱気を見る限り、いや、まだ、間に合いそうな手応えを感じました。特に、会場の若者から「まず、語るべき人たちは、自分の子どもや孫に語り継いでください」との呼びかけがあり、大きな拍手が鳴り響きました。

先日、太平洋戦争で夫を失った、山形県の女性三人の手記を元に制作された、「あなた　また戦争ですよ」が、放映されましたが、ご覧になられたでしょうか。「あなた　また戦争ですよ」このフレーズは、今、私たちに投げかけられているテーマにもなりそうです。

沖縄で耳にする「命《ぬち》どぅ宝《たから》」という言葉があります。イクサをくぐり抜けた者たちが、「戦争」へのアンチテーゼとして掲げた、沖縄発のメッセージのひとつです。

琉球王朝の存続を望む封建勢力は、士族階級の特権維持を図ろうとして画策しますが、一八七九（明治一二）年三月二五日、松田道之大書記官は、官吏三〇余人、巡査一六〇人余、歩兵三〇〇人余を引き連れ那覇に上陸します。首里城に琉球藩の官吏を集め、琉球藩を廃し沖縄県とする。旧藩王の上京と首里城からの退去を言い渡します。琉球王国は明治政府の下に組み込まれ消滅することになります。この首里城明け渡しの場面を、後の沖縄芝居で脚本家山里永吉が、琉球王尚泰に「嘆くなよ臣下　命どぅ宝」と台詞として書いたのが、「命どぅ宝」の由来といわれています。

この歌は、「嘆くなわが臣下たちよ、命を守り、育んでおれば、やがて、戦乱の世は終わり、平和で豊かな時代が到来する」との意味になります。琉球王尚泰が、嘆くなよ！　と呼びかけた相手は「臣下たち」であって、決して「民人」ではありませんでした。ですから、歴史的語源からすると、「命どぅ宝」のキャッチフレーズも、「平和」を希求する同義語としては、手放しで活用するよりは、すこしばかり「？」を重ね、単独の理念だけを抜き出して活用する必要がありそうです。

あの沖縄でさえ、今や、「いくさ」や「平和」は、理念としての電池が切れそうになっております。太平洋戦争の敗戦から六〇年が経ちました。あの戦争で失われた命に涙を流した人たちが、戦争の愚かさと恐ろしさを伝え聞かせる対象も、わが子たちから孫の代になってしまいました。語り部たちも歳をとりました。

この国の六〇年を振り返りますと、ある時期まで、間違いなく、「戦争は二度といやだ」という実感が充ち満ちておりました。その想いは、また、国づくりのエネルギー源ともなっていました。しかし、わが息子や娘達は、高度経済成長の戦士として駆り立てられ、経済的に豊かになれば、幸せも平和も自由も、同時に手にすることができる。「平和や自由」などというのは、汗をかいて守らなくとも、国家というお上が守ってくれる、と信じてきました。ところが完全な思い違いでした。いつの間にか、憲法の第九条まで土俵際に追い込まれ、徳俵に踏ん張っているような状況になってしまいました。しかし、まだ間に合います。特に、あの六〇年前を知る者は、再び、エネルギーをかき立て、伝えるべき、その務めを果たそうではありませんか。

〔'05年3月5日〕

❖ 歩を止めて昂りぬくし雪間草〈啓蟄〉

三月一日、厚生労働省に「ハンセン病問題に関する検証会議」（金平輝子座長）から最終報告書が提出された。その要約版を走るように読み終え、このコラムを打ち込んでいる。

一世紀近くもこの国で暴れまわり、多くの人身御供を飲み込んだ妖怪を捕まえるために、各分野の専門家が集められた。とうとう、からめ捕らえられたという妖怪そのものの咆哮を、耳にすることはできなかったが、部位ごとに切り分けられ、皿に盛り付けられたものを眺めると、複雑な心境に襲われる。

報告書は調査の限界と今後の課題にふれ、被害実態調査では、在園調査対象者三五〇〇名のうち調査協力者は七六七名、退所者については一三〇〇名中、わずかに六九名の調査協力者しか得られず、ましてや、家族についてはほとんど手付かずのままであったとして、「本調査は被害の深淵の一部をかいま見たにすぎないというべきであろう。いまだ未解明の部分が多く残されている。しかし、まさにこうした被害実態を積極的に語ることの困難さ、とりわけ社会生活を営むうえで退所者あるいは家族の『口の重さ』という状況そのものが、被害の深刻さと、今日に至る継続性を示唆している」と論述している。

何を隠そう、私にも検証委員会から退所者調査依頼書が届いたが、ついに、承諾のサインは出さなかった。その理由は、決して私自身の「口の重さ」にあったわけではなかったが、予測される質問事項への回答は、すべて、二冊の拙著で書き尽くしてしまったとの思いが強かったためである。

「ハンセン病問題に関する検証会議」の最終報告書をなぞりながら、私自身、もう一度、居ずまいを正してハンセン病問題と立ち向かうべきだとの決意に駆られた。その思いを強くしたのは、ハンセン病差別・偏見への対処と再発防止に関しての熊本県知事の回答が、私がこれまで機会あるごとに言及しつづけた以下の四課題と、まったく同じように提起されているのを、報告書の文中に目にしたからである。

①人権意識の啓発は、広汎に繰り返し継続すること
②人権問題は他人事や責任転嫁をすることなく、自分自身の問題として捉える
③偏見は知識だけでは払拭できない。人間的交流、共感が必要
④世代間偏見の連鎖を断ち切るために、若い世代への啓発を重点的に行う

ハンセン病問題の挑戦は、いよいよ正念場に立たされた。これまでのように、誰が何をしたか、誰が何もしなかったかと、口やかましく言い立てているだけでは済まされない。

①患者・被害者の諸権利の法制化
②政策決定過程における科学性・透明性を確保するためのシステムの構築
③人権擁護システムの整備
④公衆衛生等における予算編成上の留意点
⑤被害の救済・回復
⑥正しい医学的知識の普及
⑦人権意識の徹底
⑧資料の保存・開示等
⑨「ロードマップ委員会」（仮称）の設置

検証会議から出された、再発防止のために以上の九項目の提言を、厚生労働省はどのように実行するのか、病んだ者の当事者責任を果たすためにも、しっかり目を見開いて見届けなければならない。

〈'05年9月23日〉

❖ いさぎよく秋霖《しゅうりん》を分け鹿番《つがい》〈秋分〉

「執筆中につき中断」の看板をぶら下げたまましばらくのごぶさたでした。「かぎやで風」も半年ぶりの再登板となりました。告知いたしましょう。知覚マヒのある左足底部に、およそ三〇センチ平方の皮膚ガンが見つかりました。患部切除、大腿部からの皮膚移植手術と、一七九日間の長い入院生活でしたが、九月一〇日に退院してきました。しばらくは松葉杖の助けを借りての四足歩行ですが、ゆるりゆるりと戻ります。もちろん、語り部としての役割は務めるつもりです。

昨年の夏、九月一七日、一八日、霊泉寺温泉で信州沖縄塾特別講座を開きました。

早速、七人の呼びかけによって開塾された信州沖縄塾は、この国の進路に危機感を持ち、そして、何よりも、この国が、戦などという愚かな行ないで、自らも他人の血も流させない心づもりを強く持つ人たちが、「沖縄」を通して、信州とこの国の行く末を見つめたいとの願いから出発したのである。

開塾にあたって私たちが警鐘を打ち鳴らした「戦もできる国づくりへの回帰」は、いよいよ現実のものとなりつつある。今回の衆議院選挙の自民党による三分の二の議席占有結果は、国民の支持という大義をフリーハンドで与えたようなものである。まさにその危険ゾーンへの突入とも言える。この状況下では平和国家を希求する陣営の我々は、得てして無気力になりがちだが、相手陣営が強力になった今こそ、気力を振り絞らなければならない。今日の時代状況はこの国の未来にとって潮目の中にある。

信州沖縄塾は、なぜ、沖縄にこだわっているのでしょうか。

「沖縄」は、この国が背伸びや、安穏というパイを腹一杯に詰め込もうとしたとき、必ず、潮目の渦に投げ込まれてきた。その点からも「沖縄」は常に、この国が抱える矛盾の原点に位置してきた。矛盾が集中する地域には、また、未来を切りひらくキーワードが内包されているとも思える。

今回の特別講座のゲストとして、現代史を沖縄大学前学長の新崎盛暉さん、近代史を沖縄県立宜野湾高校教諭で、高等学校副読本『琉球・沖縄史』の著者でもある新城俊昭さんに担当してもらいました。

今だからこそ、学び蓄える好期です。塾生にとっては思索の手がかりを得るための沖縄入門講座にもなった。情念や政治スローガン、あるいは理念だけの想いを沖縄に重ねるのではなく、沖縄の民びとたちが生きた時の経過を学ぶことによって、私たち自身の精神軸に、自立した床柱を立てることが急がれている。人間の健康も同じであるが、手遅れにならないよう手だてが必要です。

〈05年10月8日〉

❖ 秋の蚊をなごりのままに耳で追い〈寒露〉

目の前でアキアカネが飛び交っています。裏山で採れたアケビを賞味しながら、秋の風情を眺めています。静かです。そして、何よりも混じりけのない自然の恵みの美味さ加減よ。

先ほどまで沖縄の友人・具志堅勝也氏（当時、琉球朝日放送。現在は沖縄大学地域研究所特別研究員）から送られてきた『他策ナカリシヲ信ゼムト欲ス〜そして核の密約は交わされた〜』（琉球放送、一九九七年五月一五日放映）のビデオテープを、繰り返しくりかえし見た。私の魂が火照ってしまった。だからこそ、余計にこのたたずまいの中に、しばらくボーッと、身も心も投げ出しておきたいと思った。

沖縄返還交渉裏舞台で暗躍したふたりの男がいた。ひとりは佐藤栄作総理大臣の非公式密使でミスターKと呼ばれた男、京都産業大学教授の若泉敬。相手はニクソン大統領補佐官ヘンリー・キッシンジャーである。

ミスターKと暗号名を持つ若泉敬は、一九九四年五月、自らが関わった日米の裏交渉内容を著書『他策ナカリシヲ信ゼムト欲ス』（文藝春秋社）で公表した。しかし、政治という権力は、若泉が証言する「密約」の存在も、彼自身が「密使」だったことも認めようとはしない。琉球放送制作の報道番組は、沖縄返還交渉の歴史を検証しながら、自問自戒を重ねた若泉敬の軌跡を追いかけていた。

一九六九年一一月、佐藤・ニクソン両首脳は、沖縄返還にともなう「秘密合意議事録」にサインをする。この文書は別の呼称を「核密約」という。この核密約を容認する外に「他策ナシ」と信じ、裏交渉にあたった若泉は苦悩していたのである。

返還から二〇数年、沖縄の占領状態は改善されるどころか、ますます、基地負担は増大するばかりであった。自分が果たした歴史への行為は、あるいは新たな苦痛と難儀を沖縄県民に与えてしまったのではなかろうか、と彼は呻吟する。それが動機となり著書での証言へと駆り立てられ、その「密約」が明らかにされた。

著書刊行を成し遂げた若泉は、「自裁」の想いにも誘われる。ガン末期の二年間、何かに取り憑かれたように、糸満市のガマ（洞窟）で遺骨収集を手伝う。落涙と共に合掌する写真が残されている。その時、「元防衛庁防衛研修所教官、京都産業大学教授の若泉敬は、「ヨシダ」と名乗っていた。

その後、六月二三日、摩文仁の丘でこうべを垂れている男が、テレビ画像に映っていた。密使として政治ゲームの駒のように利用され、切り捨てられたミスターK、一九九六年七月、ガン性腹膜炎の末期状態で服毒自死の道を選ぶ。享年六六。若泉敬氏は歴史の証言書を残した。

また、沖縄に軸足を置く映像報道人は、テレビ画面からヤマト政治の闇を切り裂いた。

❖ 露霜や葉ずれ彩づき人恋し〈霜降〉

〈'05年10月23日〉

『婦人公論』一九三二（昭和七年）六月号に掲載された、久志富佐子の小説「滅びゆく琉球女の手記」を読み返した。この作品は前編の掲載後、在京沖縄県人会や沖縄学生会からの強い抗議にさらされ、その続編は発表されないままになった。

この作品はひたすら自分の沖縄生まれを隠し、ヤマトにもぐり込むことに汲々としながら、一方では、故郷の社会や文化を卑下するという、主人公（叔父）の屈折した人生を取り上げていた。久志富佐子が出版社に預けたこの作品の原題は「片隅の悲哀」である。しかし、誌面では「滅びゆく琉球女の手記」と改題され、センセーショナルな誘い込みが施されていた。「滅びゆく」から「琉球女」へとつながるフレーズのあざとさよ。「沖縄」に関わる当時の社会認識の状況と同時に、編集者の仕掛けもまた透けて見える。

「故郷の事を洗いざらい書きたてられては迷惑だから黙っていろ、沖縄出身者の就職難や結婚問題にも影響を与える」、が、久志に向けられた抗議者側の弁であった。

作者の久志富佐子は、翌7月号で「釈明文」を発表するが、この論旨は実に明快、相手の肺腑えぐる切っ先は鋭く、今、語られても決して色あせない主旨で貫かれている。

「（前文略）アイヌや朝鮮人と同一視されては迷惑するとの事でしたが今の時代に、アイヌ人種だの、朝鮮人だの、大和民族だのと、態々《わざわざ》段階を築いて、その何番目かの上位に陣どって、優越を感じようとする御意見には、如何《どう》しても、私は同感する事《こと》が出来ません」（中略）「妾《わたし》自身は、沖縄県人が、アイヌ人種でもよし、大和民族でもよし、どっちにしろ境遇的には多少歪められたにしても、人間と

してのの価値と、本質的には、何らの差別も無い、お互ひに東洋人だと信じて居《お》ります」。（ルビは引用書通り）

『信州異端の近代女性たち』（東栄蔵著、信濃毎日新聞社刊）から同時代、治安維持法という国家の仕掛けに翻弄された、もうひとりの女性を取り上げてみたい。長野県現諏訪市生まれの伊藤千代子がその人である。彼女は一九二八年、治安維持法違反政治犯のひとりとして市ヶ谷の監房に収監されるが、翌年、独房内で発狂した。そして、急性肺炎の併発により病院に移送されたが、一九二九年九月、二五歳の短い生涯で幕を閉じさせられた。この人もまた、私の胸の内で暖めておきたいひとりである。

「ある日、突然、だれか、『天皇陛下、万歳！』と叫びました。『今のはだれ？』とききますと、『伊藤千代子さん』というのです。伊藤千代子さんというのは浅野晃さんの奥さんです。いわゆる解党派の問題が出たときです。浅野晃が解党派になったことを調べ室できいて、そのショックで発狂してしまったのです」『丹野セツ―革命運動に生きる』（山城巴・牧瀬菊枝編、勁草書房）。

伊藤の夫浅野晃は、佐野学と鍋山貞親が出した共同声明の流れに乗り転向した。その後、妻を発狂させた国家主義を唱導するまで、夫の浅野は右傾化したという。

男たちは群れる。そして、国家権力に擦り寄る。しかし、子宮で生命を育む時を知る女性たちは、逃げ道を用意しながら天下国家を論じる男どもとは大違いである。特にその時代から、「異端なる女性たち」と名指しされた者ほどいさぎよい。

❖杣《そま》の道ぶらりうららの帰り花〈立冬〉
〔'05年11月7日〕

一九九五年九月、沖縄の少女がアメリカ兵たちによって辱《はずかし》められた出来事を覚えているだろうか。県民はいきりたち、一〇月二一日、「米軍人による少女暴行事件を糾弾し日米地位協定の見直しを要求する県民総決起大会」へと結集した。この事態にあわてた日米両政府は、同年一一月、「沖縄における施設および区域に関する特別行動委員会」(Special Action Committee on Facilities and Areas in Okinawa 略称・SACO)を立ち上げ、火の粉を払うのに躍起となった。橋本龍太郎首相は一九九六年四月一二日、突然、「普天間基地を全面返還する」と、共同記者会見で発表する。沖縄県民は喜びに沸き立ったが、それはヌカ喜びにすぎないことを間もなく思い知らされる。全面返還には県内移設が条件として付けられていたからである。それでも日米両政府によるこの見事な情報操作は、その後、じわりじわりと成果をあげはじめた。県民世論は完全に分断され、「米軍基地の現実的容認」とその代価としての「地域振興策」が、ひとつの流れとなって押し寄せる。そして、稲嶺恵一保守県政、辺野古基地移設容認の岸本建男名護市長が誕生するのである。時代の一局面では確かに、政権側の意図は成果をあげたことになる。開催地を名護市とするサミットも華々しく演出され、北部地域振興策として、北部一二市町村過疎地には、使途立案さえ困るほどの、年一〇〇億円、一〇年間で一〇〇〇億円の毒饅頭がばらまかれることとなった。

二〇〇五年一〇月二九日、日米両国の外務・防衛担当閣僚は、日米安全保障協議委員会(2プラス2)を開き、自衛隊と在日米軍の連携強化と役割分担および再編についての中間報告が発表された。

中心課題であった普天間飛行場の移設先を「キャンプ・シュワブ海岸線と大浦を結ぶL字型滑走路

を設置する。滑走路は一八〇〇メートルとする」とした。

大野功統防衛庁長官は交渉経過を明らかにし、アメリカ側は辺野古沿岸埋め立て案を強く主張したが、日本政府は譲らず最終的には、日本案をアメリカ側に承諾させたと、得意げに語った。

辺野古移設をめぐる報道には重大な見落としがある。報道で欠落している部分こそが、アメリカ政府は、なぜこれほどまで普天間の移設先として、辺野古にこだわっているのかを解く鍵が隠されているからである。

①滑走路はなぜアメリカ案の一八〇〇メートルで決着したのか？

②大浦湾側にはみ出る滑走路にこだわったのは、なぜか？　湾岸L字型駐機地と呼ばれる八〇〇平方メートルほどの埋立地の本当の使用目的は？

建築家の真喜志好一氏は、『沖縄はもうだまされない』（高文研発行）で、アメリカ軍が渇望しつづけている上記の謎解きのヒントを明らかにしている。

大浦湾からキャンプ・シュワブの沿岸部に位置する飛行場建設は、さかのぼること一九九六年三月の琉球列島米国民政府文書にすでに登場していた。「飛行場の青写真がすでに国防省に提案され、海岸線の三八〇万平方メートルを埋め立てる。埋め立て部分が飛行場、陸上部分が付属諸施設となる」。また、アメリカ国防省「日本国における普天間基地のための運用条件及び運用構想」では、一九九七年九月二九日発表の最終案によれば、①滑走路の基準は大型輸送ヘリMV‐22が使用可能なこと。②KC‐130航空機、またはMV‐22四機が、誘導路で自力方向転換および、引き返しが可能な空間が必要である。と、指摘している。

MV‐22（オスプレイ）とは新型大型輸送ヘリのことを指す。オスプレイは現輸送ヘリCH‐46の速度で二倍、航続能力五倍、積載能力三倍という桁違いの機動能力を持つという。

辺野古のキャンプ・シュワブは、訓練基地機能とともに弾薬庫としても重要な役割を担っているが、現在、米海軍船舶への弾薬の積み込みは、辺野古から約一時間、市街地を通過する陸路を利用し、沖縄中部の天願桟橋とホワイトビーチ桟橋から行なわれている。

「大浦湾」および「一八〇〇メートルの滑走路」。これこそが、アメリカ軍が長年にわたって狙い続けていた果実だったのです。大浦湾は辺野古の西北に位置し、大型船舶が接岸可能な深い湾であり、港湾施設の敷設によって弾薬の積み込みが可能となる。その上、一八〇〇メートルの滑走路は、MV‐22（オスプレイ）が離発着可能となる。何のことはない。一歩も譲らず、アメリカ側に渋々承諾させたなどとは、真っ赤なウソであった。ラムズフェルド国防長官は正直である。「非常に素晴らしい交渉だった。これが実施されるのを見ていきたい」。

二〇〇五年一〇月二九日、新たな「怒りの日」として、私は心に刻む。

（05年11月22日）

❖ 老寡婦の掃き清めたり冬日和〈小雪〉

「一九五七年五月に沖縄愛楽園に入所した伊波敏男の園名は関口進であり『愛楽』一〇号（一九五八年八月）に『叱られて学校こいし春休み』」という彼の俳句が掲載されている『ハンセン病差別被害の法的研究』（森川恭剛著、法律文化社）。

いやー、驚きましたねー。いきなり、私自身さえ忘れていた中学三年生時の作品が目に飛び込んできたのですから。まるで、秘め事でも覗いたかのようで、赤面してしまいました。どうです？……、紅顔の美少年（?.）時の、心の揺れなどが伝わってきましたか？　あれから四七年も経ったのですね。

著者の森川氏（琉球大学大学院法務研究科助教授＝当時）との面識は、一九九八年の冬だったと記憶している。その後、森川氏が病んだ者やその家族に寄り添い、行動していることに、ある感慨を覚えながら注目していた。昨今、話題性に旬な折には群がり騒ぎ、やがて、去り散る人たちが多い中で、法学者森川氏のハンセン病問題への関わり方は、少しの揺らぎも見せなかった。この方はまた、間違いなく啓発家であり、組織者であり、そして、行動の人でもある。その法学精神は、少数の病み棄てられた被抑圧者と共にあった。

森川氏のハンセン病問題に関わる最大の功績は、一九九九年のハンセン病療養所沖縄愛楽園での「模擬法廷」開廷であったと、私は評価している。当時、国家賠償訴訟への療養所入所者の反応は、多くの方々が躊躇の中にあったと聞き及んでいる。人間の尊厳を奪われた者たちが、小さな声で「人権」を主張しはじめると、「お上にお世話になっていながら、賠償せよとは強欲な」と、無言の圧力を受け揺れ動いていた。

人生を奪われ、排除されつづけた人たちが、この「模擬法廷」によって、「法律」と「司法」は、あるいは自分たちの味方になってくれるかも知れないと思い始めた。ハンセン病国家賠償訴訟原告団への沖縄からの組織率は、他県に比べ群を抜いているが、この「模擬法廷」が大きく寄与したものと評価しても過言ではない。その後の、ハンセン病被害者の証言聞き取り調査も、他の都道府県とは違う特徴がある。二〇〇五年一〇月現在、沖縄県の被害調査参加者の延べ人数は六三五人、聞き取り回数が、延べ三八三回にものぼるという。まさに、被害調査を一握りの専門家に丸投げせず、市民参加型の運動に組織化した立役者のひとりが森川氏である。

『ハンセン病差別被害の法的研究』が刊行されたことによって、『ハンセン病政策の変遷』（犀川一夫著）が触れ得なかった部分を補完したことになる。まさにこれで沖縄のハンセン病問題を解く、道筋が一本につながった。私自身もこの本から学ぶものは多かったが、特に、琉球政府の「ハンセン氏病予防法」（一九九一年制定公布）についての評価と問題点については、手放しでプラス評価をしていた私の認識に、修正を加える必要が出てきた。久しぶりに目にした骨太の良著である。この本は、ことハンセン病問題だけを読み解くだけにとどまらない。社会防衛という名の国家政策や法律が、いかにこの国や人間社会の品性をも病み衰えさせてしまったかを知るヒントを与えてくれる。人権はやはり座しては得られない。被抑圧者自身の痛みの中に、人間の尊厳という宝が蓄えられていくだけでは、やはり、くやしい。

（05年12月7日）

❖ 主亡き白き風入る冬座敷〈大雪〉

一二月二六日、信州大学医学部保健学科が主催する「ハンセン病の過去・現在・未来」というシンポジウムのパネリストとして招かれる機会があった。他の登壇者は、吉澤千登勢さん（山梨県立大学大学院）、宮坂道夫さん（新潟大学医学部保健学科）のおふたりであった。

今回の企画は、教室で学生から投げかけられた、「なぜ、看護学の視点でハンセン病問題が検証され、論議されないのか」、との質問から生まれたのだという。まさにまっとうな疑問である。登壇交渉を受けながら、私自身も「ハッ」と、気づくことがあった。これまで「医療」を論ずるとき、間違いなく「医師」のみに偏重し、「看護」が欠落していた。

ハンセン病問題を看護ケアの倫理的側面から切り込もうとする目新しい試みは、実に刺激的な探究である。企画者のパッションにも大いに動かされたが、「看護倫理」から迫る論議が、どのように展開するのかと、心を弾ませるものがあった。紙面の都合から、三人の登壇者の主な問題提起だけを列記する。

吉澤千登勢さんは、「ハンセン病の歴史が、看護教育に問いかけるもの」を論題に、「隔離された人たちの人権に思いが及ばない、献身的な看護ケアだけで、果たして、看護の専門性を果たしたことになるのだろうか」と、これまでの看護における「倫理基準」、いわゆる「人道主義、博愛主義、医師への服従」から「患者中心の医療」へと変化した今日、医療サービス消費者、自己決定行使者の人権、正確な医療情報の提供を、医師と同等の立場で、看護はどのような責任を負うべきか論及した。この視点から、強制隔離政策の中で「看護する者」が行なったハンセン病療養所における看護の質を、検証する作業を明確にする必要がある、と論じていた。

宮坂道夫さんは、二〇〇一年（平成一三年五月一一日）の熊本地方裁判所における判決「らい予防法違憲国家賠償訴訟」をめぐっての日本国政府の控訴断念に関する報道で、初めてハンセン病問題の存在を知る。したがって、医療倫理学者として、その事実さえ知らない自分を基点に置いて、ハンセン病問題への解明を図ろうとしていた。問題提起の演題は「重監房へ～無知から始まる旅」であった。

群馬栗生楽泉園にハンセン病国家賠償訴訟原告団長を訪ね、「特別病室」と呼称されていた重監房の存在を知ることになる。スクリーンに楽泉園の静かなたたずまいが次々と映し出される。突然、ローアングルで取り壊されたコンクリート基礎部をとらえた。そして、かぶさるように「特別病室」の建造物画面が現れる。ハンセン病療養所での医療権力が振りかざした懲戒検束、監房の行き着いた先、究極の象徴が「重監房」であった。

私に与えられたテーマは、「なぜ医療は、病人を見捨てたのか~回復者の立場から~」であったが、ハンセン病医療の歴史検証は、以下の視点で行なわれるべきであると述べた。

（一）治療薬が未開発で、社会政策として隔離のみが唯一とされていた時代は、医学の敗北であった。

（二）特効薬治効後も隔離政策が継続されたのは、医療の敗北である。

（三）国際的な医療政策に逆行した隔離の継続は、国際的孤立の選択であった。

（四）近代市民が獲得した個人の人権を、国家から保護する思想さえ奪った隔離政策は、人間の尊厳への否定そのものであった。

小さな集いの公開シンポジウムであったが、私自身多くの示唆を得ることができました。いい試みでした。企画者に多謝。このように「ハンセン病問題」が、さまざまな角度から論議され、検証されることを願いたい。

3 時代を紡ぐ糸――永遠の現在

［二〇〇六年］

❖ 春雷や生きつ転《まろ》びつ途半《みちなか》ば〈立夏〉

〈06年5月6日〉

またまた休筆二カ月、その間、静かな小布施町にある新生病院で、今度こそと信じながらに、四回目の皮膚がん患部除去と植皮手術を受けてきました。しぶといですね。たたかいの相手はなかなかのものです。そのため、植皮供給元の左大腿部は、すっかりそぎ落とされてしまいました。帰宅後、期待しながら体重計に乗ったのですが……。

しばらく松葉杖の助けをかりるようになります。そのため、少しばかり気分はブルーなところに、在日米軍再編統合をめぐる動きが伝えられました。そのせいでしょうか、心持ちは最悪です。

額賀防衛庁長官は、在沖縄海兵隊のグアム移転交渉前の記者会見で、「沖縄の負担軽減のために国民の理解を求める」と述べた。まさに語るに落ちるとはこのことです。またもや、目くらましのように沖縄カードが並べられた。そもそも、今回の在日米軍再編をめぐる動きは、アメリカの世界戦略の見直し計画によって行なわれるものである。その実体は、北東アジアをにらんだ在日米軍基地のスクラップ&ビルド、そして、自衛隊と組んだ機能統合そのものなのです。

わが国は年間約二一一五億円の在日アメリカ軍駐留経費を負担している。二〇〇三年の海外駐留アメリカ軍経費の同盟国貢献度比較によると、わが国の負担総額は、第二位ドイツの二・八倍である。経費負担率は七四・五％、ドイツの三二・六％と比較しても、ダントツの厚遇ぶりである。

ローレス米国防副次官は四月二五日の記者会見で、日米両政府が進めている在日米軍再編に必要な総経費は、最終年の二〇一四年までに、三〇〇億ドル（約三兆四〇〇〇億円）が必要であると述べた。そのうち日本側の負担は、辺野古新基地建設や基地負担が増える関係自治体への新たな交付金などに総額約二〇〇億ドル（二兆二九〇〇億円）、在沖縄海兵隊のグアム移転経費の六〇億九〇〇〇万ドル（七一〇〇億円）、その総合計は二六〇億ドル（約二兆九八〇〇億円）になるであろうと発表した。

ワンフレーズメッセージに支えられてきた小泉政権も、アメリカ発「三兆円負担」のキャッチコピーには、完全にカウンターパンチを喰らってしまった。

「そりゃないよ。金を差し出す理由づけを、あれこれ考えているところなのに！」。

「印象としては途方もない金額なので、コメントを控える」慌てましたね。つい、舞台裏を見せてしまいました。

この一連の動きは、ただ単に「在日米軍再編」ではないのです。名実共に日米軍事協力体制の強化へ踏み出したのです。正確な用語を見失うと認識もまた誤ります。いよいよ、わが国も軍事的危険ゾーンへと突入した。

❖鳥巣立つ通学路にも子等並ぶ〈小満〉　〔06年5月21日〕

五月一八日、沖縄国際大学石原ゼミ三年生と信州沖縄塾の交流会が長野大学五号館で行なわれました。その時私は信州沖縄塾塾長として次のような挨拶をしました。それを採録します。

皆さま、おはようございます。未来を引き継ぐ皆さんと、お会いできる機会が得られましたことに、とても感謝をしております。

私たちの「信州沖縄塾」は、約一〇〇人のとても小さな、自律した市民によって運営されている学びの集団です。この「信州沖縄塾」の開塾のきっかけは、二〇〇二年五月、沖縄県立与勝高校の生徒たちが、私の家に宿泊する機会がありましたが、その朝食の食卓で、ひとりの生徒が口にした次の言葉でした。

「爆音に消されない自然の音って、風さえ優しい音色があるのですね」。最初、私はこの言葉の意味を理解できませんでした。「どういうことなの？」。聞き返すと、「だってねー、私たちの朝は、飛行機の音でしか明けないもの……」。

この返事は衝撃でした。そして、私の心の中に、恥ずかしい思いがこみ上げてきました。

私は沖縄で生まれました。自分の生き方の中で、生まれ島「沖縄」のことだけは、忘れてはならない、と思いつづけていたつもりでした。それが、いつの間にか、緑と静かな自然に囲まれた長野で生活しているうちに、私の沖縄は、なつかしいふるさとの中でしか生きつづけていなかったのです。

その頃、私の社会的フィールドの中心は、ハンセン病回復者としての行動と発言が主でした。「そうか、私のなすべき沖縄が、まだ残っている」。そして、何人かの思いを同じくする人たちと出会い、二〇〇四年八月に、信州沖縄塾を開塾しました。信州沖縄塾は、目標と約束ごとがあります。
①私たちは沖縄の現状と歴史、文化を学びます。
②私たちは学んだことを糧にして、信州とこの国を検証します。
③私たちはそれぞれの立場で行動します。
長野県と沖縄県にはいくつかの共通点と違いがあります。そのひとつを取り上げましょう。全国土面積に占める長野県の広さは三・六%、沖縄県は〇・六%です。しかし、決定的な違いは、長野県にはひとつの米軍基地もないということです。
では、共通点を申し上げます。沖縄県民は南洋移民、長野県民は満州開拓団という歴史的問題を抱えております。どちらも貧しいことが、その原因となりました。
沖縄県の南洋移民は一九二〇年代に始まり、四〇年には五万三〇〇〇人にふくらみます。長野県の満州開拓団は、一九三〇年代には、開拓団三万三〇〇〇人、義勇軍兼開拓団は七〇〇〇人にものぼったといわれております。どちらも、全国一の県民を送り出しました。敗戦によって、それらの人たちは見捨てられ、サイパンのバンザイクリフや中国の残留婦人、残留孤児として、多くの悲劇が生み出されました。（'04年9月7日の項を参照）
もうひとつだけ申し上げましょう。あのイクサが始まった時、沖縄の人たちは戦火をのがれるために、多くのガマ（自然壕）にのがれました。長野県松代には、大本営と天皇一族を守るために、山の岩盤を掘り抜いた地下壕を造りはじめました。その大工事の開始は一九四四年一一月でした。ですから、なんとしてもその地下壕が完成するまで、沖縄のアメリカ軍を沖縄に釘づけにする必要がありました。その結果、奪われなくても済んだ、たくさんの民間人を含めた命が奪われました。沖縄住民が逃げ込んだのは自然のガマでした。天皇一族と大本営の命を、堅牢な地下壕で守ろうとしたのです。ここにも、命の値段に、こんなにも違いがありました。

最後に一言だけ申し上げます。皆さんは言語学者で、ウチナーンチュ（沖縄住民）の心の内にあるべき尊厳を引き出す努力に全身全霊を傾けた「沖縄学の父」といわれた伊波普猷《いはふゆう》文学士をご存知だと思います。伊波は口癖のように、このように言っていたそうです。

「深く掘れ、己の胸中の泉、余所《ゆす》、頼《たよ》てぃ、水や汲まんぐぅとぅに（ないように）」

今だからこそ、このメッセージを噛みしめたいと思います。今の空腹を満たすために、決して、未来の故郷を売り渡してはなりません。その毒饅頭の別称を沖縄振興策ともいいます。私たちの未来は、自分たちで決定しましょう。

〔'06年6月6日〕

❖ 蓮浮葉《はすうきは》闇夜の雨を弔《とむら》えり〈芒種〉

二年ぶりに故郷沖縄に行ってきました。

機中で『沖縄は基地を拒絶する』（国政美恵他著、高文研）を読みふけりながら二時間半のフライトをすごした。

著書の中の次の箇所に、長野で生活している私も責められている気がした。

「日本に住む人たちは、沖縄に住む私たちに、励ましの言葉をかけるけれど、自分は安全地帯にいて、代わろうとはいわないじゃないか。自分の行為の残酷さに気がつかないのだろうか。いや、気づかない振りをしているだけだ！　その方が安全だし、楽だし、なによりも罪の意識に苦しまなくていいから。でも、沖縄から私たちは見ているよ。日本の人たちが何をしているのか……。何にもしないのか……」。

特にこの期間は、沖縄に住み、この国の行く末に胸を痛めているウチナーンチュ（沖縄の人、沖縄出身の人）にとっては、我慢のならない状況が、次々と押し寄せてきただろう、と思われます。時間は連続しているはずなのに、私の中の「沖縄の刻《とき》」は、切りとり、はぎとるようにしか出会えない。そのため、いつも後ろめたさを伴いながら、私の中の沖縄《うちなあ》がうずいている。今回は信州沖縄塾のメンバーのひとりとして沖縄の土を踏んだ。

五日の滞在のうち初日は、南部戦跡めぐりの旅程であったが、お碗を伏せたような「魂魄の塔」（糸満市）前では、特別な感慨がこみ上げてきた。この地はとりわけ、私のある時の想いとも重なる特別の場所である。

その記憶は一九五七（昭和三二）年の冬にさかのぼる四九年前の話である。この「魂魄の塔」前で、学齢期も不ぞろいな子どもたちが、行儀よく写っている一葉の写真が残されている。写真の端には不安そうな表情をした一人の少年がいる。中学二年生時の私である。この時、私はハンセン病を発症し、沖縄愛楽園（屋我地《やがじ》島）に隔離収容されていた。私の人生のいろいろな出来事の中でも、とりわけ鮮明な映像が数多く刻まれている。

ハンセン病療養所沖縄愛楽園内の澄井小中学校は、全児童数五十余名の小さな学校であった。子どもたちは、年に一度、いわゆる別離した「社会」が遠足先に許されていた。しかし、それはバスの車窓から眺めながら走り抜ける特異なものだった。ただ、弁当喫食時だけは、バスから出ることが許されたが、その時のその場所こそが、ここ、「魂魄の塔」前であった。引率者が選んだ最適地の条件、今では推測するしかないが、きっと人がめったに寄りつかず、そして人里から離れていることによって決められたのかも知れない。

色あせた記憶にあるこの空間は、見渡す限り収穫前のサトウキビ畑に囲まれていた。はるばる遠い屋我地《やがじ》の島から、バスに揺られやって来た病む子どもたち以外、人の気配がまったくしていなかった。ただ、石組みをコンクリートで固めた塔上に石柱がそびえ立ち、何かから見下ろされているような気がしていた。

子どもたちは久しぶりの「社会」なるものの空気を吸い、嬌声をあげながら塔の周りを駆け巡っている。かき集められ、積まれ、重なり合いながら葬られた縁（えにし）のない霊たちは、どのようなまなざしで、ハンセン病を背負わされた子どもたちを見詰めていたのだろうか。それを考えると、胸がふさがる。

❖ 夏至夕べ犬と並びて茶をすする〈夏至〉

〔06年6月21日〕

先日、陶芸家の岡本一道さんから、昨年七月に施行された「心神喪失者等医療観察法」の指定入院病院小諸高原病院に関わる住民の反対運動の経過と、岡本さん自身の見識に接する機会があった。私自身の意見を求められて初めて気がついた。待てよ、これまで精神障害者の人権に思いを重ねながら、この問題を考えてきただろうか。誠にお恥ずかしいことには、答えは「否」である。遅まきながらも関係資料を逆引きしてみた。

この法律は二〇〇一年六月に発生した（大阪府池田市）池田小学校児童殺傷事件が発端となっているが、いつの間にか「心の病を持つ病人たち」が「犯罪予備者」に格上げされ、あたかも触法精神障害者問題が、社会政策の最優先の緊急課題ででもあるかのようにミスリードされ、社会不安という世論が形成されていく。

精神障害は障害により、刑法に定める「心神喪失者の行為は、罰しない」、「心神耗弱者の行為は、その刑を減軽する」（刑法三九条）に基づいて不起訴、あるいは無罪、または、刑が減軽されていた。一九九七年～二〇〇一年までの五年間、精神障害者と特定される者による重大な犯罪（殺人、放火、傷害致死、強盗等）で、不起訴または無罪になった事案は、一七八五件（年間平均三五七件）となっている。

池田小事件の加害者が、たまたま、精神障害者であった事由だけで彼らをひとくくりにし、社会にとって緊急を要する危険で、わざわざ特別な法律で対処しなければならない存在だったのだろうか。

この法律の最大の問題点は、従来の「処置入院」に新たな保安処分（特に医療処分）が加わり、ますます、精神障害者の治療は、一般社会から切り離された特別な場所で行われることになった。このことにより、精神障害者は犯罪者もしくは潜在的犯罪者として危険視され、社会防衛上の管理、拘束対象者とする社会の偏見は、ますます強められてしまった。

厚生労働省はこの法律の施行にあたり、設置病棟基準を人口五〇〇万人あたり一カ所（定員三〇床程度）、当面必要な病棟数を二四カ所程度とした。

昨年七月以降、この法律でいうところの申し立て審判対象者は二六三件、そのうち一〇九人が入院決定となっている。長野県では四件の申し立てがあったと報告されている。その受け入れ施設として小諸高原病院が指定された。小諸市民には、未整理のままの情報がいきなり突きつけられたようなものである。いわゆる「危険な犯罪者の精神障害者の集団」が、わが町にやってくる。市民の不安は、一気にオーバーヒートすることになった。その市民運動がイヤなものはイヤ、困るものは困ると主張することから出発したとしても、遠い対岸からの「ありよう論」から論評することはつつしみたい。

このコラムの趣旨として、今回、この市民運動についての言及を避けるが、いろいろな紆余曲折を経て、この五月に病院側と小諸市が施設開設へ向けての覚書が交わされた。市民運動の新たな着地点である。とにかく、ご苦労様でした。

犯罪被害者の心痛を理解したい、と念じながらもあえて主張したい。いかなる理由にしろ、どのような人にも、社会は共生排除の烙印を押してはならない。ましてや、それが心を病む人であれば、なおのこと、「本人支援」と「人権擁護」を最優先し、まず、病気を治療する社会システムを作り上げる必要がある。私も隔離された過去を持つ当事者である。ハンセン病問題から見える教訓がある。

国家と多数者と呼ばれる国民の選択は、決して、正義の選択だけとは限らない。このことを肝に銘じておきたい。「特別」な存在を作らない、許さない。私たちが生きる社会の大原則としたいものです。

〔'06年7月7日〕

❖花いばら鎌の刃《は》に散る艶終《つやしま》ひ〈小暑〉

私も関わった長野県ハンセン病問題検証会議は、六月一日、報告書を提出することで、一応、その任務は終了することになった。しかしながら、問題はこれからである。当委員会の共通認識では、報告書のまとめをもってことの終了を意味するものではないと思っている。提言した個別課題が、今後、県政の中でどのように具体化されるのかを見届ける責任も各委員には残されている。

六月二日、信濃毎日新聞は、その報告書の関連記事を三面にわたって掲載しているが、この新聞記事を目にした東北信（長野県東部［東信州］と北部［北信州］を総称した呼び方）のある方から、早速、ひとつの情報が寄せられた。

「記事によれば、県の関係資料は昭和二八年以降しか残されていないとのことですが、父の遺品の中に、昭和二六年の患者収容に関する資料があります。ぜひ、見ていただきたいのですが」。

横田雄一委員と私が、この情報提供者とお会いしたが、言葉のはしばしから偏見や人権への見識の高さがうかがえた。

「この資料が人権啓発にお役に立てれば、亡くなった父も、きっと喜ぶと思います」。

目の前で「○○収容に関する資料」と表書きがされた包装紙が開かれ、六〇年近くも大切に保管されていた関係文書が並べられた。

・長野赤十字病院「診断書料」（1951/11/15）
・村長宛県衛生部長発行「患者収容命令書」（1951/11/19）
・長野鉄道管理局長宛村長発行「癩患者輸送承認願」（1951/11/20）
・村長宛国立療養所多磨全生園発行「患者収容書」（1951/11/22）
・国立療養所多磨全生園発行「患者の妻を非癩とする診断書」（1951/11/22）

・国立療養所多磨全生園概況／国立多磨全生園陸略図　縮尺 1/2,000

特に、私の目に飛び込んだのは、B7判の診断書料領収書であった。内側に二つ折りされた折目には、丁寧な補修がなされていた。─まるで、いつの日にか世に明らかになることを期し、後世に託す─ある意思を、私は見る思いがした。口外を許されない小さな村の特命事項。その関係資料を守りつづけ、子に託した実直な吏員の姿が見える。私はその資料類に頭を下げた。

「患家は私の家と隣接していました。患家を含めた両隣の三軒には、天井から家全体にわたって、猛烈な消毒がなされました。わが家は一部改築しましたが、柱や梁はそのままですので、当時の消毒跡を垣間見ることができます。その痕跡はこれです。そして、ここにも……」。

広い庭に囲まれた旧家の梁のいたるところに消毒液のしたたりが痕跡になってしみ込んでいる。すさまじい消毒液量の多さと、当時の社会意識の「恐怖」の反応痕が読み取れる。

「小学校六年生でしたが、消毒で水浸しの状態でした。この行政行為だけでも、いかに一般世人をしてハンセン病認識への誤導に結びついたかが分かります」。父の意志を継ぐご当主の見識はするどい。そして、この史実の取材が許され、七月四日付の信濃毎日新聞朝刊の社会面トップ記事として掲載された。「ハンセン病文書県内民家に　診断一週間で隔離」。

そして、建て直しをなされていない旧家の梁や天井板に残された、消毒液の染痕の写真が、当時のハンセン病に対する「恐怖心」を写し出していた。写真は万言に勝る。

今回、長野県ハンセン病検証会議の委員として、私は小さな役割しか果たしえなかったが、やっと県民とつながった思いがした。国のあやまちは国民の選択のまちがい、県の迷走は県民の無関心から生まれる。

❖野路分けし地蔵も浴びる草いきれ〈半夏生〉　〈06年7月9日〉

この冬、夏椿の枝を払ってもらった。今年の夏は、白い花弁の競いなど無理だろうとあきらめていたところ、強い木ですね。六月二五日に初咲きをしました。その日、画家宇野マサシさん、書家小畑延子さんご夫妻のお誘いを受け、二年ぶりの東京となり、吾妻橋のギャラリー・ア・ビアントで待ち合わせをしました。

宇野さんは一九四八年、豊田市生まれ。下町や路地、工場や田園風景を描きつづけている画家である。その宇野さんの存在を教えてくれたのは、NHKのTさんであった。

「おもしろい絵描きがいる。ブレーメンの音楽隊のように、酒場から見も知らぬ酔っ払いどもを、わが家に招き入れ、いつものように酒盛りを始めるのだから。奥さんに同情するよ」

規格外のTさんが、破天荒と称するのだから、よほどの変人に違いないと心づもりをして、二〇〇〇年、個展会場でお目にかかったが、まったく意外。はにかんだような柔和な表情で対応され、逆にこちらがかしこまってしまった記憶がある。

「群馬県のハンセン病療養所に、日本の現代画壇が見失ったものを持っている素晴らしい画家がいました。この方は故鈴木時治さんといいます。ぜひとも、世間の多くの人に、この人の絵を見てもらいたい。上京の折、意見を交換したい」

私は、画家鈴木時治さんの存在も、ましてや、作品も不案内のまま、延子さんのおもてなし料理が並んだご自宅に招き入れられた。挨拶もそこそこに、あさま五二〇号の車中、これだけはどうしても聞いておこう、と用意していた質問を切り出した。

「宇野さん、鈴木時治さんの絵は、いい絵ですか？」

宇野さんの顔が、少年の顔のように輝き、間髪を入れずに大きな声が返ってきた。

「いい絵です！」

余分な修辞を削ぎ落としたこの一言で、すべて得心がいった。この失礼な問いを、あえて投げかけたのにはわけがあった。ハンセン病は、余りに特異な烙印を背負わされてきたためか、このところ、水戸御老公の印籠然と病名が冠となり、先行独歩させている一部の善意の風潮に、一種のあざとさを感じていたからである。

鈴木時治画集が目の前で開かれた。いきなり、「おらとこのだるま」の絵が飛び出してきた。大きな黄色いだるまと小さな赤いだるまが寄り添っている。ふたつのダルマは片目のまばたきをしながら見つめ合っている。この絵の作品名は「おらとこのだるま」で掲示されているが、まるで、「おらたちはダルマだ、だけど」、と語りかけられている気がする。この画家のこの絵は、私をひきつける。

「絶望で打ちのめされていた時、ある雑誌を見た。ナチスの強制収容所でユダヤ人の女性画家（フリードル・ディッカー・ブランデイズ）がガス室に送られる運命の子どもたちに絵を描くことを教え、生きる喜びと希望を与え続けたというものだった。『俺も絵を描くことで自分を見出すことができたら——』と思い描き始めて四五年にもなってしまった。」（『生きるあかし・絵を描く　ハンセン病療養所にて』鈴木時治著・画、寺島万里子編集、皓星社刊）。

この人、しっかり、ハンセン病をろ過して、ギリギリのところで踏みとどまり、命を見つめている。それから、陽が高い最中から、友人知人を交えての酒宴で賑わったが、突如、画家宇野マサシが立ち上がった。そして、朗々と北條民雄の「いのちの初夜」（ハンセン病文学の先駆ける作品と評される。〈創元ライブラリ〉『定本北條民雄全集』所収）の一節を読みあげたのである。

「『尾田さん、あなたは、あの人たちを人間だと思ひますか』／佐柄木は静かに、だがひどく重大なものを含めた声で言った。尾田は佐柄木の意が解しかねて、黙って考へた。／『ね尾田さん。あの人達、もう人間ぢやあないんですよ』（中略）『生命です。生命そのもの、いのちそのものなんです』」。

あー、この人は真剣だ……。私は画家鈴木時治と向き合う、宇野タケシの想いのほとばしりを見た。私の鑑賞力では画家の絵を評することはできないが、宇野マサシさんのまなざしは優しい。その温かい心持ちで切りとった風景を、包み込むように重ねた暖色系の朱や赤色が、私はとても好きだ。

画家宇野マサシはリアリズムについてこのような意見を述べている。

「三八年間絵を描いてきた僕の目から見ると、消化、未消化の葛藤（かっとう）は沢山の場面で起こり、その一つの例が長谷川利行と佐伯祐三にあって、同時代、佐伯が描こうとしたパリ、あるいはフランスの風景と、長谷川利行が描いた東京の風景との間にある決定的な違いは、油絵の、あるいはリアリズムの日本の肉化への違いという質的な距離としてあらわれる」『続・僕の風景・リアリズム』（宇野マサシ著、矢作新報〇六／〇九）。

❖青林檎塩田の郷《さと》に季の喇叭〈大暑〉　〈'06年7月23日〉

信州沖縄塾の事務局を支えている竹内茂人さんの紹介で、「人民の力、上信越・東海ブロック　楽しく、生涯をたたかう仲間の悠々合宿」での講演依頼があり、泊りがけで塩尻市まで出かけました。講演にあたって、いくつかの事前資料が届けられました。その中でも特に、常岡雅雄代表の『人民の力創刊三五年』に寄せる文章が目に留まりました。

「ところで、あなたの人生の道筋を振り返ってみて、どうでしたか？」。まるで、私に向けられているような気がするほど、厳しい問いかけでした。思わず居ずまいをただしながら、数度、この箇所を読み返しました。

「『生まれる』ことは必然であっても、『生まれてから』はけっして必然ではない。生まれてからの道はどうすればいいのか。存在を獲得できるのか。消滅しないで存在を確保できるのか。生き続けることはできるか。抜け道のない迷路にふみこんではいないか。前にむかって進むことはできるのか。前にむかって進んでいるつもりが後退しているのではないか」（冊子『人民の力』七六七号）。

思い返せば、私にとっても人生をどのように生きるかということは、のしかかっていた「ハンセン病」のくびきから、どうすればのがれられるのかということと、同じ意味を持っていました。高校生時代の私の思索を占拠していたこの課題、なかなかその出口を見つけることができないままでしたが、意外にも、ひとりの作家、マクシム・ゴーリキー（一八六八～一九三六）の「クリム＝サムギンの生涯」の中からそのヒントを見つけだしました。ソヴィエト連邦の崩壊とともに、今では、この類の本は世の潮流から外れてしまい、図書館や書店の棚には並べられることもなくなりましたが、私にとっては青春時代に出会った大切な一冊です。

「そうか、国や政治のかたちを変えないことには、私の人間の尊厳も取り戻せないのか」。やっと、小さな出口らしいものが見え始め、ある確信が芽生えました。しかし、同時に大人たちからは批判のつぶても飛んできました。

「高校時代は学びの時だ。君は偏った思想のとりこになり、道を踏みはずしている」。

このような状況の中で、「生まれることは、まさに必然」だったのでしょう。ひ弱ではありましたが、国のありようを変えたいと願うひとりの青年が、ハンセン病療養所の片隅で生まれ変わりました。

飛び交っている言葉が耳に届くたびに、心が騒ぎ、そして、とても心地いいのです。あぐらをかき、浴衣の袖をまくり、杯を交わし合う人たちの頭には、白髪が目立っていました。きっと、一九六〇年代から七〇年代、国鉄やさまざまな労働現場で、火の玉のごとく燃焼していた闘士たちでしょう。あれから三〇数年、一筋の道を歩んできた人たちの熱情は、決して燃え尽きてはいません。「社会主義」、「労働者」、いい言葉の響きでした。この熱気の中に埋もれながら、少しばかりの後ろめたさの中で、ひさしぶりの酔いに私は包まれました。

七月二〇日、長野知事選挙戦に突入しましたが、私のまわりはまだ静かです。反田中知事の候補選出をめぐる「迷走」と「無定見」、そして「野合」ぶりだけが、やけに賑やかに伝わってきました。長野県民として、一票の行使だけには責任を負いたい。

❖盆の月信濃の国を口ずさむ〈処暑〉　〔'06年8月23日〕

あなたは、自分の県の県歌をご存知ですか？　歌えるでしょうか？　この質問に何のためらいもなく、応えられる都道府県があるのを知っていますか？　信じられないでしょうがあるんです。その上、多くの県民が歌えるのですから、驚きですねー。それでは正解を教えましょう。長野県でした。この県歌を「信濃の国」といいます。歌詞に地理、産物、名物から偉人なども盛り込まれており、文語調で六番まで長々と続きます。

八月九日の信濃毎日新聞は、ハンセン病療養所多磨全生園の長野県人会長が、八四歳の生涯を閉じたと伝えていた。故人は口癖のように「故郷の石ころの一つ忘れたことはない」、と話すほど望郷の想いは強かったが、がんによる死期を覚悟した故郷訪問にも、車が生家の近くまで来ると、「これ以上近づくな」と命じた。故郷への距離は遠く、奪われた時間は余りに長かった。ハンセン病で故郷を追われて六五年、その故県人会長の机の上にも、「信濃の国」の歌詞がひろげられていたという。

奇しくも、その記事が掲載された同じ日、私は上田市立第二中学校の三六人の子どもたちと、国立ハンセン病療養所栗生楽泉園へ向かっていた。

「八月九日、弁当を持って栗生楽泉園へ行きます。伊波さんもぜひ一緒に」とのお誘いがあり、ふたつ返事で応えたが、このきっかけは、昨年一〇月、同校で行なわれた人権講演会での、女生徒の問いかけから生まれたものであった。

「私たちにできることは、何かありますか」「機会を作って、ぜひ、ハンセン病療養所を訪ねてください」。

私からの一言は、子どもたちの胸の中でしっかり育まれていた。それにしても、〈弁当を持って〉のキャッチコピーで、楽泉園同行希望者を募る中学生たちの行動のさわやかさよ。

群馬県草津町にある国立ハンセン病療養所栗生楽泉園は、南に浅間山、西に白根山が望める高原の地にある。栗生楽泉園には一五人の長野出身者が居られるが、当日の交流会には二名の方が参加された。高齢化という障壁もあるが、この人たちにとって、同郷から初めて迎える子どもたちに、あるとまどいもあったらしく、交流会への参加者はおふたりだった。

交流会の席上、子どもからの質問が丸山県人会長に投げかけられた。

「ふるさととはどんな存在ですか」

一瞬、丸山さんの返答には間があったが、ゆっくり噛みしめるような言葉で答えた。

「そうだなー……。忘れられないものだ」

大人たちにさきがけた上田市立第二中学校の三六人よ。あなたたちの行動は、ハンセン病療養所の元信州人に、「故郷の信州」を届けてくれたようなものだ。何よりも「私たちはあなたたちを忘れていません」のメッセージは、この日、しっかりと、故郷を追われた人たちに伝えられたことになる。この人たちの心の扉を開き、奪われた時を少しでも埋めることができるのは、やはり、あなたたちの世代に違いない。胸を張り、子どもたちと声を合わせ「信濃の国」を歌っている楽泉園のふたりの信州人の顔の輝きよ！　まるで同胞（はらから）の温もりを手繰り寄せているようにも見える。私も早速、この歌を覚えたいと思った。

❖病状を知らされむしる赤まんま〈白露〉　〔'06年9月8日〕

信州には大きな夏の文化的催事がふたつある。ひとつは音楽のサイトウ・キネン・フェスティバル、もうひとつが信州岩波講座である。信州岩波講座は、その年、最も旬な講師を須坂市メセナホールに招き、毎週一回、約一カ月余にわたって連続講座を行なっている。

八月二八日の第八回講座は、憲法研究者の奥平康弘氏と評論家斎藤美奈子さんが「情報」をテーマに講演したが、その夜、菅平峰の原高原「星空トーキング」のゲストとして、私に声が掛かり、「新聞は、ハンセン病問題の何を伝え、何を報道しなかったのか?」と題して、信濃毎日新聞の紙面について話す機会が与えられた。

このコラムの文字数には制約があるので、ここではその要約しか述べられないが、信濃毎日も他の新聞社同様、「らい予防法」廃止の一九九六（平成八）年以前までは、ハンセン病問題関連報道は無いに等しい。近代日本の誤った国家社会政策によって引き起こされた人権被害を前にしながら、マスコミまで、なぜ？「無関心な人々の共謀」の列に加わってしまったのか、この検証はマスコミ自身が行なうべき課題である。

信濃毎日新聞社のデータベース化は一九九五年である。それ以前のハンセン病関連報道紙面検証は、横田雄一弁護士（長野県ハンセン病問題検証委員）の丹念な調査によって明らかにされているが、社会の木鐸たる存在価値を果たしたとはいい難い。（詳細は長野県ハンセン病問題検証会議報告書）

信毎のデータベースを「ハンセン病」というキーワードで検索すると、総数八一四件がヒットする。ただし、二〇〇一（平成一三）年の「国家賠償訴訟熊本地裁判決」を境目に、それ以前と以降では明らかに違う。その原因は、熊本地裁の法廷で次々と明らかにされる事実の前に、やっとマスコミ側は事の重大さに気づき、報道陣営が担うべき本来の役割を果たしはじめたとも言える。

一九九五年～二〇〇〇年までの報道回数は九五回、二〇〇一～二〇〇六年は七一九回となり、過去五年間比の七・六倍に達する。特に、国側敗訴・控訴断念の二〇〇一年、報道度数は二三四回とピークを示し、過去一一年間総記事数八一四回の二八・八％を占めるほど集中している。マスコミの衝撃度がいかに大きかったかが窺える。

地方紙紙面に掲載される記事には、共同通信配信と独自取材記事があるが、一九九五年～二〇〇〇年までの信毎自社記事は三六・八％、二〇〇一年は二八・二％、二〇〇二年以降は五二・四％を占めている。報道回数も四八五回と増加傾向にあり、信毎の頑張りぶりを高く評価したい。

ハンセン病問題は、わが国のマスコミにどのような課題を突きつけているのだろうか、それを整理すると以下のようになる。

(一) 国家政策を検証する時、視点の座標軸はどこに置くべきか
(二) 近代社会が獲得した「人権思想」を最優先する意識の確立
(三) 国家の「専門性・情報量」に対応できるマスコミ側の知的情報量の蓄積と見識の確立
(四)「正常・異常」を敏感に峻別できる報道記者の感性の育成

しかし、新聞や新聞記者を育てるのは、やはり、読者の力である。大きな批判と小さな声援、これこそがマスコミの滋養分になり得る。そして、何よりも問題当事者側からの働きかけは、第一線の記者を現場に立たせる言動力となる。

❖山寺の萱垣包む薄紅葉〈寒露〉

〈06年10月8日〉

それぞれの土地には、その地域特有の律動《リズム》と旋律《メロディ》がある。不思議なもので、いろいろな「音」の中からでも、自らの属していた故郷の「音」を聞き分けることができる。きっと、その人の持つＤＮＡ自身の音律学習によって刷り込まれたものであろう。私の血は、間違いなく「琉球弧」の音に敏感に反応する。

今、沖縄発の音律が若者たちの心をとらえているという。ある人はそれを「癒し」の旋律だからと言い、別の人は南国的な「躍動律」が心を騒がせると評している。商業的誘導もチラチラ覗き見られないでもないが、マアー、それはさておき、慣れ親しんできた音律が耳に届く機会が多いのは心地が好い。

「琉球弧」の音楽は三線《さんしん》伴奏によって歌われるが、基本的には古典と民謡に大別される。古典の源流は一五、六世紀頃、古謡「おもろさうし」が琉歌八八八六調（和歌五七五七七調）に生まれ変わった頃、中国から伝わってきた三線楽器にのせて謡われた、琉球王朝時代の曲を指す。民謡は奄美、沖縄、宮古、そして八重山諸島で生まれ、それぞれの特徴を持ちながら謡い継がれてきた。

今回の話題は、沖縄から遥か遠くの北陸金沢三線道場「くぇーぶぅ」についてである。

金沢市瓢箪町に真宗大谷派の聞善寺がある。この寺は北陸地方における社会問題のアンテナ的役割を果たしている。エイズ問題、従軍慰安婦問題や沖縄問題、そしてハンセン病問題など実にさまざまな社会的テーマがこの寺で受信され、発信されつづけている。ノンフィクション作家の故須田治氏が、この寺をオープンテンプル（開かれた寺）と称したが、まさに的を射た表現である。

この寺と私の出会いは五年前にさかのぼる。契機はハンセン病問題であったが、その後も行き来が密な縁を結ばせてもらっている。二年前の夏でしたね、私の講演会とジョイントした金沢三線グループの演奏を初めて聞かせてもらった。その時の正直な感想は、「沖縄が大好きな者たちが、一生懸命に三線と格闘している」かのようで、危なっかしさいっぱいのレベルであった。

九月一七日の信州沖縄塾主催の目取真俊《めどるましゅん》特別講演会のゲスト（沖縄在住の芥川賞作家を招く）として、このグループに手弁当で参加してもらいました。驚きましたねー、あれから、まだ二年しか経っていませんよ。この間、沖縄民謡コンクール新人賞を四人が受賞したと聞かされてはいましたが、月四回の稽古で、よくも、マー……、ここまでレベルアップするとは！

「鷲ぬ鳥節」、「白保節」、「真謝節」、「ちぃんだら節」、「安里屋ゆんた」、「新安里屋ゆんた」、「あがろうざ節」、「でんさ節」、「遊びションガネ」、「鳴門節」、「とぅばらーま」、「くいちゃ」、「娘ジントーヨー」と謡い継がれる謡三線、まさに純度の高い原石を見る思いがしました。西嶋利明さんといういいリーダーにも恵まれているが、何よりも、想いを込めた三線と謡心《うたごころ》があれば、この域までたどり着けるものなのだ。この先が楽しみです。

城下町金沢の地で、第二、第四火曜日と土曜日の夜、あなたの耳に三線の音が届き、寺に鐘撞き堂があれば、間違いなくそこが聞善寺さんです。きっと、音楽だけではなく、客人を温かくもてなす人たちが集っているはずです。

❖御柱《おんばしら》諏訪の天指し神は旅〈立冬〉　〔'06年11月7日〕

人生の中で最も多感な時期の一四歳から青年期の二六歳までの一二年間、私はハンセン病療養所という特殊な場所で過ごした。そこは人間の生き方を見つめるには、きわめてすぐれた場所（?）だった。特に、「他人」の中での自分の位置取りや、初対面者の嗅ぎわけなどは、否応なしに身につけざるを得なくなる。しかしながら、本来、社会における人間の関係性というものは、幾度も失敗を繰り返しながら、一つひとつ修得するものであり、甘えやわがままなどを一切押し殺したまま獲得した「社会性」というものは、やはりいびつなものである。

当時を振り返ると、私の「精神」はいつも「外」と「内」という得体の知れない重圧から支配されていた。「外」とは、私たち以外の一般社会に属する人たちを指し、彼らは身構えるべき対象であった。その反対に、「内」つまり同病者が住む「療養所」は、心を許していい領域と認識していた。本来は閉塞状態に追い込まれているはずの「隔離」のバリアが、逆に安心感を感得してしまうという奇妙な心理状況にあった。ハンセン病療養所では、「絶望」というささやきが絶えず誘惑の舌を伸ばしており、かなりの自制心を課さない限り、「生きる」ことの意味はゆらいでしまいそうになった。

中学三年生の記憶が甦ってくる。あの夏はとりわけ雨が少なく、ラジオから聞こえてくるニュースは、しきりにそのことを繰り返していた。その頃、外遊びを好まない私は、国語辞典のページを順にめくるという知的な遊びに熱中しており、その日は五十音索引の「し」の項にたどり着いていた。じりつ【自立】〔名・ス自〕に目がとどまる。その意味を目でなぞり、【自立】の意味を理解した途端、いきなり鳥肌が立った。そして、「僕、これからどうしよう！」という底なしの不安感が襲いかかってきた。ひとつの語彙を前にしたその時の私にとって、まさに「自立」とは「絶望」と同義語に思えたのである。あれから約五〇年が経ち、改めて岩波国語辞典を開いてみた。

【自立】「自分以外のものの助けなしで、または支配を受けずに、自分の力で物事をやってゆくこと」と、記されている。

あー……あの頃の少年の傷ついた心の触覚は、ひとつの漢字にさえ、あのように鋭敏な感応をしていたのだ……。我ながら痛ましささえ覚える。

鈍化した今の目で次の行をなぞる。【自律】が鎮座している。そう言えばこの言語、前長野県知事田中康夫氏は、いたく気に入ったように多用していた。

【自律】〘名・ス自〙自分の気ままを押さえ、または自分で立てた規範に従って、自分の事は自分でやって行くこと。とある。（傍点、筆者）

田中康夫氏は「自分の気ままを押さえ」を、すっかり読み落としていたらしい。

人間が人と人のつながりを求めて生み出したのが言語である。そして、漢字は本当に意味が深い。

〔06年12月7日〕

❖ またの季を育くがごとくに山眠る〈大雪〉

今年もまた、「小宮山量平さんを囲む会」からのご案内をいただいた。この会のお誘いの表題が「木守《きまもり》の量平を励ます会・忘年会」となっているが、主催者の「励ます」というコトバ選びは、叱咤激励を受けつづけている不甲斐なき次世代の、繰り返されるお詫びと己を奮い立たせようという趣旨がこめられた会、と理解している。

このコラムの読者にとって「木守の量平」という言葉に、どのような意味があるのですか、と質問が寄せられそうですのでご説明いたします。「木守の量平」という呼称は、氏の著書『昭和時代落穂拾い』（週刊上田新聞社）の以下からの引用なのです。

『さながらに　紅《あけ》の林檎の
色づいて　みづ枝に高く
いと高い　梢に高く。
摘む人の　はて見おとしか、
いや見落せばこそ、かひなとどかぬ
その紅りんご』

（ぎりしあ抒情詩人・さっぽお＝作　呉茂一＝訳『ギリシア・ローマ抒情詩選』岩波文庫より）。

「そんな木守のような本を創りたい、と久しく思いこがれておりました。……」。

小宮山量平氏（一九一六年長野県上田市に生まれる。四七年、理論社を創業、社長就任。後に会長）は今年で九〇歳を迎えられた。しかし、心胆はいまだ青春が沸き立っているかのごとく、血気にあふれておられる。社会の断層がきしみ、悲鳴をあげるたびに、氏は信州の地から警鐘を打ち鳴らしておられる。さながら、信濃毎日新聞紙上では、いつも、頼みのときの行司役でもあるかのごとく、コメンテーターとしてのご登場となる。

本を読むことを好んでいたはずの私は、理論社刊の書籍、そして灰谷健次郎さんや倉本聰さんの著書を目にしていたが、正直に白状すると、出版人としての小宮山量平氏のご高名は、上田市に転居するまで存じ上げなかった。

先日、私の著書『花に逢はん』を世に出してくれた、人文書館の道川文夫氏（元NHK出版）が、小宮山量平氏著の「『編集者とは何か―危機の時代の創造』（日本エディタースクール出版部、一九八三）は、出版人のバイブルです」と目を輝かせながら語っているのを聞きながら、自分の知識不足を思い知らされたばかりである。

小宮山さんとお会いするたびに感ずる思いは、過ぎし日の時代を、どうしてこんなにも鮮明な記憶の糸でつなぎ、語れるのかとの驚きである。

人は誰もが同じ「五感」を持っている。しかし、「記憶」の密度となると大きな開きがある。この濃淡の分かれ目は、どうやら、わが人生を時代の流れの中に身をまかせたまま、「受動的」に生きてきたのか、あるいは、時代のRevolutionにまで「能動的」に社会と向かい合ったのかによって、刻まれた「時」や「人」や「出会い」の残像鮮度は関わり、全く違った記憶の結びとなるようである。そして、何よりも「志」を高く保持しなければ、伝え、語るべき「時代」の記憶も、また、紡げることはできないのではないだろうか。

幸いなことには、こんなにも身近にこの国の出版界を代表する方がおられる。来年こそは、この国の良心とも評される出版人が、生涯をかけ心血を注いだ「Editor's Museum 小宮山量平の編集室」（長野・上田市）に通い、人の世を真に平らかにするための「知の財産」に埋もれながら漂流してみたい。

残念なことにはこの会で面識の機会を得た灰谷健次郎さんが、一一月二三日に亡くなられた。あわてて『島物語』を買い求め、読み始めています。合掌。

4 流れに抗《あらが》いて――また陽は昇る

［二〇〇七年］

❖ 回覧に一枝添える寒椿〈大寒〉

〈07年1月20日〉

記憶にはいろいろな形や色がある。喜びや悲しみ、あるいは忘れがたい怒りが、それぞれが時間の中に積み重ねられ、その人なりの人生の中にしみ込んでいく。また、記憶は個人や家族、所属する社会や組織、問題によっては民族や国という大きな広がりを持ちながら刻まれていく。

記憶はその人なりの優先順位によって、あるものはその人の人生観そのものに影響を及ぼすまでになる。しかし、生きた時間の中で出逢う余りに多様な事象や情報は、そのほとんどは消されるか、あるいは新しい記憶に書き換えられてしまう。

小さな扱いの新聞記事を目にした。「二月から青森県六ケ所村で使用済み核燃料から実際にプルトニウムを取り出す運転がはじまる」。私の記憶の箱から「下北半島→むつ→六ケ所村」と数珠のように引っ張りだされる。

ちょうどその折、NHK制作のETV特集「核燃の村　苦悩と選択の記録〜青森県六ケ所村〜」が放映された。

経団連の関係者が飛行機の窓から下北半島を視察している映像からこの番組は始まる。彼等が見下ろしている地には、子々孫々生きつづけている人の営みは一切見えてはいない。ただ、面として広がる開発候補地が見えているだけである。

冬は吹雪に閉ざされる出稼ぎの村に一九六二年、突如として、「むつ小川原開発計画」と名づけられた巨大コンビナート開発計画が押し寄せてきた。地縁と血縁で結ばれていた小さな村は、近代化という荒波に翻弄されはじめ、お決まりの開発促進派と反対派に寸断されてしまう。札束によって田畑と山野は農民たちから青森県むつ小川原土地開発公社に買い占められていく。

いつの時代もばらまかれた夢の擬似餌は、「近くに働く場所ができる。誰もが豊かになれる」であった。その夢への道筋も、一九七三年の第一次オイルショックで開発計画は頓挫し、コンビナート予定地は広大な荒地として放置される。

一九八四年、下北半島の小さな村は、国家エネルギー政策のゴミ捨て候補地として再び脚光を浴びるようになる。そして、村人たちは新たな渦の中に投げ込まれてしまった。

手つかずの開発予定地は、使用済核燃料再処理工場、燃料ウラン濃縮工場、低レベル廃棄物処分場、五〇年の期限付きではあるが高レベル廃棄物保管まで担わされ、わが国の原子力発電所から発生する核ゴミの最終処分地として、着々とその地歩を担保されていくが、一九九五年の高速増殖原型炉もんじゅの事故によって、またもや頓挫する。それから一〇年後、いよいよプルトニウム抽出が始まる、と新聞は報じていた。

日本の核エネルギーのゴミが下北半島の六ケ所村に押しつけられる。やはり、リスクは川上から川下へ、都市から僻地へと付けまわされる。

人口一万二〇〇〇人弱の青森県上北郡六ケ所村は、国家石油備蓄基地施設と核燃関連施設から得られる固定資産税と電源三法（電源開発促進税法・電源開発促進対策特別会計法・発電用施設周辺地域整備法）による交付金が、年間一〇〇億円にものぼるという。現在、この村は国内で最も豊かな財政指数一・八三（全国平均〇・三三）を誇る地方公共団体となった。

巨大コンビナート開発計画から約半世紀、描いた「夢」のゴールに、下北の村人たちはたどり着いたのだろうか。「自分たちの孫たちはこの村で暮らしてもらいたくない」と言わせる「ゆめ」とは一体、何だったのだろうか。

日本の全発生電力に占める原子力の比率は三一％だという。床暖房の効いた部屋で、醒めた目で映像を追う私の今の日常生活。

「電力の三割は原子力発電によって供給されています」の声が聞こえる。豊かさのパイをたらふく貪り、エネルギーゴミだけを下北半島に押しつけている私。


〈07年3月6日〉

❖義父《ちち》伏して添え忘れしや雛《ひな》あられ〈啓蟄〉

人と人の縁とは、誠に摩訶不思議なものである。それがはるか海を隔てたフィリピン共和国まで及んでいたという話である。

二月下旬、手作り絵本『花・カラチューチ―お休みどころ・フィリピンへ行く―』（絵・グレゴリー・ヴァンダービルト、文・上島聖好、英訳・Gregory Vanderbilt、構成・興野康也、製作所・お休みどころ）が送られてきた。この絵本はＡ４判二八頁、表ページに手書きの日本文と絵、その裏ページが英訳の構成になっており、コピー機で印刷され、ホッチキス綴じの正真正銘の手作り絵本である。

この「お休みどころ」は、二〇〇三年五月一日、熊本県球磨郡水上村平谷に開かれたが、名付けたのは、詩人の茨木のり子さんだという。

「あきんど　農夫　薬売り　重たい荷を背負ったひとびとに　ここで一休みして　のどをうるおしさあ　これから町にお入りなさい」。

設立メンバーは興野康也（精神科医）、グレゴリー・ヴァンダービルト（歴史家、ＵＣＬＡ博士課程卒）、上島聖好（文筆家）である。

「あなたが背負った重い荷物をいっときおろし、ここで一休みの喉をうるおし、さあ」と、呼びかけるその上島さん、興野さんとは一九九八年に京都の論楽社で縁を結んで以来のおつき合いである。

さて、最初に取り上げた絵本に戻りましょう。この本は上島さんとグレゴリーさんがフィリピンで出会った人々の記録であり、また、隣人への関心を失いつつある、私たちに向けられたメッセージでもある。なんと、その中にクリオン島の診療所で働く看護師バルチュア・チョナさんが登場していたのである。彼女は「伊波基金」最初の奨学生である。しかし、私は彼女とは直接の面識はなく、基金の管理財団からの推薦書類ファイルでしか出会ったことはない。その彼女がこの絵本で登場していたのである。

この基金は私が受け取ったハンセン病賠償金によって設立されたが、フィリピン国立大学医学部・レイテ分校で医療・医学を志す者を対象として、現在、五人の学生が奨学金を受けながら学んでいる。

人の出会いの縁は近くに在り、時間や距離は、少しの障壁にもならないものである。結ぶべし人の縁。出会うべし多くの人、との思いを強くした。

〈07年4月5日〉

❖棄てし田に都忘れや風を観る〈清明〉

一九一五年生まれの義父柳沢富雄が亡くなった。最後の三カ月間は常時、嫁や二人の娘がベッド脇で介護にあたる病院生活であったが、看護《みまも》る肉親の情から言えば、「もっと、じいちゃんにわがままを言ってほしかった。まだ、手をかけさせてもらいたかった」との想いを残したまま、静かに「生」の時間を閉じた。享年九三、人の出会いを数多く持つ私の目から見ても、この義父富雄は、稀に見る真正の温厚実直な人品を持っていた。

この義父と私との縁は一五年と短い。四十半ばまで独身の娘が、結婚相手として、わが家の敷居をまたがせた男は、離婚歴と手足に障害を持っていた。その上、よりによってハンセン病回復者というおまけ付きである。迎える父親の心情としては、とても平常心など保つことはできないはずである。しかし、この義父は、私を前にしてこう言い切った。

「娘が選んだ相手だ。間違いがあるはずはない」

この言葉の重さに私は頭を垂れ、この父の娘を大切にしたいと心に決めた。

その義父はなぜだか、義子（義理の子）の私を呼ぶのに「伊波さん」と、「さんづけ」で呼びつづけた。この他人行儀にも聞こえる「さんづけ」に、義父なりの私との距離のとり方を見ていた。それは、通俗の家族という小社会への新加入者ではなく、もっと広い関係性の中で、すでに文筆活動や講演などを通じて受けている「息子」の社会的評価を、そのまま受け入れていたものと思える。

二〇〇六年の一一月であったが、「伊波さん、中村屋のうどんを食べに行こう」と誘われ、同行した。上田市駅前の「中村屋」は、明治二一年創業の老舗で、馬肉を長い時間煮込んだ肉かけうどんが名物料理である。自ら声をかけたわりには、目の前の肉うどんにはほとんど箸をつけることもなく、食が細くなっていた。

「この店でこの肉うどんを食べられるのも、葉たばこを出荷した日だけだった」

古き時間をたどりながら、若い頃、めったに座ることもなかった席に、義父は息子を招待してくれたと思っている。

この義父が農事日誌と日記を兼ね、毎日の出来事を欠かさずノートに記録していることを知ったのは六年前であった。それで革表紙の五年日記をプレゼントしたが、その日記も最終年五年目の二〇〇七年一月で途絶えた。

信濃毎日新聞の「けさの一句」を必ず書き写し、書き留めた八八歳から九二歳の義父の目は、日々、何を見て、何を感じ取っていたのだろうか？　義父の残したその日記をじっくり読んでみたい。


〈07年6月6日〉

❖ アイリスや寄り合いのごと咲き騒ぐ〈芒種〉

人間社会を国家権力の蹂躙から守るには、いくつかの方法があるが、その強固な防波堤が「法律」である。時代とともに「法律」は制定され、社会規範の位置から、人間社会の関係性を律してきた。しかしながら、「法律」は往々にして、国家権力や資本をにぎる側の恣意的な執行によって、市民の権利が侵されたり、奪われることがある。そのため、お上の「法」の執行を監視し、強者の専横をただす務めをするのが「弁護士」の職務である。

今回のコラムは、その弁護士のひとり横田雄一氏を取り上げようとしているため、いささか堅苦しい書き出しとなってしまいました。

今回の主人公横田雄一氏は、この三月、沖縄国際大学大学院地域文化研究科南島文化専攻社会文化領域の修士課程を卒業し、上田市に帰郷してきました。二年間、沖縄に下宿しながらの勉学は快哉以外の言葉が見つからない。七〇歳を過ぎてからの大学院入学を聞かされた時は、ただ敬服するばかりでした。しかし、昨今、高齢者はますます壮健になり、勉学意欲に燃える学徒の出現は、よく耳にするようになった。

ところが、横田弁護士のこの間は、学業と名護市辺野古の闘いの現場をフィールドにする日常であった。この老（?）弁護士としての本懐は、ただ学究の人にとどまらず、現場で汗を流す闘士そのものである。その横田雄一弁護士の修士論文「ハンセン病差別被害からの人間回復に関する史的研究―沖縄・奄美の事例―」の労作が、私にも届けられた。

ハンセン病問題の隔離政策に関して、集団的、社会的な次元における「共通の差別被害」を持つ被害者集団に基軸をおいた考察は、これまで多くの研究が発表されている。横田氏の研究は、被害者当事者である個人の側からアプローチすることによって、逆に、集団的、社会的差別被害を、より鮮明にしようとする視点である。したがって、研究手法は個人やその関係者の聞き取りやライフヒストリー資料からのアプローチとなる。それだけに労苦は並みのものでなかったと推察される。

日本のハンセン病被害は国家によって引き起こされたものだけに、その研究や検証を、ややもすれば、国家・社会対ハンセン病被害者集団の量的枠組みに押し込め、類型化する傾向があるように見える。ハンセン病の烙印を押された人びとの苦しみは、「病」の共通項は同じでも、その人たちが直面する人間の苦しみは、個々、多種多様の様相を見せていたはずである。人間としての尊厳をはぎとられた中で、それぞれがどのようなアプローチで、その修復を図ろうとしているのかを研究するには、対象をただ、共通項を持つ集団としてとらえるだけでは、その本質には迫れないように思える。

あまりに手遅れになった人生被害の救済。歳を取りすぎた後の人生の再構築の困難性。そして、修復ができない時間の重さ。この痛みをすくいとる方法は、ただ、国家的責任の追及という社会運動の視点だけではとらえきれない。その意味で、横田雄一氏の研究手法は、ひとつの示唆となるものである。

❖ 陽に吊るし肩寄せ合いて夏衣〈夏至〉

〈07年6月21日〉

先日、信州沖縄塾と小宮山量平エディターズ・ミュージアムが共催する講座に、アイヌ解放同盟・アイヌウタリ連絡会・レラの会から講師として長谷川修さんを招き、「日本の侵略以前の『アイヌ社会』とその後」と題して話を聞く機会があった。開会に先立ち、私は塾長として、次のような問題提起を行なった。

連続講座のテーマを論議する中で、なぜ、信州沖縄塾で「アイヌ問題」なのかとの論議がありました。この国の歴史の問題点を検証する時、避けて通れない課題に「アイヌ」・「琉球」問題があります。

大和が国家として誕生したのは七世紀末のことですが、八世紀には、その版図を東北、九州にまで拡大します。しかし一二世紀まで、東北北部は、まだ大和の支配下ではありません。

一九世紀になり、北海道のアイヌと琉球を併合してはじめて、現在の日本国の領域を持つ国家が確立されました。ですから、私たちがアイヌ・琉球までを含めて「この国」という時の国家は、たった一五〇年足らずの時間経過しかたどっていないことになります。

国家としての大和、あるいは日本国の歴史は、農業社会として存立した時間より、むしろ非農業的な生業、貿易や交易を活発にやってきた社会構造を持つ時代が長いといわれております。別の言い方をすれば、日本列島人全体が東アジアから北東アジア、そして東南アジアまでを含む世界のなかで、交易を活発に行ない、それに依存して生活してきた人びとであったとも言えます。

江戸時代を例にとりますと、貿易の公式ルートは次の四方向がありました。

①薩摩↓琉球↓中国や東南アジアへのルート
②対馬↓朝鮮↓中国へ向かうルート
③長崎↓中国と南蛮ルート
④松前↓アイヌ↓北東アジアルート

その交易ルートのうち、「琉球」と「アイヌ」は、貿易拠点として重要な役割を負ってきました。この国が交易を国家政策の柱に据えた時は、必然的に平和を希求する国家でした。なぜなら、交易社会は、平和を前提にしなければ存立できないからです。

さて、この国は今、「戦争もできる国」へ舵を切られようとしていますが、「教育の再編」も、いよいよ風雲急を告げています。この時だからこそ、歴史の事実から、あることに注目したいと思います。その事例をアイヌと琉球の歴史から、教育問題だけでも拾い上げてみたいと思います。

アイヌの日本人化教育は、一八七二(明治五)年、三六名を上京させることから始められたと記録されています。琉球では、一八七五(明治八)年の琉球処分によって、琉球国は日本に併合されますが、琉球処分令達書の一項に、琉球の青年一〇人を学業修業のために上京させるよう命令が下されます。*国家が事をなそうとした時、まず手をつけるのが教育課題なのです。

この私が抱いている危機意識が「杞憂」であって欲しいと願いながらの問題提起でしたが、いよいよ「現実」になりました。「愛国」「家族」「道徳」を柱に、教育改革をめざす教育三法が成立してしまいました。

そして、沖縄名護市辺野古から悲鳴が聞こえてきます。普天間基地移設へ向けての事前調査に、海上自衛隊掃海母艦「ぶんご」が沖縄の海で任務につきました。まさに、沖縄県民の反対運動の前に、沖縄県民の歴史の痛みに染みこんだ日本軍イコール自衛隊が牙をむきだし、威圧行動に動きはじめたのです。

＊『琉球処分以後　上』新川明著、朝日選書、一二ページ。

〈'07年7月7日〉

❖ 七夕や子等に担がれ通学路〈小暑〉

長野に移り住んで八回目の夏を迎えた。やっと、自分なりの生活する場所としての心地好さを見つけられた気がする。

その折々に出会える四季の恵みもあるが、何よりも人のつながりの中で生かされていることを実感できることである。これは、私がなすべきこと、別な言い方をすれば、私しかやれないこととして、ハンセン病問題をコツコツと語りつづけてきたが、そのご褒美として、信州上田に移り住んで得られた多くの人の縁が、そのように思わせる。

講演もいつの間にか三三三回を数えるようになり、出会った人の数は八万三〇〇〇人を超えた。私もずーっと、ハンセン病問題という同じ歌を歌いつづけてきたことになる。そのこともあって、昨年の夏、信州岩波講座の「星空トーキング」で講演する機会が与えられた。その場に居合わせた岩波書店関係者がその講演を聞き、岩波ジュニア新書で小中学生を対象とする「ハンセン病問題」の執筆を依頼された。

パソコンの横に人文書館の道川氏から頂いた『二十一世紀に生きる君たちへ』(司馬遼太郎)の印刷紙を貼り、その文章を毎日、目にしながら書き進めた。日本の医療行政の汚点とも言われる「ハンセン病問題」を分かりやすく、それも読み手が担うであろう、未来のこの国で同じ過ちを犯させないために、どのように伝えるか、心を配りながら、「ハンセン病を生きて―きみたちに伝えたいこと―」を、やっと書き終えた。

これまで二八〇回近くも、中学生を対象にハンセン病問題を話してきた経験があったので、それほどの負担感もなく引き受けた。子どもたちの身体にすり込まれた、一校時五〇分という体内時間に語りかけた言葉の世界を、一二万五〇〇〇字の文字数に置き換えれば済むことだ、と安易に考えていたからである。

いざ、ジュニア新書の原稿に向かい始めると、これは実に手強かった。何よりも、子どもたちを目の前にした講演と、本のページを開いて読んでくれる不特定多数の読者を対象にする文章では、同じ「伝える」ということでも全く違う世界だと気がついた。言葉を選び、平易な文章で、事実と問題点を知らせることは、ことのほか高い壁となってそびえていた。ジュニア新書の編集者は、さすがに子どもたちの世界に精通しているのか、難解な言葉や意味不明の箇所には、的確なアドバイスと質問があり、そのキャッチボールの助けもあり、自分の新しいメッセージが生まれてつながっていく。「伝える」ということは実に奥が深い。岩波ジュニア新書の執筆は、新たな学びの世界を私に与えてくれた。これからも私しか歌えない、自分の歌を歌いつづけようと思う。

❖解《げ》夏《げ》＊来たりわがふる里も安穏や〈処暑〉　＊陰暦七月十五日に夏安居を解くこと。

〈'07年8月23日〉

沖縄で言い伝えられていることわざに次のような言葉がある。

「イチャンダ　クワッチー　アトヌ　アンマサ」（ただの御馳走は後の厄介ごとになる。ただの御馳走を振舞おうとする者は、何か魂胆があるかも知れない。かえって高くつくようになるから、注意しなさい）。

まさに、先人の知恵は的を射た言葉を残してくれましたが、わがふるさとの一部では、北部振興費のニンジンの前に、右顧左眄《うこさべん》しながらウロウロしている醜態が見られます。

小宮山量平さんが設立されたエディターズ・ミュージアムと信州沖縄塾共催の「小さきものの視座」連続講座も今回で四回目となりました。今回は沖縄から宜野湾告白教会の島田善次牧師をお迎えし、「沖縄の自立」という重いテーマで話してもらいました。

「自立」とは、一体、何を指すのでしょうか。男性から女性が、国家や社会や家から「自立」する。人をめぐる自立課題も人間社会は、一つひとつ獲得してきました。他国からの支援を受けない民族の独立。労働者が資本家の支配に対して労働権を確立するなど。数え上げれば、このように、近代社会の進歩は、まさにこの「自立」をめぐる闘いをくぐり抜けることで到達したとも言えます。

さて、「沖縄」に関する自立の問題とは、一体、何でしょうか。

一六〇九年、島津藩の侵攻に始まり、一八七九年の琉球処分。そして、一九四五年の敗戦から一九五二年のサンフランシスコ講和条約による琉球弧の切り棄てなどと、沖縄の近代史はヤマトの都合によって振り回された歴史でした。

一九七二年の日本復帰以降の沖縄の課題も、従属させられるものからの真の「自立」の獲得という、「同胞（?）」と呼ばれる国家からの理不尽な仕打ちとの闘いが続けられています。

日本復帰以降、沖縄には第一次〜第四次沖縄振興開発特別措置法によって、莫大な国家資金が投下されました。二〇〇一年の第三次措置法までの投下総資本額は、六兆八〇〇〇億円という金額にのぼります。しかし、その投下資金は、ほとんどヤマトに還流し、沖縄県民の生活向上に資するものとはなっていません。その証左は今もなお（二〇〇七年時点）、沖縄県民の所得は、全国平均の七割にも達しない最低ランクにあり、完全失業率も八・〇％近く、特に若年層の失業率は一七・〇％弱という極端な地域格差の下であえいでいます。

沖縄県民が夢にまで見ていた、あの「祖国復帰」で得られたのは、アメリカ軍基地の固定化と自衛隊の駐留と貧困の固定化という大きな手土産でした。今、まさに、この時でさえ、辺野古では普天間基地移転にともなう基地拡張と闘い、沖縄県北部の東村ではヘリ離着基地建設と闘っています。

年金や政治資金問題が参議院選挙の争点にはなっても、日本の安全保障に重要な関わりを持つ「沖縄問題」が、わが国の国政選挙における争点として全国的な重要課題にはならない。沖縄県民にとってこの落差に苛立ちから、「なぜ、沖縄だけが、いつまでも」という問題提起に、私たちは、いつまで目をつぶり、耳をふさぎ続けるつもりでしょうか。

〔'07年9月8日〕

❖ 恩師逝く宵に邯鄲《かんたん》冷の酒〈白露〉

ホームページで二度も同じ本を取り上げるのは、このコラムでは初めてのことである。それほど、この著書は私に感銘を与えた。その理由は、アメリカ・カーヴィル療養所のハンセン病同病者、スタンレー・スタイン氏の先見性と変革者としての熱情に衝撃を受けたと同時に、私の無知を思い知らされたことにある。そのため、感動のあまり、まだ数十ページしか読み出していないところで、紹介書として引用したのである。この本は四六九ページの大著である。やっと読み終えることができた。姿勢を正しながら、スタンレー・スタイン氏が世界の市民に提起し続けた見識に、私の思いを重ねてみたい。

まず、翻訳に携わってくださった勝山京子さんと翻訳グループの皆様、このような貴重な本を、日本で読めるようにしてくれたご労苦に深謝をしたい。しかし、読み進めば進むほど、カーヴィル発「スター」紙のメッセージを、わが国のハンセン病者がもっと早く読み取ることができていれば、と歯噛みする思いがする。日本語訳は出版されてから、四〇年の歳月を経て目にしたことになる。

願望を込めての「if」であるが、スタイン氏の提起を、あの時、日本人のハンセン病患者集団が、彼の発信時に血肉としていたならば、間違いなくわが国の不幸なハンセン病被害はもっと小さなものになったはずである。なぜならば、スタンレー・スタイン氏が発しているメッセージは、「主体性を持ち、自らの尊厳を主張する」ことの重要さを教唆しつづけていたからである。まさに、社会や社会意識の改革は、当事者のアタックなしには実現でき得ないからである。

国は違っても、アメリカの「レパー」、日本の「ハンセン病」という烙印を背負わされた苦しみは、まったく同質の人生被害を生み出していた。しかし、この変革への立ち向かい方に、日本で隔離されていた私たちは立ち遅れてしまった。その大きな相違点は、病人自身の人間の尊厳をかけた「人権意識」に対する熟成度の差である。

私自身、恥じらいを込めながら白状すれば、知的探究心を全開にすれば、『アメリカのハンセン病カーヴィル発「もはや一人ではない」』（スタンレー・スタイン著、勝山京子監訳、明石書店、二〇〇七）と『カーヴィルの奇蹟』（ベティ・マーティン著、尾高京子訳、文藝春秋新社、一九五一）から、カーヴィル療養所発行の「スター紙」に、たどり着ける道は開けていたと思う。

では、同著の中から日本との違いを数項目だけ抜き書きしてみる。

・一九四八年、ハバナで開催された第五回国際らい会議で「らいを病む患者を『レパーと呼称することを禁止する。この病気に苦しむ人は、今後『らい患者（レプロシー・ペイシェントと呼ばれる）』」

・一九四九年に、ハワイではらいに関して「ハンセン病」を法的な用語と決定する。

・一九六二年、イギリスの旧約聖書見直し委員会は、「らい」を「皮膚病」という提案を行っている。

さて、この項目だけについて、わが国との違いを比較すると、わが国では「らい」を意識的に「ハンセン氏病」と一般表記するようになったのは、一九六〇年代に入ってからである。

聖書の共同訳表記問題については、一九八九年の新旧約聖書で、旧約聖書の「ツアーラハト」は、「皮膚病」、「重い皮膚病」、「慢性の皮膚病」と訳され、やっと、「らい病」「らい病人」という言葉が消えた。

この時間的落差はどこから生じたのだろうか。アメリカと日本の国情の違いだけなのだろうか？ いや、そうではない。主体性を持った患者自身の人権意識レベルの差異こそが、この原因である。この変革への挑戦は、患者自身は手をこまねいていては決して獲得し得ない人間復権への道であった。ハンセン病療養所カーヴィル発「スター紙」が訴えつづけた市民への啓発は、世界に発信されつづけていた。しかし、この宝物は、残念ながら日本のハンセン病患者には読み取れていなかった。歴史の探究は限りがない。知の欠如は、大きな宝物さえ見失ってしまう。

❖また逢はん陽昇る軒の秋燕〈秋分〉

〈07年9月23日〉

「社会がハンセン病患者を受け入れ、同化させない限り、治療は終わらない」と説きつづけながら、生涯をハンセン病医療にささげた国立療養所沖縄愛楽園名誉園長犀川一夫氏が、七月三〇日の午後九時五一分に八九歳の生涯を閉じられた。一筋の道を歩みつづけた私の師のおひとりが、また旅立たれた。その訃報は、珠子夫人からの電話によって知らされた。そのお声は、心を尽くしての看取りをなさった方しか発し得ない、凛としたものだった。

「緩和ケアを受けている幻覚の中で、犀川は『伊波君の講演会へ出かける用意をしなければ』と、つぶやいておりました。最期まで伊波さんのことを気にかけていたのでしょうね」。余りにありがたく、一瞬、お悔やみの言葉さえも飲み込んでしまった。この温情溢れる師の気掛かりを、心に印しながら、不肖の門弟は書き、伝えつづけたいと思う。

前掲句は、犀川一夫氏への感謝をこめた一句です。

八月二一日に発刊された拙著『ハンセン病を生きて』（岩波ジュニア新書）の中で、ハンセン病史を論述する箇所で、犀川氏の著書『ハンセン病政策の変遷』からの引用承諾のために、原稿をお送りし、この章へのアドバイスをお願したところ、七月八日に珠子奥様より、口述代筆でお手紙を頂戴していた。ありがたいことには、病床にあった犀川先生からの励ましの言葉と九カ所にもわたる表記上の指摘が記されていた。

また、手紙末尾に添えられていた珠子夫人の和歌から、病床にある犀川氏の残されている日が少ないことが窺えた。

六十余年添い来し顔のそこにあり
　鏡の前に　涙溢れて
　　　　　　　　　　　（夫の癌宣告を受けし後に）

犀川一夫氏と私の交流は、医師と患者の関係ではなく、一九九七年、『花に逢はん』の出版記念パーティーの会場でお逢いしたのが初めてである。その折、次のような心温まるメッセージが、妻の繁子に託されていた。奇しくも、五月一〇日に刊行された拙著『ゆうなの花の季と』の「時の中に埋もれて―はじめに―」で、このくだりを紹介したところであるが、まるで師の犀川一夫医師への弔辞になってしまった想いがする。
「伊波さん、何も終わっていません。声を出せる当事者が語り続けるしかありません。これはネー、わたしが訳しました。巷で歌われている『マイ・ウェイ』とは、少しばかり違いますが、あなたへの応援歌です」

人生の最後の幕が下りるこの時
友よ、これだけは知っておいてほしい
私が充実した人生を精一杯生き
何よりも信じるままに生きて来たことを
いま、語り残すほどの悔いはない
自分に課せられた役割をすべて果たし
そして何よりも、信じるままに生きて来た
覚えているね、私が背伸びしていたことを
しかし、逃げることなく、力を尽くし
いつも真正面から立ち向かった
心の信じるままに

男として生まれたからには
信じる道がなくて何の人生だろう

人におもねず、信念を貫き
そのために逆風が吹いても
私は信じるままに生きて来た

〔原詩ポール・アンカ／犀川一夫訳〕
さようなら。感謝をこめて　合掌

〔'07年10月8日〕

❖下り簗《やな》千曲《ちくま》の岸に季《き》を終《しま》う〈寒露〉

二〇〇七年に開催された連続講座、「小さきものの視座」も、いよいよ今回で最終回を迎えることになりました。この講座にご参加をいただいた皆様、誠にありがとうございました。第五回講座は、小宮山量平エディターズ・ミュージアム、信州沖縄塾と信州宮本塾の共催となり、大阪府立大学名誉教授の宮本憲一さんをお迎えすることができました。

さて、今、沖縄から教科書の書き換えをめぐって、大きなうねりが押し寄せてきています。私たちはこれまで、戦後レジームからの脱却を声高に標榜する現政権の動きに、残念ながら土俵際まで押し込まれつづけてきました。特に、教科書問題では「近隣諸国への侵略」「従軍慰安婦」、その総仕上げが「沖縄における軍隊による強制集団死*」問題でした。

軍隊は身命賭して国民を守る！　あろうことか、住民から食料を奪い、壕から追い出す。また、手りゅう弾を渡し、集団死を強制する……。ましてや、その軍人たちは生き延びていたなどとは……。この構図は、戦後レジームからの脱却を図る政権にとっては、どうしても消したい歴史の汚点でした。まず、教科書の記述からそれらのシミ抜きに取りかかり、教科書検定による書き換えが行なわれたのです。

日本軍は沖縄でどのような行為をしたのか？　どのような画策をしようが、激しい戦火をくぐり抜けて生き延びた県民の魂の奥にしっかりしまい込まれていました。

私の故郷今帰仁《なきじん》村は、沖縄本島本部《もとぶ》半島に位置していますが、『今帰仁村史』（一九七五年刊）に次のような記述があります。

今帰仁村の東シナ海に面した北西にある運天港は、戦時中、海軍第二七魚雷艦隊（隊員二〇〇人・指揮官白石信也大尉）の基地でした。

同地域における日米軍の戦闘は、一九四五年四月二〇日までには、日本軍の組織的抵抗は終わりを告げ、第二七魚雷艦隊は山中にのがれ、敗残部隊と化していた。

「運天港にいた海軍特殊潜航艇隊渡辺大尉は、数人の部下とともに、夜になると米軍を逃れて、部落へやってきた。山中に匿れている兵隊は、大抵、住民の着物をつけ、藁の帯を締めていた。渡辺は、陸戦隊の黒い庇帽を被り、日本刀を吊っていた。彼は村民に、喰物をせびって歩いた。そして、『米軍に通じる奴は、国賊だ。生かしておけぬ』と脅し文句を吐いては、山へ引き上げていった」（『沖縄戦記　鉄の暴風』沖縄タイムス社刊）。

今帰仁村では五月二日、アメリカ軍によって各区長が集められ、戦争終結後の復旧計画の策定と生産活動の再開が命じられていた。しかし、この第二七魚雷艦隊敗残部隊は、五月一二日から七月一六日までの間に六人の村民指導者をアメリカ軍への協力者として惨殺している。

またこの部隊の悪逆非道の振る舞いについては、対岸の屋我地《やがじ》村にあるハンセン病療養所の療養五〇年史『命ひたすら』にも記録されている。

「五月二五日夜、白石大尉の部下竹下中尉と小谷少尉を使者として、二〇〇人の兵隊に対し毎月米六石（一石は約一五〇キロ、一人一食約一合が喫食必用量といわれていた）を提供して欲しいと要求された」（沖縄愛楽園入園者自治会）。

当時の時代状況からして、敗残部隊とはいえ、軍隊から「提供して欲しい」と求められることは、有無を言わさぬ命令を意味する。前年、牛島第三二兵団は戦時作戦として、ハンセン病患者狩りを沖縄島で行なっており、療養所には定床数倍の患者が収容されていた。そのため、ただでさえ療養所の食糧備蓄は逼迫している状況にあった。このようにハンセン病療養所にまで押しかけ、病人用の食料まで奪っていたのである。

この小さな村のふたつの事実は、何を物語っているのだろうか？　日本軍は沖縄住民を守ったか？　それどころか、沖縄住民を死に追いやったのである。だからこそ、「国に殉じて、自らの意思で集団自決」と、集団死を美化しようとする事実の改ざんに、「これほどまで我々を足蹴にするのか」、と沖縄の怒りは噴きあがったのである。

マグマは飽和点に近づきつつある。一一万人が参加した教科書検定に抗議する沖縄県民大会は、まだ、地震波でいう初期微動のＰ波である。

＊金城重明著『軍国主義的皇民化教育の末路としての「集団自決」』、大城将保著『沖縄戦・民衆の眼でとらえる戦争』、『今帰仁村史』を参照。

❖冬時雨《しぐれ》音は忍びて老いに似る〈立冬〉

〈'07年11月8日〉

高校歴史教科書の沖縄戦強制集団死をめぐる検定問題は、姑息な対応策で収束が図られようとしている。報道されていることによれば、教科書内容の訂正に関わる段取りは、まず、教科書会社自身が訂正申請を行ない、教科用図書検定調査審議会の日本史小委員会で審議され、最終的に社会科部会で決定されるといわれる。

沖縄県民大会によって示された怒りの波の前に、福田康夫首相や渡海紀三朗文部科学大臣は、「沖縄県民の意思を重く受け止め訂正申請を真摯に検討する」と素早いコメントで応えているが、これを手放しで評価してはならない問題点を内包したままである。

沖縄県民の要望は受け入れられ、「日本軍の強制」を再表記されたのだから、これでメデタシ、めでたしではないか。と反論する方もあるかもしれない。しかし、今回の決着のつけ方は、今後に禍根を残してしまう対処の仕方である。

特に近年の歴史史実に関わる教科書記述をめぐって、「自虐的歴史観からの脱却」という右翼的潮流が、大きな影響力を発揮しはじめた。その結果、アジア近隣諸国への侵略、従軍慰安婦問題等と、検定意見によって教科書が書き換えられてきた。その延長線上に、今回の沖縄における強制集団死問題があった。

決して、「県民大会」を外部からの圧力といわせないためにも、問題点の所在をあいまいにしないで、きっちり整理しておく必要がある。

そもそも、この問題の本質は「日本軍による沖縄県民への強制された集団死」を、日本軍の主語を消し、あたかも住民自らの選択にすり替え、日本軍との一体性を持たせることで美化しようとしたところにある。したがって、この問題の発端は、文部科学省による削除検定意見から発生したのである。教科書会社の申請が審議された後、記述変更を求めるのが、ごり押しになったのである。文部科学省は、これらの責任を明確にした上で、検定意見を撤回して、この問題の決着をつけるのが原理原則である。

未来を背負う子どもたちに、歴史の過ちを正視する教科書を与えるかどうか、これは重要な課題である。したがって、いわゆる「集団自決」と表記することの誤りや、沖縄という特定の地域問題に限定する見方は、問題点を矮小化することになる。＊教科書検定問題は、国民は今後も引き続いて関心を怠ってはならない課題である。

ましてや、この国の未来を背負う子どもたちに、この国が歩んだ道には数多くの成功と、その反面、外国や国内でも多くの人たちに過ちの苦難や悲しみを与えたことも教えなければならない。これが真の歴史を学ばせる意味である。

＊10月8日の項の注（九九頁）を参照のこと。

〈'07年12月7日〉

❖生き死にの気色のごとき柿すだれ〈大雪〉

二〇〇四年八月、七人の呼びかけ人によって立ち上がった「信州沖縄塾」も四年目を迎えた。

去る一一月二日に総会が行なわれたが、塾生から「現在の塾生数が九六人との報告がありましたが、もっと塾生を増やす努力を積極的にするべきではないか」との要望が出され、私は次のように答えた。

「信州沖縄塾が最も大切にしたい考え方は、自覚的な個人によって塾に集い、運営されることを願っています。沖縄から遠く離れた長野の地で、沖縄をテーマとする信州沖縄塾に、塾生が九六名も参集し学び、塾が四年目を迎えることができたことに、塾長として逆に大きな誇りを覚えます」

「個人と組織」「私と社会」「民と国家」それらが互いにぶつかり合い、まさに、現在は数と量の論理が勝利を収めているようにも見える。願望を込めて言えば、しかし、それは間もなくほころぶ未来が待ち受けている。この国でも必ず「自立した個人」が主流を占めると信じているからである。

圧倒的な政治権力を保有する保守政権は、財界の資金力を後ろ盾に、一九六〇年代以降の五〇年の歳月をかけ、わが国の社会運動や労働運動を完膚なきまでに分断してしまった。

残念ながら市民運動の側は、腐敗し切った社会構造を立て直すパワーを再構築することさえ困難な状況下にある。

労働現場では今や、労働者には「労働三法」の存在さえ教えられず、労働者の権利について社内研修でも、労働組合側からの情報提供さえ与えられなくなった。労働者不定期雇用者が年々増加し、彼らはいつもリストラ対象の不安を抱える労働者の背後には、多数の非正規雇用労働者たちが予備軍として控える。空前の収益性を大企業に与え、その財貨を産み出した側は「ワーキングプア」や「貧困」という不安定な個人として存在する。このような状況は、まるで昭和初年代のわが国に酷似している。

自由の仮面をかぶり個人の社会からの自立という価値観。そして、多様性という媚薬を紛れ込ませた個性を確立するという標榜に、日本国民は見事なまでに飼いならされてしまい、連帯することを忘れ、孤立の坂をころがり落ちてしまった。わが国の今は、一人ひとりが生き、生かされる本来の「人間社会」のあり方まで見失ってしまったようである。

しかし、この国の行く末が見えにくくなっても、投げ出すわけにはいかない。私の国、私が責任を負う国であり、とりわけ沖縄の現状が今のままでは。

❖ 蕎麦掻いて新しき郷の昼御膳〈冬至〉

〔'07年12月22日〕

今年も伝えることの意味を信じながら、ハンセン病問題を話しつづけてきた。その締めくくりとなる講演が、一二月一一日に軽井沢ホテル鹿島ノ森であった。これまで三五〇回余の講演を務めてきたが、ホテル企業社員を対象とする講演依頼は初めての経験であり、それは一通のメールによって準備された。

「人権教育の一環として、今まで同和問題、女性の人権、セクシャルハラスメントについてお話を聞いてまいりました。ホテル業に従事するものとして、ハンセン病について正しい理解を深めることは必須であり、恥ずかしながら、正しい知識を持ち合わせている社員は皆無かもしれません。是非足をお運びいただき、お話を拝聴できればと考えている次第でございます」。

「この軽井沢の地は、かつては、草津に送られる長野のハンセン病患者にとっては、人の世の想いを振り切らされた、特別の場所でした」。

フロント、客室、厨房、クラブを担当する四五名のまなざしから見つめられている。背筋を伸ばした一人ひとりのとまどいがはっきりと見えた。久しぶりに聞き手側の魂の火照りを感じながら、九〇分間の話を終えた。浅間バイパスを走る帰路の車窓から千曲市街地の灯が見下ろせる。爽快なり。

私たちの周りにはさまざまな苦しみを背負わされながら生きている人たちがいる。しかし、手に入る情報のバイパスは無数にありながら、連帯の余力を失ってしまった現代社会では、その人たちへの痛みの共有さえ弱められている。その上、国民に知らされるべき重要度の高い情報も監督官庁によって隠蔽され、国民は目隠しされる。そのひとつが「薬害情報」である。今、伝えられている「薬害肝炎」も、薬剤に病原性の「C型肝炎ウイルス」が混入していて、やがて肝硬変や肝臓がんが発症し、死への扉が開かれた。その薬害情報も厚生労働省により操作され、その結果、治療が手遅れになり、多数の犠牲者を発生させることになった。

薬害事例を一部列記するだけで、サリドマイド事件、薬害スモン、イレッサ訴訟、MMRワクチン問題、薬害エイズ事件、ヤコブ病事件、陣痛促進剤問題等がある。厚生労働省は過去の薬事行政の誤りから、国民の生命を守るために何も学んでもいなかったことになる。

私も当事者となったハンセン病問題も、一〇〇年の長きにわたり、数千人の患者や回復者たちは苦しめられてきたが、しかし、多くの国民にとっては、その人たちは自分とは何の関わりもない存在であり、見て見ぬふりをして多くの不幸が積み上げられた。自分の痛みには瞬時も耐えることができなくても、他人の痛みや悲しみには一〇〇年間もやり過ごせるものである。まさに「知る」ことを遮断された国民の悲劇の典型例である。

知ること。考えること。そして望むらくは、社会で共に生きることを優先する良識良心の民が一人でもふえることを期待しよう。まず、自分の足を一歩でも踏み出さねば。

5 我々は何者か——沖縄の自己同一性《アイデンティティー》、主体性について　［二〇〇八年］

❖風も枯れ見極めるごと寒の月〈小寒〉

〈08年1月6日〉

年末から新年を迎えても、私はある思いにとらわれてしまいました。それは自分のルーツやDNAについてです。自分の生命の付与、なぜ、また沖縄の地が生の地だったのか？　私のアイデンティティーとは何か？　日本人の一人としてカウントされているが……。さて、私は……。一体、何人？

『琉球・沖縄史』（新城俊昭著）によれば、琉球処分時の琉球王府に仕える士族のうち、有禄士族は三六〇人余で、士族の九五％は無禄のまま、いつ空くともしれない官位職の順番を待ちながら時を送っていた。そのことからすると、多くの士族の生活は苦しく、内職や慣れない農作業をしながら口を糊《のり》していたことになる。それでもかつての冊封（さくほう・サッポウ）国である清国を頼みに琉球王朝の再興を願っていたが、一八九四（明治二七）年の日清戦争によって、その夢は無残に打ち砕かれた。そして、開化党（親日派）が勝利し、日本帝国への同化政策が強引に推し進められることになる。

亡き父の伊波興光は、一八七九（明治一二）年の琉球処分から一八年後の一八九七（明治三〇）年に生まれている。従って沖縄がヤマトユー（大和世）に世代りしての沖縄しか知らなかったことになる。曾祖父は頑固党（親清国派）に与《くみ》し、終生、琉球王朝の復活を夢見、大和政府から提供された息子（私にとっては祖父）への地方役人官位を拒否し、ヤンバルの地で杣山《そまやま》（木を植え付け育て、材木をとる山）の開墾をして生き、貧困の中で生涯を閉じたという。時流を読めない曾祖父の子の伊波興用は、修学した学問が生かされることもなく、世を怨み酒におぼれながら人生の幕を引いたと伝えられている。

歴史は勝者の論理で記録される。私につながる血流で少しばかり世間のスポットライトを浴びた者は、『古琉球』（一九一一〈明治四四〉年発行。言語を中心に沖縄の歴史・民俗・文学を解明した）の著述がある伊波普猷《ふゆう》（一八七六〜一九四七。「沖縄学の父」と称されるようになる）と琉球文芸の復興を夢見た普猷の弟伊波月城《げつじょう》（一八八〇〜一九四五）しかいない。わが血族のほとんどが市井の列で大和世とアメリカ世、そして、欺かれつづけたウチナーンチュとして生きている。しかし、ＤＮＡに刻まれた血の記憶は、私の中で脈々と引き継がれている。意識しているわけではないが、いつでも「反権力」「反組織」の優先順位が私にとって高いのは、その性質のなせるわざかも知れない。

『城山三郎／支店長の曲り角』（城山三郎著、講談社）の次の詩句に目がとどまった。

「旗　旗振るな　旗振らすな　旗伏せよ　旗たため　社旗も　校旗も　国々の旗も　国策なる旗も
運動という名の旗も　ひとみなひとり　ひとつの命　走る雲　冴える月　こぼれる星　奏でる虫
みなひとり　ひとつの輝き　花の白さ　杉の青さ　肝の黒さ　愛の軽さ　みなひとり　ひとりには
ひとつの光　狂い　狂え　狂わん　狂わず　みなひとり　ひとつの世界　さまざまに　果てなき世界

山ねぼけ　湖しらけ　森かげり　人は老いゆ　生きるには　旗要らず　旗振るな　旗振らすな　旗伏せよ　旗たため　限りある命のために」。

しかし、城山氏の警句は、社会がそれぞれの主張をふりかざし、分断させられている状況を憂えている提言であるが、私は「沖縄」にこだわり、旗を振りつづけようと思う。

❖ 侘しさや風走る宵春浅し〈雨水〉　〈'08年2月19日〉

またしても、沖縄の少女が駐留アメリカ兵によって辱められた。性的暴力の被害者は一四歳の中学生であり、逮捕された容疑者は基地外に居住する海兵隊二等軍曹であった。

政府は事件発生のたびに「再発防止策と綱紀粛正」を言明し、アメリカ側は「謝罪と再発防止」を約束してきた。アメリカ軍関係者は今回の事件発生後、行動規範教育研修とあわせ以下の対応策を実施するという。

（一）地位協定や沖縄の文化に関する教育プログラム

（二）若い兵士などの夜間外出制限

（三）繁華街での巡回指導

そもそも、相手を殺すように訓練されている兵士たちに、倫理や「良き隣人たれ」と、いくら説いても、彼らの日常生活を律する行動規範として生かされるとは思えない。ましてや、遠い異国に派遣された若い兵士たちである。暴力組織である軍隊の終着駅は殺人であるが、その「とば口」は性的暴力から始まる。わが国の軍人たちがかつて、アジア諸国の婦女子たちにどのような振る舞いをしてきたのか、思いを重ねるだけで明らかなことではないだろうか。

二〇〇五年の少女暴行事件の際、モンディール駐日アメリカ大使（当時）が遺憾の意を表明したのは、事件発生後から一七日も経ていた。当時の大田昌秀沖縄県知事は対応のあまりの遅さに激怒し、面談を求める長官を門前払いした。宝珠山昇防衛施設庁長官などは、二五日後にやっと沖縄を訪れ、問題の対処に当たろうとした。しかし、今回、政府やアメリカ側の対応は素早かった。事件が米軍基地再編、何よりも「普天間基地移転」への波及をおそれたからである。その反面、事件後の三日目、シーファー駐日大使と会談した際の仲井真弘多沖縄県知事の映像は誠に情けなかった。私たちの孫、わが娘の尊厳が奪われた怒りをぶつける相手ではないか。いかに守礼の邦の首長とは言え、まるでお願い事でもするかの態《てい》である。

二〇〇五年の少女暴行事件以後、アメリカ駐留米兵が関係する性暴力事件は、一四件も発生している。現在、沖縄には海兵隊一万三四八〇人を含む二万三〇〇〇人が駐留しており、常に「悪しき隣人」からの危険にさらされたままである。沖縄は戦後六二年間も過重な米軍基地を押しつけられ、アメリカ兵による事件や事故と隣り合わせの生活に苦しめられてきた。今回の事件後、真に実効性のある解決策として、防犯カメラの設置と米軍士官、沖縄県警合同のパトロール、米兵の基地外居住条件の見直し等で対処するという。笑止千万、こんなことで駐留米兵による事件が根絶されるなら、この類の犯罪などはとうの昔に姿を消していたはずである。

ここで、心して取りかからなければならないことがある。それは匿名性インターネットの好奇的な暴露や正義の仮面をかぶったマスコミから、どうすれば被害少女を守ることができるかということでである。それこそ、わが国の良識のレベルが問われることになる。私のふるさとの人たちが心から願っているのは、事件発生のたびごとに聞かされる「綱紀粛正や反省」の虚言ではない。安心して暮らせる島、何よりも子どもたちの未来に、深い傷あとを残す事件などに巻き込まれることがない、平和な沖縄を取り戻すことである。

〈'08年3月5日〉

❖ひと針に情念《おもい》縫い込みつるし雛〈啓蟄〉

月初めになると心待ちする郵便物がある。星塚敬愛園恵生教会から届けられるA4判四枚の週報「恵生」である。封書は窮屈そうにふくらみ、最新号は二二八〇号である。単純計算でも約四四年間も、「お知らせ」を紡いできたことになる。読みやすさに配慮して文字は大きくしているので情報量はそれほど多くはないが、その中からさまざまな情景が読み取れるから不思議な情報紙である。

週報の記事で真っ先に目を通すのが「お知らせ」である。あっ！　石垣牧師が入院された。正子姉さんも……。澄子姉さんの自分史の連載が始まった。○○さんへの感謝の便りなど、二百数十人の小さな療養所のキリスト教会に集う人たちの消息がうかがえる。あれから四八年になる。

一九六〇（昭和三五）年三月九日、四囲を菜の花に埋め尽くされた道を、懸命に父の背中を見つめながらくっついていた少年がいた。そこは鹿児島県大隅半島のつけ根あたりにあるハンセン病療養所星塚敬愛園であった。少年の私の願いをかなえさせるために、実に多くの人たちが善意のリレーをしてくれた。その願いとは、ハンセン病患者が唯一学べる高等学校岡山県立邑久《おく》高等学校新良田教室への受験であった。しかし、当時、沖縄のハンセン病療養所に収容されていた私の願いを実現するためには、多くの関門が横たわっていた。まず、沖縄の療養所から逃げ出し、アメリカの施政権下の沖縄からヤマト（本土）に渡ること、そしてヤマトの療養所に入り込み、受験資格を得る必要があった。その手助けをしてくれたのが、この「恵生教会」に集う人たちであった。従って、今の私はこの人たちの手助けがなくては存在しない。

あの遠い鹿児島で寄り添いながら懸命に生きている人たちは、今では、すっかり歳を重ねられた。人の縁は不思議なものである。その中でも「病で結ばれた縁」は、なおさらである。

このお一人おひとりを思い浮かべながら、つくづく思うことがある。それは、人と人の絆についてである。「肉親」「夫婦」「親子」。……。いや、それを超える「絆」は、間違いなく存在している。

〔08年4月4日〕

❖ 背伸びして抱き合うごとし母子草〈清明〉

私が詩人・石原吉郎（一九一五〜七七）の生き方を詳しく知ることができたのは、信濃毎日新聞文化欄「『沈黙の言葉』シベリア抑留者たちの戦後」の連載によってである。

この記事の筆者の畑谷史代記者には、これまで何度もハンセン病問題や沖縄問題等での取材を受け、そのたびにその洞察力に敬服させられてきた。その彼女のまなざしで詩人石原吉郎をどのように捉え、今日的な鉱脈を探り当ててくれるのだろうか、そんな期待感をふくらませながら、毎週金曜日の文化欄を開くのを楽しみにしてきた。その連載も四月四日に『断層④』の二四回目を迎えた。私の不勉強もあったが、これまで詩人石原吉郎にそれほど関心を持たなかったが、この連載によって、この詩人の社会における特異な立ち姿に強く惹かれはじめている。

元関東軍情報部石原吉郎は、戦争犯罪の罪で一一年間の抑留生活を送った。日々刻々、迫り寄る死の恐怖、他者の死を凌いで生きのびる人間の性《さが》、無名のまま土に還る死者群、生き方と死に方のさまざまな品格。石原吉郎がこの極限下で命の種火を点《とも》しながら、心の基層に沈殿させてきたのは何だろうか。しかし、迎えられた祖国の民人たちとの断層……。

過ぎたあの時からたったの十数年しか経っていない。民は国家に名を借り、近隣の国々で、人間性を見失い暴虐の限りを尽くした。そして今は、被害者の衣をまとい、加害の罪を、いとも簡単に消し去りながら立ち振る舞っている。己たちが命を削るように守ったはずのわが祖国と民人とは、一体何だったのか。

体制を告発することなく、人間存在を突きつめる石原の生き方に批判的な人たちもいるという。しかし、体制や組織や衆の中に身を置かず個に徹し、自らをたたきつづければ、どのような時代でも、それなりの覚悟がいる。また、それだからこそ貫ける主張もある。社会のできごとに発言権を持つには、やはり自分の立ち位置を律するだけの倫理的な資格が必要である。

石原の発言が錐《きり》のように私を刺す。

「私は、広島告発の背後に、『一人や二人が死んだのではない。それも一瞬のうちに』という発想があることに、つよい反撥と危惧をもつ。一人や二人ならいいのか。時間をかけて死んだ者はかまわないというのか。戦争が私たちをすこしでも真実へ近づけたのは、このような計量的発想から私たちがかろうじて脱け出したことにおいてではなかったのか」。

「犠牲者の数で〈大量殺戮〉の恐怖を語ることで、一方で〈一人の死を置きざりにしつづけていること……私たちがいましなければならないただひとつのこと、それは大量殺戮のなかのひとりの死者を掘りおこすことである〉」。

本への誘いにはいろいろな水脈がある。しかし、まだまだたどり着けない先人の知の源流は、無数に残されている。「沈黙の言葉」の連載は、石原吉郎の人生の幕を、どこに着地点を見つけるのだろうか（畑谷史代著『シベリア抑留とは何だったのか―詩人・石原吉郎のみちのり』岩波ジュニア新書として二〇〇九年刊行）。

❖過疎の村渓《たに》にぎやかしこいのぼり〈立夏〉　〔08年5月5日〕

明日、退院します。ただし、足底部保護補装具が二週間後の完成となりますので、それまで二足歩行はお預け、しばらく松葉杖の助けが必要となります。入院時、北信濃は朝夕に雪が舞っていましたが、木立の緑も、新しい葉をそろえる季節となってしまいました。

この時、「ハンセン病基本法」が今国会で成立すると報道されています。「らい予防法」の廃止から一二年、国賠訴訟熊本地裁判決から七年、この間、わが国のハンセン病問題をめぐる社会環境は、どのような変化があったのでしょうか。

隔離政策による被害者への賠償や生活給付金の支給など、経済的救済策は一定の前進は見られたものの、多くの高齢回復者は今もなお、ハンセン病療養所に取り残されたままです。本来ですと、この人たちも一般社会に迎えられ、その余生を過ごしているはずですが、そのようにはなっておりません。二〇〇三年一一月に起こった黒川温泉ホテル事件（ハンセン病回復者宿泊拒否事件）が象徴しているように、ハンセン病への偏見は根深く、この方々を温かく迎え入れる社会基盤は未整備のままなのです。余りに長い隔離生活によって、ハンセン病療養所そのものが、ハンセン病回復者には、最も心休まる地となってしまいました。

現在、全国ハンセン病療養所の入所者数は二八〇〇人、平均年齢は七九・五歳に達しています。そして、毎年二〇〇人近くの方が亡くなっているといいます。

今のハンセン病問題にとって解決すべきことは何でしょうか。最優先課題は高齢入所者の処遇です。この方々の人生、家族、故郷を奪ったのは、国の政策の過ちでした。したがって、余生は肉親の愛情に劣らない介護サービスで応えるべきです。併せて、これからのハンセン病問題への対策と現療養所の将来構想について、私の提案を以下の四項目にまとめて列記します。

①ハンセン病療養所のあり方については、速やかに一般社会に統合化し、特殊な位置づけにしない。

②療養所跡地の地域利用を促進し、社会福祉（高齢者、障害者）・教育・緑地ゾーンとして活用する。

③現入所者の医療については、一般地域医療のネットワークを活用する。

④現一三の国立ハンセン病療養所に、国家政策の歴史遺産として資料館を併設し、人権問題の情報発信、学びの施設にする。

負の禍根は一日も早く乗り越えるべきですが、この過ちを二度と繰り返させないために、私たちはしっかり学ぶべき対象として、時間の中に埋もれさせてはならない。

❖ 草笛や日向を乗せて高々と〈小満〉

〈08年5月21日〉

久しぶりに私の心の師でもあった故野村実医師の書籍を読んでみた。それが『診療の眼』である。その中で「医療のあり方研究会」でテキストとして、ドイツ・ハイデルベルヒ大学ワイゼッケル教授の臨床講義（一九四六年）を引用しながら、「患者さんの意思について」と題して、医療哲学を述べている。

「病む人間は、欲する（will）、できる（kann）、すべし（soll）、してもいい（darf）、せざるをえぬ（muss）という5つの動き方をする」という。病気の一般的な共通の終着点は死であるが、死もまた唯一の目標ではない。医療や患者は健康を回復する目標のために共闘していることになる。

病院や診療室で、医師から患者に投げられる挨拶は、「どうしました?」「いかがですか?」であり、患者は「ぐあいが悪い、少し良くなった、同じ、良くなった」で答える。したがって病んでいる人間は、前もって知ることのできない未知性を持つ存在である。医療側が患者や病気そのものを探り当てようとすれば、対話の中の言葉そのものがとても重要な意味を持つ。しかし、治療は観察するだけでは不十分で、投げかける言葉と患者にとって治療効果をあげていると評価されることによって、正当な評価を受けることになる。

昨今の高度医療検査に偏りすぎる医療だけが、病む者たちに決して安心を与えてはいない。病室で交わされている「優秀な医師」「良い病院」のランクづけは、すべて「人」を中心とした関わりが尺度になっている。病人たちにとって「医師」は絶対的な存在であるだけに、その正負評価の振幅は大きく、その点グレーゾーンは存在しない。

一般的な病名は存在しても、病態は人それぞれ、まさに病人の数ほど病名があるようなものである。病人たちの悩みや苦痛を、聞き取り、それを除去、また緩和してくれる医師は「名医」の冠が与えられる。この評価は権威には縁がない病人が与えるだけに、曇りのない評価と言える。

「われわれが人間の本質を病気や治療の経過のなかで知ろうと思うならば、対話のなかでできかれる言葉そのものがいちばんの源泉となる。経過や治療のなかで、そういう根源的なものが、進行しているのである。なぜなら存在の意味となると、それは自然科学の対象とは全くことなるものだからである。自然科学の場合には、現象を正しく観察すること、心理の判断基準は観察であるという言葉が正しいと思う。これに反して治療の場合は言葉と行動だけが正しいので、それもそれらが役立っている時である。ここでは成果だけが判断基準である。そして病的なペンタグラム（注：五芒星形）そのものが成果をある程度まで左右していることになる」（『診療の眼』野村実著、川島書店）。

この著者の野村実氏は、私がハンセン病療養所から一般社会で働くことへの手助けをしてくれた方であり、時折この本を開いては、医療のあるべき姿の哲学を教えてもらっている。

医学、看護学が確立されているように、病んだ側が編んだ患者学も必要ではないだろうか。

私も五月六日まで、左足底部皮膚がんの植皮手術のために、五三日間の入院生活を送ってきたので、逆に医療を受けた側から、この論考を興味深く読ませていただいた。

❖蓮浮葉《はすうきは》濁世《にごりよ》憂い景を編む〈夏至〉

〔08年6月21日〕

六月一八日、国連人権理事会はハンセン病患者やその家族に対する差別は重大な人権侵害であり、差別を根絶させる措置をとるようにと、各国に要請する「ハンセン病差別撤廃決議」を日本が提案し、中国を含む五八カ国が共同提案国となり、全会一致で決議したと報じられている。その決議では、加盟各国に差別を根絶させるための措置を要請、その取り組みについて調査実施を国連人権高等弁務官事務所に求めることとした。また、国連人権理事会の諮問委員会で、二〇〇九年九月までに差別撤廃へ向けたガイドラインを作成するとしている（毎日新聞　二〇〇八年六月一九日）。

国連の取り組みが報道されているその最中、寝つきの悪い深夜、何気なく聞き入っていたNHKの「ラジオ深夜便」で、わが耳を疑うようなニュースが伝えられた。「北京オリンピック委員会はハンセン病患者の入国を禁止した。……平和財団の笹川会長は、撤回を求めて抗議した……」。

私が海外のハンセン病関連情報を得る時、いつもアクセスするブルー・スカイさんのブログ「ハンセン・アジア・世界」（二〇〇八年六月一六日（月））にアクセスすると、早速、北京オリンピック委員会英語版サイトの翻訳が掲載されていた。

「中国に到着するとまず健康チェックがある。そこでビザとパスポートを見せ、健康についての申告書を提出する。次に記載されている病気の人は、入国禁止。黄熱病、性病、コレラ、レプロシー（ハンセン病）、開放性結核、エイズ」。

また、このブログを読み進めると、一九九八年、中国で開催された第一五回「国際ハンセン病学会」の際、ハンセン病患者の入国規制は誤りであることを指摘し、その後、健康申告書から麻風病（中国語・ハンセン病）は削除されたことを知ることができた。

北京オリンピック委員会のハンセン病やエイズへの認識レベルもばかばかしいが、他国の誤りを笑ってばかりはいられない。なぜなら、日本国も一九九六年までハンセン病患者を入国禁止にしていたからである。

国際舞台の国連人権理事会で中国は、ハンセン病への差別禁止の共同提案国になりながら、国内委員会である北京オリンピック委員会は、その病気を入国禁止対象にする。国内での共通認識の統一性がとれていないことも明らかだが、これでは本音とタテマエのちがいがあぶり出されたようなものである。他国の過ちとして黙って見逃してはならない。ハンセン病への偏見は、わが国だけでなく世界のいたるところで、まだ、しっかり根を下ろしている。

社会認識として刷り込まれた非科学的偏見を乗り越える道は遠い。しかし、差別や偏見の根を断つ歩みを止めるわけにはいかない。私の果たすべき役割はまだありそうである。

〔08年7月7日〕

❖言いつのり帰りの道に夏の月〈小暑〉

このごろ、ご縁を結んでいただいた方たちとお別れすることが多くなった。随筆家岡部伊都子さんも四月二九日に人生の筆を文箱《ふばこ》にしまわれた。八五歳だった。私に岡部伊都子さんとの結び目をつけてくれた「お休みどころ」代表の上島聖好さんも、魂の焔（ほむら）に身をこがすように自死してしまった。いつもなら季節の花の乱れに心が騒ぐはずの二〇〇八年の春は、逝ったお二人を偲びながら静かに送った。

岡部伊都子さんは一九九九年八月に長野県上田駅で初めてお会いしたが、日本的情感に満ち溢れた方なのではという私の先入観を吹き飛ばし、改札口でいきなり抱きしめられ圧倒されてしまった。この岡部さんとの出逢いを紡いでくれたのが、電話口での相槌に、「ホンマー、ホンマー」が口癖の上島聖好さんであった。

「伊波さん、イッちゃん（岡部伊都子さんのこと）が、長野に行かはるんやて、無言館の窪島誠一郎館長とお会いしたいそうです。案内してあげて……」

その時の旅の様子は『賀茂川日記』（藤原書店）に記されているところである。

本日は、人の出会いの摩訶不思議さについてである。

上島聖好さんは京都の論楽社虫賀宗博さんのパートナーとして長年地域から文化運動を組織した方だったが、最後は手づくり絵本『花・カラチューナ』（絵・グレゴリー・ヴァンダービルト、文・上島聖好、英訳・Gregory Vanderbilt、構成・興野康成）を遺して、自らの命を絶ち生き急いだ。この絵本はフィリピンが舞台であるが、その文中に私が登場しているのである。

「クリナン先生のおかげで、チョナさん（一九八一年生）にも会えました。チョナさんは伊波敏男奨学金を受け、現在、療養所の看護師をしています。黒い髪、黒い大きな瞳のみずみずしい人です。私たちは、チョナさんから伊波さんへの手紙をあずかってきました」。

そして、また、この絵本の巻頭に書かれている「遺言のつもりで」に登場する南真砂子さんとは、なんと、私が一九五七年に収容されたハンセン病療養所沖縄愛楽園少年少女舎の寮母で、私もお世話になった方なのです。人の絆というものは摩訶不思議なもので、ほつれながらもどこかで結び目を見つけながら連なっている。

故岡部伊都子さん、故上島聖好さんは、私の母像の延長線上に存在する。お二人ともこの国の行く末に心を痛めながらの旅立ちであったはずである。はるかに力は及ばないが、私ができること、私がやるべきことを、ここ信州の地で果たしたい。合掌。

❖いくさ傷ゴーヤー食めばなお疼く〈処暑〉

〔'08年8月23日〕

敗戦から六三年、戦争を知らない日本人が多数を占めるこの国で、自分が行なったアジア諸国における非人間的な振る舞いを語ることができる人たちも残り少なくなった。

八月のテレビ画面は、北京オリンピックの隙間を埋めるように、アジア・太平洋戦争に関わる番組が続いている。人生の最終コーナーに入った戦争体験者が、これだけは伝えたいとの思いで語る、その一つひとつ。

国家間の戦争はどうして命を犠牲にしてまで、これほどの悪行に人間を駆り立てたのだろうか。しかし、この国で語られる戦争は、この部分は薄められ、いつも「犠牲」や「被害」を主たる背景に置き、加害については薄められたまま語られる。したがって、この国の戦争を検証する時、私たちが心に刻んで向き合う必要条件がいくつかある。

まず、犠牲を人数の多寡で論じてはならない。戦争は数えきれないほどの死があったからむごいのではない。命の単位はひとりがすべてである。むごさの極みとは、命を懸けて闘う意味に確信を持てないまま死地に向かい、そして、死者の固有名詞さえ不明のまま、戦死者集団の数に埋もれながら見棄てられていくことである。

それでは、生き残った者の責任は一体、どのように果たせばいいのだろうか。この国の青年たちは、あの一五年戦争の目的を、愛する家族のためにと信じようとした。そして、わが国の論理だけで侵略したアジアで、戦争という特異な状況ではあったが、善良なるわが国の息子たちもケダモノに変貌し、どのような振る舞いも平然と行なったのである。

「二度とあの過ちを繰り返さない」ことを誓う再出発は、まず、自分の所業をヘドが出るほど吐き出すことから始めるべきであったし、勇気を振りしぼり、愛する家族に己の行なったことを語り残すべきである。―近隣のアジア諸国で行なったこと。どれだけの人を殺し、犯し、略奪したかを―。それが戦争の実態であり、人間の所業の真実だったからである。

語るべき人たちの残り時間が少ない。だからこそ、酷な願いであっても、私はそのことを求める。なぜなら、それこそが戦争のむごさを伝える勇気だと信じているからである。その過ちを愛する身近な者に伝えることこそが、次世代に「平和の意味」を考えさせる真の教育となるからである。

戦争は「国家」という仕組みで行なわれる。しかし、銃の引き金は、私たち一人ひとりの指が引く。戦争の責任を国家や体制という大枠に転嫁し、清算済みにしてはならないのである。重要なことは「加害者としての戦争」を、どれだけ個人のレベルで見つめなおす勇気を持つのかということである。

私も沖縄戦の惨禍をくぐらされた。しかし、乳呑み児であったため、直接的な戦火の記憶はない。銃火に倒れていく死もむごいが、生き残った者には、「別離」「空腹」「疾病」という艱難辛苦がじわじわと押し寄せてくる。

イクサの後、故郷の沖縄ではその傷跡に人々は痛めつけられていた。そして、栄養失調の私には、ハンセン病というひとつの疾病が襲いかかった。だからこそ、私は余計にイクサを憎む。

❖過ぎし日をめくりて仰ぐ蔦紅葉〈霜降〉　〔'08年10月23日〕

アフガニスタンのダラエヌールで農業支援に従事していた、故伊藤和也さんを追悼するペシャワール会報号外が二〇〇八年八月二六日に届いた。現地葬儀におけるペシャワール会現地代表中村哲氏の断腸の思いがこもった弔辞も同封されていた（伊藤さんは、タリバンに拉致され、殺害されたとされている）。

「伊藤くんを殺したのはアフガニスタン人ではありません。人間ではありません。今やアフガニスタンを蝕む暴力であります。政治的なものであれ、物取りであれ、心ない暴力によって彼は殺されました。……。戦争と暴力主義は、無知と臆病から生まれ、解決になりません」。

人が血縁や地縁、そして、民族や宗教や国などという狭い世界を乗り越え、その地の民人《たみびと》とともに生きる喜びを探り当てた時、故伊藤和也さんの目には、何が見えていたのだろうか？　そのことを思いながら御霊に黙禱をした。

自分が、今、できることは？　それがどんなに小さな務めであっても、と「伊波基金」を設立してから五年が経った。この基金は、私に支払われた「ハンセン病療養所入所者等に対する補償金」によって立ち上げたものです。

「フィリピンでは医師や看護師が海外や都市に流出してしまい、地域医療が危機に瀕しています。その対応策としてフィリピン国立大学・レイテ校が設立されたのですが、学生たちはそのわずかな生活費さえ用意できなくて……」。WHO西太平洋担当官スマナ・バルア医師の話と、私の発病を父に告げる医師の言葉の記憶が重なりました。

「この子の病状がこれほど進行するまで、ハンセン病を診断できなかったなんて、沖縄の医療は一体どうなっているのか！」

そうなのです。病人にとって、必要な時に医療の手が届かない……。これ以上の不幸はありません。そうだ！　医療人を育てるお手伝いをしてみよう！　そして、生まれたのが伊波基金でした。この基金はフィリピン国立大学・レイテ校で医療を志す若者たちを援助しています。今年度も三名の新たな奨学生が決まりました。そして、何より嬉しいことには、志の高い方々の浄財が伊波基金日本委員会に寄せられはじめたことです。感謝です。

「伊波基金」のホームページが一〇月一日にリニューアルされ、新しい情報も書き加えられました。ぜひ、多くの方々のアクセスをお待ちしております。

さて、このコラムも二十四節気ごとに書き換え、途中、二度の病気入院などによる休筆はありましたが、何とか書き続けることができました。「かぎやで風」のコラムの門出は、二〇〇四年五月五日、「わが途も急がぬ旅の花杏《はなあんず》」の句からはじまりました。

私のコラム作法は、まず、『新歳時記』（稲畑汀子編、三省堂）を開き、特に惹きつけられた季題を拾い、一七文字に思いをめぐらしながら巻頭句を仕上げます。そして、その時々の社会の出来事を取り上げ、綴ってきました。このスタイルは当分踏襲します。このコラムにアクセスしてくださった皆さま、ありがとうございました。そして、このホームページの立ち上げからお手伝いをしてくださった株式会社クロッセージュの岡田誠社長に感謝を申し上げます。これからもよろしくお願いします。

❖山の端の愁に惑わず冬木立〈大雪〉

〔'08年12月7日〕

今年も言葉の力を信じて「人権」や「平和」に関わることを語り歩き、出向いた講演は二六回、約五〇〇〇人余の皆さんに出会いました。その締めくくりが東京都東村山市青葉町の花さき保育園となりましたが、この地へ足を踏み入れるのは、正直なところ少し気が重いのです。なぜならば、この地は私の家族が砕け散った元住所の近隣にあり、当時からこの保育園は別名で存在していましたし、周辺の森は、二人の子どもたちと遊んだ記憶に残る風景のひとつです。子どもたちが去った後も、つまずきを抱えたままの孤独生活を一三年間この地で過ごした。そのため、その青葉町近郊には心を穏やかにして立ち入ることができないままだった。それでも今回、花さき保育園の園児保護者や職員の講演を引き受けたのは、新保庄三園長の熱情につい、ほだされたからです。しかし、講演日が近づくにつれ、胸の内は微妙に揺れ動きました。このような時に、塩田中学校の子どもたちから私の背中をドーンと押される出来事が起きました。この中学校は私の居住区にあり、先日、同校に出向いた講演会で、私は次のようなメッセージを残してきました。

「ここからそう遠くない、群馬県草津のハンセン病療養所に、隔離されたままの長野県出身者の元患者さんたちが余生を送っています。高齢になられたことや社会に残る偏見などにより、とうとう、ふるさとに戻れないまま、その人生を終わろうとしています。残された時間はわずかです。あなたたちにお願いがあります。この人たちにあなたたちの手で『信州』というふるさとを届けてほしい」。

講演会当日の夕でした。四人の女子生徒が、ハンセン病問題や療養所訪問への方法など、たくさんの質問事項を携え、わが家に訪ねてきました。

「期末試験が終わったら、ハンセン病療養所を訪問したいと思います。どなたに連絡をしたらよろしいのでしょうか?」。

そして、一二月二日、同校のM先生からのメールです。

「ご案内いただきました長野県県人会会長の丸山さんに連絡を取り、今月の一四日に生徒たちと担任の先生で訪問することになりました」。

問いかける子どもたちの眼差しはキラキラ輝いていたが、その行動力の素早さに、私の蓄電池も再充電されました。

「あなたたちは、ハンセン病療養所という特別な所で、ふるさとを追われたままのおじいちゃんやおばあちゃんに会うでしょう。そこで、自分の目と耳と手で触れるものは、決して他所《よそ》では感じ取れないものになると思います。そして、何よりも、足を踏み出して得られるもの、それこそが、あなたたちの心に刻まれる真正の「やさしさ」という宝物です」。私もまた、新たな子どもたちとの出会いと結びつきに、心をときめかせることにします。

6　月桃《さんにん》がもう咲く――小さき者の視座から　［二〇〇九年］

❖この里で春七草を嗅ぐ愉快〈大寒〉　〈09年1月20日〉

新年の早々から私の心は弾んでいます。そのわけは、沖縄愛楽園自治会、ハンセン病問題ネットワーク沖縄が共催する「愛楽園ガイド講座」に出向き、「語り継ぐこと、私の夢」と題して話をすることになったからです（後述する4月20日の項を参照）。

私が沖縄愛楽園に収容されたのは一九五七（昭和三二）年でしたが、記憶の中に治癒後退園する同級生の一人を、正門で見送っている映像があります。その残像の自分の姿は、とても寂しげです。その頃のハンセン病への社会意識の状況からすると、重い後遺症を手足に持つ私には、きっと、人を見送る側に立つ自分は想像できても、決して送られる側に立つことなどないと思っていたからなのでしょう。

当時、沖縄愛楽園少年少女舎には、五十数名の児童生徒が収容されていました。義務教育を修了した子どもたちは、療養所内の青年舎に移り、療養生活を続けることになります。卒業を前にした私の心中は大きく揺らいでいました。このまま青年舎へ移れば、勉学の機会が失われるのではないかとの不安に襲われていたからです。

進学の道はただひとつだけありました。それは、ヤマトのハンセン病療養所である長島愛生園にある岡山県立邑久《おく》高等学校新良田《にいらだ》教室でした。しかし、その前に二つの関門が立ちはだかっていました。軽快退園の証明など貰えない私の症状からすれば、愛楽園を裏口から逃げ出すことしかありません。次の障壁がハンセン病を秘匿し、パスポートを手に入れ、沖縄から本土のハンセン病療養所にもぐりこむことでした。その二つの難問を解決することなしには、勉学への挑戦も不可能なことでした。

一九六〇（昭和三五）年、「パスポートNo.128478　琉球住民伊波敏男」は、私的用務のため背を丸めるようにして、父親と共に泊《とまり》港から鹿児島行きの船に乗りました。あれからもう五九年が経った。

ハンセン病療養所では、入所者の高齢化が進み、隔離政策の負の歴史を当事者の口で語り伝えることが極めて困難な状況になった。そのため市民がその役割を引き継ぎ、後世に語り継ぐ担い手の養成が始まった。「愛楽園ガイド講座」のねらいは、市民がハンセン病療養所沖縄愛楽園を訪れ、その歴史を学び、愛楽園を地域の共有財産として存在させるために、どのようにあるべきかを市民と共に考えるために開講されたという。この講座の先導集団は、沖縄愛楽園、宮古南静園における隔離政策の犠牲の実体について市民による聞き取り調査を行ない、その調査結果を『沖縄県ハンセン病証言集沖縄愛楽園編』『宮古南静園編』『資料集』（同書は、二〇〇七年　第一三回平和・共同ジャーナリスト基金奨励賞受賞）にまとめる歴史的に貴重な業績を残した。

この度、私の感性の大半を育ててくれたハンセン病療養所沖縄愛楽園で、「愛楽園ガイド講座」のゲストとして招かれることになった。私の気持ちの中には恩返しと、なんだか長く置き去りにしていた宿題を届けに行くような気にもなる。

〈'09年2月4日〉

❖ 暦より気ほのぼのと寒明くる〈立春〉

年々、歳を重ねるようになると、故郷の香りを身近に置きたいと思うものです。わが家にもその類のものが増えてきました。そのひとつが植物です。凍えるような信州の寒気の中で、室内という条件つきですが、今、琉球糸芭蕉と月桃がしっかり葉を茂らせています。この糸芭蕉の茎から苧《うー》（糸芭蕉から採る繊維のこと）を引き、つなぎ、芭蕉布に紡いでいく様子を思い浮かべ、冬の陽ざしがさしはじめると窓辺に寄せ、水気をたっぷり与えながら育てております。

「ふるさと」とは摩訶不思議なものです。離れれば離れるほど、また、その時が長ければ長いほど、あらゆるものに夢想を重ねるものです。特に、「沖縄言葉」などは耳にするだけでも心騒ぎがするものです。でも、この言葉はあの沖縄戦下では、敵性言語のような扱いを受け、防諜のために使用を禁止されたそうです。

私のかすかな記憶に「方言札」があります。「沖縄方言」は教育や文化レベルが劣る者が使用するものであり、できるだけ日常会話も「標準語」を使いましょうと、「島言葉」を口にした者を次に見つけ出さないと、「方言札」はいつまでも自分の首にぶら下げていなければならない。いわばババ抜きのように「方言札」が使われ、学校教育での「標準語励行運動」をゲーム化したようなものです。

「沖縄方言」の語系ルーツは大和言葉であり、琉球弧に南下してきた人たちが使用し、生き延びてきたといわれています。国家が形成されていく中で「言葉」も、政治権力の中心地の言葉が標準とされ、ある強制力をともなって収斂《しゅうれん》されていく。

人種は先天性、国民も人為性、民族は歴史性が規準だという。言葉は歴史や文化や気候風土の共通性の中で培われるものであるから、そのことからすると、言葉が通じ合うというのは、同じ地域文化的グループに所属していることを証明することにもなる。聞くところによると、ふるさとの「島言葉」は、日常生活で単語として使われることもあるが、会話のセンテンスを伴った言語としては姿を消しはじめているという。考えるだけでも複雑な思いにかられる。

自分のルーツを考えると、私の根のアイデンティティー（存在証明、自己同一性）がきしみはじめる。なぜなら、一九七二年の沖縄の本土復帰を多くのウチナーンチュは、これでやっと「あま世」への回帰が始まると思い描いたはずなのに……。あれから三七年、ふるさとからは「かたち」を変えた「にが世」の悲鳴だけが聞こえてくる。

ふるさとのあの温暖な気候風土にふさわしい、笑いに満ち溢れた便りが届くようになる日は、いつのことだろうか？


〈09年4月20日〉

❖ 叢茂り都忘れの色は好し〈穀雨〉

三月二一日、沖縄愛楽園で行なわれた「ガイド講座」の役割を果たし、二六日に長野に戻りました。今回、主催者が企図していた講座主旨にあえて逆らい、「偏見の克己と尊厳獲得の闘いは、まず、自分の心の内と血縁者の取り組みを」と、病んだ側の立ち遅れの課題を指摘した。

世間から「病を書き、語る」ことを求められるようになってから十数年になる。「病」は個人的領域の問題にすぎないが、私の病が、歴史的、社会的に特異な扱いを受けてきた「ハンセン病」であったために、病にからむテーマと社会の関わりについて書き、語ってきたことで、いつの間にか私は「ハンセン病回復者・作家」と紹介されるようになったが、その呼称で私の存在証明が、より鮮明になるのであればと受け流している。病んだ者にとって、その病名から発せられる響きは、いつまでたっても心地のいいものにはならない。ましてや、その病が社会から忌み嫌われてきた「ハンセン病」であればなおのこと、「ラ行」で始まる語音や「ハン」という言葉や文字のかけらにさえ過敏に反応する。それは、すべてこの病によって打ちすえられ、心に刻まれた所業の所為である。

「病を語る」ことは、どのような意味を持つのだろうか。時折、その意味を考えることがある。「私、ハンセン病を患いましてねー、治療の効があり、快癒しましたよ」。罹患者の誰もがこのような会話を普通に交わせることを願っての講演活動であったが、「らい予防法」廃止から一三年も経つが、まだまだ、願っていることの実現には、ほど遠い気がする。

私の講演会活動は、ふるさとの沖縄から始まったが、玄関先で私を送る亡き母から次の言葉がかけられた。「敏男、慣《な》りーんなよー」。沖縄方言が混じる母の言葉に私はハッとさせられ、人の前に立つ心構えを諭された気がした。「今日、出逢う人たちは、あなたにとって、二度と出逢うことのない人たちだ。このことを心にして話してきなさい」。

私の講演活動も間もなく三六〇回になる。振り返ると、よくもまあー、語りつづけたものだと思う。どれほどのメッセージを届けきれたかは心もとないが、それでも、「○○中学校で、先生の話を聞いた□□です」などと、数年ぶりにメールが届いたりすると、あー、少しは人様の心に届くような話をしてきたのだなーなどと安堵する。まだしばらくは、私のなすべき役割がありそうである。

〈09年6月5日〉

❖風に干す去年《こぞ》の香となる夏衣〈芒種〉

五月三一日(日)、「ハンセン病問題を考える長野県民の会」の集いがあった。この会は「ハンセン病問題」を市民レベルで考えようと、二〇〇七年に信州上田夏期大学の一分科会として企画され、昨年も引きつづき開講されたが、その折、恒常的な組織として学習や行動をしようと生まれた組織であった。その間、東京・多磨全生園と群馬県栗生楽泉園を訪問し、長野県出身者との交流をしてきたが、組織としての日常活動は停滞気味であった。

幸いなことには、第五回ハンセン病市民学会が鹿児島県で開催され、長野県からも四名が参加し、その報告会を契機に新たな活動を企図して今回の集いが開催された。何はさておき喜ばしいことである。この組織から私に「顧問」という役割が与えられたが、この肩書きはどうにも親しめそうにない。なぜなら、急に老け込んだ気分に追い込まれそうだからである。

先月、拙著『ハンセン病を生きて』(岩波ジュニア新書)が重版されるとの連絡をいただき、巻末の「ハンセン病療養所入所者数」を最新データに書きかえることにしたが、二〇〇七年五月には、平均年齢八〇歳に近い二九〇五名の方がたが在園しておられたが、この二年間に三二一名が亡くなられていた。太平洋戦争と同じように、日本の負の歴史を背負わされた生き証人たちが、間もなく姿を消してしまう。この話題のつながりで、私のふるさと沖縄と信州の訃報告知を比べると、おもしろいことに気づかされる。

沖縄の新聞を開くと、まず驚かされるのは、訃報告知紙面の賑々しさがある。喪主以下、実子や嫁、孫、婿、孫嫁、孫婿、義姉、義弟、親戚代表、友人代表、自治会会長と、血縁者から社会的関係者名までが列を連ねる。この欄を見るだけで、故人の血縁関係や社会的位置が、大体うかがい知ることができる。新聞社にとって企業広告と並んで貴重な収入財だといわれているが、これだけのスペースを訃報欄が占めていることからすればうなずける。

親類縁者の関係を大切にする沖縄では、新聞紙面でまず開かれるのは、社会面やスポーツ欄ではなく、訃報告知ページである。それに比べると、信州のおくやみ告知は誠に簡素である。冠婚葬祭の無駄を省く新生活運動の成果とも思われるが、地域性の違いがこれほどあるのも珍しい。

古い知人の訃報が届くたびに、私自身がこの世の在籍年限に自分も余白の少ない仲間入りをしているのを実感させられている。さて、己自身の死亡告知をどのように準備するのか。見送る人たちの手間を少しでも省くためにも、そろそろ思案する必要がありそうである。

❖紫陽花や悲色のしずく地に染めて〈夏至〉　〔'09年6月21日〕

あれから六四年が経ったふるさとの沖縄。この時期を迎えると、しきりに驟雨に打たれて逃げまどう民人《たみびと》の映像が浮かぶ。そのせつない思いを重ねながら巻頭句を書いた。

イクサというおぞましい人間の所業で、次々と肉親の命が奪われていく光景を目にしたわが故郷の人々は、「死」をどのように受け止めたのだろうか？　そのことに想いを重ねさせる夏至の季節を今年も迎えた。

ちょうどこの時、「癌イコール死」が医療の常識といわれていた中で自らの癌発症に果敢に立ち向かい、その病いとの闘いを通して「病者の世界への新しい市民権」(『隠喩としての病い・エイズとその隠喩』みすず書房)を獲得したスーザン・ソンタグ(Susan Sontag 批評家・作家)と出逢った。著作から伝わる強いメッセージは、まさに「知性のペシミズム、意思のオプティミズム」を実演する現代のジャンヌ・ダルクのような存在にも似ている。

乳癌、子宮肉腫、そして、三度目は癌急性白血病・骨髄異形成症候群(MDS)の宣告を受ける。回復の可能性はないと宣告されても、スーザン・ソンタグは死への道のりを受け入れず、生きつづけるために闘いつづける母を見て、息子のデイヴィッド・リーフは著書『死の海を泳いで—スーザン・ソンタグ最期の日々』(上岡伸雄訳、岩波書店)で次のように書き綴っている。

「思うに、意識だけで不死を得られる可能性を与えられたら、つまり、肉体を失った脳のみで生きるというSF的な不死であっても、世の中で起きていることを知り続けることができると言われたら、母は安堵と感謝の念をもって—もしかしたら旺盛な知識欲とともに—受け入れるであろう。母の場合、これは世界を賛美するのとはまったく違う。母は友人たちにこんな冗談を言ったことがあった。自分ができるだけ長生きしたいのは『世界がどれだけバカらしくなるかを見たいからだ』と」。

己が生存している世界を、これほどまで冷徹に見ることは私にはできないが、「病」に関しては、私も相当な体験を持つ。ただし、私が病んだハンセン病や皮膚癌は、死に至るまでの病態ではなかったが、しかし、ハンセン病は「社会的な死」の宣告を受けるに等しかったことからして、ある意味では「死」をのぞき込んだことになる。近未来に自分の死が避けられないと判明した時、私はどのような折り合い方をするのだろうか？　改めて自分自身に問い返してみた。

人間は誰もが死から免れることはできない。死への恐怖、存在しなくなることの恐怖を前にして、どう立ち向かうべきか、この課題は人間にとって永遠のテーマとなった。『死の海を泳いで』で学んだことだが、ペルーの詩人セサル・バリェーは、「生きる」ことについて次のように書き記していたという。

「私はずっと生きていたい、腹ばいに突っ伏すことになってもこれまで言ってきたように、そしてこれからもう一度言うように／生を存分に味わうということだけ！　何年も何年も／これからも常に、たっぷりと常に、ずっとずっと」。

また、ベルトルト・ブレヒトは、「私は自分の死後さえずるすべてのツグミのうたを楽しむことができるようになった」という（前掲書一五六頁）。

死ぬまで生きることと、生き尽くして死ぬことは大きな違いがある。私も今生の別れを迎えた時、未練を残さずにグッドバイと言えるように、しっかりと心根の鍛錬を今から準備しておきたい。

（'09年7月7日）

❖ 夏霧やこの世の穢《けが》れ包み去れ〈小暑〉

「らい予防法」の廃止から一三年、「国家賠償訴訟」の全面勝訴から八年、「ハンセン病基本法」の制定から一年が経過したが、さて、日本のハンセン病問題の何が解決し、どのような課題が積み残され、また、後退してしまったのだろうか？

この十数年、ハンセン病問題に関する書籍や言論・言説は洪水のようにあふれ、一気に、人権テーマのリトマス試験紙のように祀り上げられてしまった。そして今、世間ではまるで祭りの後のように、ハンセン病問題はもはや、解決された過去の問題であるかのような扱いである。だからこそ余計に、語り継いでいく私の役割は、当分、お役ご免になりそうにもない。

現在、全国のハンセン病療養所に取り残されてしまった元病人たちは、とうとう二六〇〇余人となった。私があえて、「取り残された」と表現するのは、強制力で作り上げられた二次的なふるさとが、この人たちにとって、今、一番に心が休まるという「終《つい》の住処《すみか》」となってしまったことへの怒りからである。そのほとんどの方たちは、視覚障害、肢体障害、感覚マヒの重複障害に加え、平均年齢も八〇歳代となり、高齢化に伴う合併症などにより、毎年二〇〇人近くの方が亡くなり、療養所内の納骨堂に納められている。

法律や制度、歴史の検証、療養所の将来構想などの論議はやかましいが、今、生きている元病人たちの日常生活の質、別の言い方をすれば余生の介護の質についての論議は、余り聞こえてこない。ハンセン病問題に関心を持ち取り組まれている良識ある人たちが、この日常の足元の検証をおろそかにするようでは、最後の詰めをまちがえていると言える。

あえてイエローカードを覚悟で書くと、「隔離」という特殊バリアによって守られていた「安穏」と「同質」というなごみの世界が、特に「賠償金」が支払われて以降、散見されることであるが、「世間」という魔物が擦り寄り、その人たちが食い散らかされるまでになった。この事例のエピソードを『日本の癩対策から何を学ぶか』(成田稔、明石書店)では、あるエスプリを込めながら紹介している。

「部屋には盲目の老婦人がつくねんと座っていた。廊下のガラス戸や部屋の障子はあけっぱなしだったので、そこから一人の男がすっと上がりこんできた。言葉巧みに出身地を聞き出し、実は自分も同じ町に住んでいると言った。あとは、老婦人の問い掛けに適当にあいづちを打ちながら三〇分ほどを過ごした。そして腰を上げる間際に、財布を落としたので町に帰る旅費を一万ほど貸してほしいと言い出し、それに応じた老婦人はその三倍の三万円を手渡した。あとでそのことを聞いた知人は、寸借詐欺だと騒ぎ出したが、当の老婦人はそれはどうでもいいと警察への通報を断り、『でも楽しかったよ。』と一向に慌てなかった」。

では、この人たちのこれからを、一体、誰が守るのだろうか。何よりも、心をこめて最期の看取りができる、看護、介護職の人材は確保されているのだろうか。

❖ 信濃路や旬は酸味の青林檎〈大暑〉

〈09年7月23日〉

あなたは一九五九（昭和三四）年六月三〇日、米軍戦闘機が沖縄県石川市（現うるま市）の宮森小学校に墜落した大惨事をご存知でしょうか？　午前一〇時三五分、嘉手納基地を飛び立ったアメリカ空軍戦闘機F-100Dは、エンジン火災により操縦不能になっていた。事故機は火を噴きながら、私の故郷の宮森小学校に突っ込んでいく。学校ではちょうど脱脂ミルクの給食時間であった。

事故機後の編隊機の通信記録『アメリカ国立公文書記録管理局・二〇〇九年沖縄嘉手納基地から国防省に提出した年次報告』

★墜落機「管制、自機は最終着陸態勢に入ります」

◎後方機「大量に燃料が漏れている」

★墜落機「了解」
◎後方機「脱出せよ。脱出せよ！」「ＯＫ、無事脱出だ」
◎後方機「管制、機体が市街地に突っ込んでいく！」
死者一七人（児童一一人、一般六人）、負傷者二一〇人（児童一五六人、一般五四人）、校舎五棟、民家三五棟、公民館一棟が全半焼した大惨事から五〇年、私の薄れかかった記憶からひとつの映像がよみがえった。

事故発生時、私は沖縄のハンセン病療養所に隔離されていた。翌年三月、進学のため父の手助けで沖縄愛楽園を脱走し、無事に鹿児島県鹿屋市のハンセン病療養所にたどり着くことができたが、そこで医師と事務官によって入所調書づくりの面談を受けていた。

医師「療養所に収容される前のあなたの出身地はどこですか」

私「はい、ジェット機が落ちた宮森小学校がある町です！」

医師「はあ？　何、それ？　ミヤモリ？　その小学校ってどこにあるの？」

この医者は、どうしてあんな大事故があった宮森も知らないのだろうか？

私は初めてヤマトとオキナワの溝を実感し、とまどっていた。

人間社会の営みは余りに足早で半世紀前の事故などは、遠い記憶の中に埋もれさせているが、わが子を奪われた親、肉親を失った家族、教え子を助けることができなかった教師たちの苦悩や悲しみは、心の奥深くに閉じ込められたまま、いつまでも一九五九年六月三〇日のままである。その関係者の心の扉を開かせ、記憶をつなぐ聞き取りは、よほどの信頼関係が生まれないと不可能である。

その苦悩や悲しみを丹念につむぎ、ひとつの舞台構成劇にまとめあげた人たちがいる。友人の宜野座映子さんとその教え子の若者たちである。その公演DVD「フクギの雫《しずく》」（フクギ［福木］・学名オトギリソウ科の常緑高木）が送られてきた。若者や子どもたちが歌い、語りかけ、群舞や音楽が律動する。見事な出来映えである。人間社会には過去というひと括りで消してはならない出来事がある。それを伝え継ぐ志の高さと汗をかいた若者たちに拍手喝采。

〔'09年8月7日〕

❖ 蜩《ひぐらし》の鳴きはじまりて本を閉ず〈立秋〉

八月二日（日）、新潟県立環境と人間のふれあい館が主催する、創立八周年記念企画の講演会に行ってきた。一九九七年のNHKラジオ「ラジオ談話室」で、五日間出演して話す機会があったが、その放送を新潟水俣病共闘会議事務局長高野秀男さんが聞き、NHKを介して、被害者や支援者の皆さんに、ぜひ、私のハンセン病体験を話してほしいとの話があった。

恥ずかしいことには、神通川下流域で発生していたイタイイタイ病の知識は、わずかであるが持っていたが、新潟県阿賀野川下流域で、昭和電工を発生源とするメチル水銀公害被害が発生していたことを初めて知った。あれから一二年、ひと昔前の記憶がよみがえる。川漁師たちが歌いついできた民謡をお礼にと、のびのある声で歌ってくれたあの老漁師の顔は、講演会場には見当たらなかった。

そして七月の中旬、知人の娘と名乗るI・Nさんから電話である。数日後、追いかけるように手紙が届いた。

「先日は突然のお電話失礼致しました。（中略）私はH大学で福祉行政を学んでいます。学友のY・

H、H・K、K・Aの四名で、三日間という短い期間ですが、ハンセン病療養所沖縄愛楽園で、①ハンセン病の歴史と現在　②国や自治体の対応　③看護の介護と方法などをテーマとして研修を受けたいのですが、ぜひ、ご紹介をお願いします」。

学生たちの願いは、すぐに愛楽園入所者自治会関係者へつながれ、研修の受け入れを快く引き受けてくれることになった。それから、何度かI・Nさんとメールでやりとりした。

「この研修は、H大学現代福祉学部国内福祉研修助成金支給制度によるもので、学部の審査決定は、七月二九日に出ます。あるいは、その審査状況によっては……」と、不安をにじませていたが、その二九日のメールは文字がはずんでいるようにも見えた。

「先程大学から連絡がありました。採用になったとのことでした」。

「まずはおめでとうございます。今回の研修目的、日程、実習依頼と研修者名を明記して、沖縄愛楽園入所者自治会長宛に、依頼文書を出してください。なお、私の紹介添え書きを送りますので同封してください。皆さんの研修の成果が得られますように」。

「大変お世話になりました。十分に準備した上で研修に臨みたいと思います」。

彼女は八年前の小学校高学年時に、私の講演をしっかり聞いていたそうである。語りつづけていると、いろいろな出逢いに恵まれる。何よりも嬉しいことには、しっかり花をつけていることがある。これこそ私へのごほうびである。それだけに逆に身がひきしまる。

四名の若い学生たちよ、しっかり目を見開き、耳をそばだてて、人間社会が引き起こした過ちの傷跡を見つめて学んできてほしい。そして、ふるさとを追われ、肉親の縁が薄かったお年寄りたちをしっかり抱きしめ、人間のぬくもりが何ものにも勝ることを、あなたたちの五感で感じ取るとともに、その方たちへも分けてきてほしい。

〔09年8月23日〕

❖幼子の声まとわりぬ盆の月〈処暑〉

八月一三日、川崎で行なわれた「記憶しよう八月一五日」の集会に出かけた。第一部は「戦争体験を語りつぐ朗読劇」、第二部が私の「小さきものの視座」と題しての講演会であった。六〇名ほどの小さな集まりであったが、第一部は、一一人の方々が少年少女時の自己体験を朗読劇風につないだ構成になっていた。私には、ハンセン病と沖縄の視点から、太平洋戦争の歴史をどのように検証し、後世に引き継ぐのかというテーマが与えられた。会場は「平和」と題する集まりの情景になってしまったが、若者たちの姿が見られない。

私は講演の冒頭、朗読劇の皆さんには少々辛口になったが、次のように申しあげた。

「一一名の方々の生々しい貴重な戦争体験を聞かせていただいたが、残念なことには、ここには聞いてもらいたい次世代の若者たちがいない。次回の開催には、ぜひ、皆様のお孫さんやひ孫さんたちが、おばあちゃんおじいちゃんの語る戦争を、会場前列で席を占め、聞いている集いになってほしい」

太平洋戦争などの歴史検証に見られる過ちは、武器を持ち戦った男性社会の目で振り返っていることである。その視点は、加害責任に言及する時、たちまちトーンダウンする。すべてを一般化して、「国家」「社会」「多数」という不特定数でくくり抽象化してしまう。その上「時代状況」という免罪符を用意しながら、個人という私の加害責任には口をつぐんでしまう。

日中文化交流訪中団の歓迎パーティーで、国家指導者と人民の戦争責任を分けて論ずる中国要人を前に、ジャーナリストのむのたけじさんは「戦争で日本から中国に来て乱暴狼藉、強姦をやったり火を付けたりしたのは、軍閥や財閥の婿や息子でない。われわれの仲間の一般労働者だ」と厳しい挨拶で応えた。まさに正論である。

戦争で奪われた命について論ずる時、もう一度立ち止まって思慮すべき基準があると、私は常々から思っている。

①死地に向かう意味が見えないままの死　②数量基準で死者や犠牲者数。沖縄、大空襲、広島、長崎で何十万人もの多くの犠牲者が出たから、戦争はむごいのではなく、その数に加算されている個の命の犠牲　③②にも共通することだが、固有名詞が不明のまま遺骨となり、埋もれる不条理である。

わが国の夏の「風物詩」となっているが、沖縄の慰霊の日に始まり、広島・長崎平和祈念式典、戦没者慰霊祭と、戦争犠牲者に関わるセレモニーが続く。合掌し、決意を新たにする時、忘れてはならないことは、わが民族がアジアに残した傷跡にも頭を垂れることである。自己の悲しみに他者の被害にも思いを重ねる。このことを欠落させると、反省を基本にした戦争の歴史検証は引き継げない。

〔'09年9月7日〕

❖邯鄲《かんたん》の鳴きを曳きずり千の針〈白露〉

私は、今、二つの市民運動と関わっている。ひとつは「信州沖縄塾」であり、もうひとつが「ハンセン病問題に関わる長野県民の会」である。この両市民運動では、常にこの国の歴史の暗部と向き合わざるを得ない。国家や社会の歴史は、これまで男社会の視点や手によってまとめられたものである。この歴史観に共通していることは、勝者時の記録は威風堂々と飾り立て、反省時の歴史には、できるだけ国家や社会という衝立《ついたて》を高くし、その陰で自らが仕出かし、手を汚した責任には口をつぐむ。これは、ちょうどカメラのズームアップと引きのさまとよく似ている。

自然と出会い、歴史と出会い、自分自身と出会い、そして人びとと出会う場の「歴史を拓《ひら》くはじめの家」は、私が住む上田市から車で一時間弱の佐久市望月にある。その家の設立者であるもろさわようこさん（女性史研究家。本名は両沢葉子。『信濃のおんな』で毎日出版文化賞受賞）にお会いしたいと願ってきたが、先日、その想いがやっと実現した。その上、もろさわさん自らが腕を振るわれたチラシ寿司の御馳走にも恵まれ、誠に至福の時が得られた。

午後から女性史を学ぶ会が開かれ、その末席で耳をそばだてながら参加者の論議を聞かせてもらった。皆さんの言葉は穏やかであるが、まるで、平塚らいてうが発した「私共は隠されて仕舞つた我が太陽を今や取戻さねばならぬ」の魂が、それぞれの人生を通過したような発言に包み込まれていた。この場では気圧されたまま、私は「痛ましい男」の席で聞き入っていた。

人間集団や人間のあやまちを学んでいて思うことは、国家意識や社会意識は、ある日、突然に形作られるものではない。男社会の権力を持つ側の意思によって、まず教育が徹底され、法律や社会の制度が用意される。それが隙間なく張りめぐらされた地下水脈を伝わって、じわじわと行きわたる。そして、その土壌にある芽吹きが始まり、やがて葉や実を茂らせる。それが社会意識である。

個人の歴史責任をつきつめて考えると、――私たちは、どうして、国家や社会という吸引力にこうも無様に引きずられてしまうのか―という疑問が生まれる。

もろさわさんの発言や母親たちの論議で気づかされたことは、やはり、歴史の検証は女性たちの視点を通さないと、真正のものは見えてこないということである。

さて、八月末、衆議院議員選挙が行なわれ、民意の結果が示された。その後、政権交代をめぐっての論議が誠にやかましい。社会の閉塞感は飽和点にあり、国民は革命的チェンジに近いほどの期待感がある中で、動き出した民主党連立政権が財政論や政策の継続性を言いはじめ、小さな果実しか示すことができなかった時の国民世論の反動が怖い。だからこそ、余計に疲れ果て、行き詰まったこの国の現況を打破するヒントは、「女性」の視点にあるのではないかとの思いは、ますます募る。

〈'09年9月23日〉

❖ 影もなく月を友とし秋桜〈秋分〉

「奥間川のダム計画が断念されそうだよ」

いつになく、電話口の兄の声がはずんでいた。

沖縄タイムスによれば、沖縄県企業局の事業再評価委員会（委員長・野崎四郎沖縄国際大学教授）は九月一〇日、国頭郡奥間川流域で進めている奥間ダム（総事業費・約三七五億円、日量一万六二〇〇立方メートル）の建設計画について、「計画から撤退すべき」と提案したと報道されている。

奥間ダムは一九九九年に水需要の安定供給と治水対策を目的に計画され、完成を二〇一四年度と見込んでいた。事業再評価委員会は、今後の水需要予測から見ても奥間ダムの必要性はなく、公共工事の「費用便益比」指数では、投資効果と経費金額でバランスが同じならば一で表示されるが、奥間ダムは〇・〇四と極めて低い評価をしている。

その提案を受けた沖縄県企業局は、九月一四日に奥間ダムの計画撤退を表明した。しかし、国側は「治水の観点から事業は必要」と、あくまでも事業継続の意向を強弁しているが、沖縄の河川距離は短く、降雨水はすぐに海に流れてしまうため、治水目的だけのダム計画など、まったく無駄な公共工事の極みといわざるを得ない。

奥間川は、沖縄本島北部ヤンバル中央部に位置する与那覇岳（五〇三メートル）を源流とする全長五・五キロメートルの河川である。下流域には環境省のヤンバル野生生物保護センターがあり、河口近くで比地川と合流する。地元では比地川をウーガー（雄川）、奥間川をミーガー（雌川）と呼び、現在、企業二社が飲料水として販売している清流である。奥間川流域には、環境省や沖縄県の野生生物レッドデータブックに掲載されているツルカタヒバ、クニガミサンショウヅルなどの稀少植物やノグチゲラ、ヤンバルクイナなどの固有種が生息している自然度が高い貴重な河川域である。

私も会員であるNPO法人「奥間川流域保護基金」は、豊かな自然が残る奥間川流域を保護するために二〇〇〇年に設立され、その流域周辺一〇万坪を購入し、ダム建設を中止させるためにナショナルトラスト運動に取り組んできた市民団体であるが、その活動が、やっと報われようとしている。

民主党連立政権が誕生し、前原誠司国土交通大臣は九月一八日の記者会見で、すでに中止の方針を明らかにした川辺川ダム（熊本県）、八ツ場ダム（群馬県）を含む、国直轄のダムや導水路の四八事業、自治体が事業主体の八七事業、独立行政法人水資源機構の八事業を合わせ、計一四三事業の見直しを表明した。民主党が掲げた政権公約「大型公共事業の見直し」と「治水計画の転換」が、どれだけの実現性を示すのか、期待とともに厳しい目で監視していきたい。

〔09年11月22日〕

❖廃屋に冬構なし山の里〈小雪〉

やはり「沖縄」は、「日本国」という立場から見れば、所詮、その程度の扱いの対象にしかすぎないのだろうか。このような思いを、より強く感じさせる日々が続いている。普天間の移転先をめぐっての民主党連立政権の迷走ぶりを見ていると、怒りを通り越し、この政権は、一体、この国をどのような方向に進めようとしているのか、全く見えなくなってしまった。

連立政権発足にあたっての民主、社民、国民新党三党間合意は「沖縄県民の負担軽減の観点から、日米地位協定の改定を提起し、米軍再編や在日米軍基地のあり方についても見直しの方向で臨む」とした。そもそも、なぜ民主党は、選挙時に自ら発したメッセージ「国外、県外移転」の明記をこれほどかたくなに拒み、曖昧模糊とした用語にこだわったのかが次第に明らかになった。

民主党連立政権が主張する建設的な日米関係の未来志向を主旋律として、「普天間、地位協定、思いやり予算」等、日米間に横たわっている、およそこれまでの対等関係には程遠い懸案事項を並べ立てることで、「普天間」の具体課題を覆い隠す意図だったのだと見えてきた。

北沢〈俊美〉防衛大臣の「辺野古容認発言」、岡田〈克也〉外務大臣の「嘉手納統合案の検討」、極め付きは一一月一三日の日米首脳会談では、現行計画を基本とするよう求めたオバマ大統領に対し、鳩山〈由紀夫〉首相は「私を信頼して欲しい」〈トラスト・ミー〉と発言したことが報道されると、その翌日には「必ずしも日米合意を前提にしない」と発言の打消しコメントを発する右往左往は目に余る。

国家間の交渉事項、特に事案が困難な対象であればあるほど、わが国の意思をひとつの方向にまとめてテーブルにつくのが、交渉に臨むイロハではないか。これでは、いくら日米作業チームを作って懸案事案の検討を始めると言われても、その日米作業チームが出す結論は先が読める。

「普天間基地の危険性を早期に解決するには、すでにある日米合意に基づく辺野古沿岸部移設は避けられない」。

そして、最終的に私が判断すると言いつづけた鳩山首相が、もしもその延長線上で苦悩の選択などという飾り言葉を用意して作業チームが打ち出した方針を容認したとすれば、これはもう、日本国にとっては所詮、沖縄の苦痛などは、視野には入らない対象であると断じざるを得ない。

『ニッポン近代考　日米同祖論と沖縄の問い　民族という呪縛　同化の道』（文・共同通信文化部、金子直文／写真・牧野俊樹、信濃毎日新聞、二〇〇九年一一月一四日）で実に興味ある論考が掲載されていた。

「『ヤマトンチュになりたくてなり切れない心』という西銘順治元沖縄県知事の有名な言葉がある。だが林泉忠琉球大准教授が一昨年に実施した意識調査では、自分を「沖縄人」と考える人が41％で『沖縄人で日本人』が29％で、『日本人』は25％だった。

それはただちに『独立』志向を指すのではなく、沖縄の自己意識の深化を表すのだろう。確かに伊波普猷も、日本と沖縄の間には『一大塹壕がある』と述べた。なぜ『日本人』との心理的距離が今なおここまで開くのか。

それ以上に不思議なことがある。沖縄戦の惨禍に見舞われ、今も米軍基地が集中する沖縄を一体なぜ、われわれは『癒やし』の島などと呼ぶのだろうか？　取材で、ある人の問いに胸が突かれる思いがした。『日本人って、何？』」。沖縄県民をいつまで愚弄するのだろうか。人は極限を越えたはずかしめには、それにふさわしい立ち向かい方がある。六五年間の沖縄のマグマは、「信頼」という薄皮によって保たれている。

❖ 蔦枯れて思いの丈は土深く〈冬至〉

〈09年12月22日〉

一番、夜が長い冬至を迎えた、まるで政権を交代したこの国の状況に似ているが、夜明けの後を心待ちにしよう。

この国の官僚システムは、誠に堅牢なものである。外務大臣や防衛大臣の普天間基地移設に関わる言動によって、そのことを思い知らされた。三カ月前の総選挙時、政権交代を訴えていた候補者としての彼らの口からは、普天間基地の「県外、国外移設」しか聞けなかったのに、閣僚の椅子に座り、所管大臣として発するコメントは、現行日米合意を前提にするものばかりである。これはまるで、指揮者不在のオーケストラで、バイオリンやクラリネットが勝手にパートを吹き鳴らしているようなものである。沖縄県民の長年の悲願である「普天間基地撤去」のための日米交渉に臨む、所管大臣たちの迷走により、交渉のテーブルにつく前から手の内のカードは相手にすべて読まれてしまった。

そのお一人、北沢俊美防衛大臣が長野県選出議員であることから、県内の市民グループ「戦争しない！　させない！　共同行動ながの」が、いち早く動き、防衛大臣への抗議と要請署名の呼びかけが私にもあり、もちろん賛同した。年内に現行合意の履行を迫るアメリカ側と、アメリカの言いなりを踏襲したい一部政治勢力の圧力もあったが、鳩山首相は結果として土俵際で踏みとどまった。「決断の先送り」と「指導力の欠如」などと、マスコミの集中砲火を浴びつづけていた鳩山首相も、やっと普天間移設問題について与党三党首級による基本政策閣僚委員会を開き、この問題の方針を以下のようにに取りまとめた。

①与党三党で実務者協議機関を設置し、移設候補地を検討する。なお、その中には、キャンプ・シュワブ沿岸部も含める。

②二〇一〇年度予算編成で、辺野古の環境影響評価などの移設関連経費を計上する。

この決定もまた、マスコミの一斉集中砲火を浴び、その上、日米同盟のみに軸足を置く政治評論家たちは日米関係の悪化を懸念し、辺野古への移設が実現しなければ、危険な普天間基地の現状は固定化すると懸念の声をあげているが、これらの論調に私は反論する。

政権間の合意は条約とは違い、政権の交代によって合意事項もチェンジされることもある。その前提条件は民意となる。ここで明確にしたいことは、沖縄県民が希求しているのは、普天間基地の撤去であって移設地の選択問題ではない。この危険な状態をこれまで目もくれなかった人たちが今、口を揃えて危険除去を言い出すとは、誠に笑止千万。その上、沖縄駐留海兵隊八〇〇〇人のグアム移転が帳消しになり、沖縄の基地集中による負担軽減策に支障が出ると、心配りまで見せてくれる。そもそも沖縄駐留海兵隊のグアム移転は、世界規模のアメリカ軍配置を再検討し、世界の安全保障環境とアメリカの安全保障に対応した世界戦略の転換を図る一環で、アメリカ側が企図したものであった。したがって、アメリカにとっては、普天間基地問題によって浮上した日本国からの提案は渡りに舟で、棚からボタモチの図である。

冷静に考えると、アメリカ領グアムにアメリカ海兵隊基地を作る費用を、どうしてわが国が負担するのか？　誠に妙ちきりんなカラクリである。決断の遅い鳩山首相よ！　沈思黙考は、時には正道に戻す効力を持つ。この際、駐留アメリカ軍に関わる「思いやり予算」「地位協定」「基地配置」など、すべての問題をリセットして再検討する予兆かも知れない。

「沖縄県民の思いを理解する中で、辺野古ではない地域を模索し、できれば決める状況を何としてもつくり上げたい」（一二・一五、鳩山首相官邸記者団へ）。

沖縄県民の願いに添った「決断」が示されることを願いながら、二〇〇九年の最終コラムとします。

7 欺瞞の饗宴を超えて——平和と人権、そして環境を守るために［二〇一〇年］

〔10年1月20日〕

❖注連縄《しめなわ》を祖父伴連れで鄙《ひな》の子等 〈大寒〉

ひとが人につながらない。人間のつながりを奪われてしまった「無縁社会」。この国はいつから、このような国に成り果ててしまったのだろうか。

政治の世界では、億という金の単位が連日話題になっている一方、身元不明などで引き取り手のない死者が三万二〇〇〇人を超すという。この世相の反作用なのだろうか。このところ、やたら「絆」という言葉を見聞きするようになった。二〇年後の二〇三〇年には、わが国は全世帯の三七％余が単身世帯になるという。自殺者も、一九九八年から年間三万人を超す状態が続いている。

去年の暮れ、石垣島に永住した正子姉さんの声は弾んでいた。昨年、牧師のご主人を喪い、ひとり暮らしを案じたご兄弟の勧めもあり、故郷で暮らすことになった。亡くなられた石垣牧師はハンセン病回復者であり、長年、僚友や韓国のハンセン病回復者たちを援《たす》けてきたが、最期は国立ハンセン病療養所星塚敬愛園に近接する鹿屋《かのや》市で天に召された。

一九六〇年当時、ご夫妻は鹿児島星塚敬愛園の入所者であり、故石垣氏は入所者自治会会長であり、高校進学を目指す沖縄のハンセン病療養所に入所していた子どもたちに援助の手を差し伸べてくれた。そのおかげで私にも道が拓かれたのである。彼らは、私にとっては新しい人生の扉を開いてくれた恩人ともいえる。ご夫妻は間もなく社会復帰をされ、石垣さんはキリスト神学校に学び、牧師の道を歩まれ、その後、親しく行き来をさせていただいた。話の関連で触れると、奥さんの正子姉さんはまた、特異な体験をくぐり抜けた方でもある。

敗戦直前の一九四五年六月三〇日、第一千早丸と第五千早丸は、二百人余の台湾疎開者を乗せ石垣港を出港したが、七月三日、米軍機の攻撃を受け、第一千早丸は沈没し、第五千早丸は生存者一六五人を乗せたまま尖閣列島魚釣島に漂着した。そして、餓死者も出る状況に追い込まれるが、奇跡的に生存者は五〇日後に救出された。そのひとりに小学四年生時の正子姉さんも入っていた。電話口の口調は張りがあった。

「伊波さんネー、隣近所で行き来がある生活って、とてもイイねー、六〇年ぶりの故郷石垣島での生活が送れて、わたし、とてもしあわせ!」

「姉さん、よかったネー、やっと、ふるさとに戻ることができて……」

思わず、こみ上げるものがあり、言葉につまった。

私の住む塩田の里は、夜になると零下四度に冷え込む。昨晩の九時すぎ、救急車がサイレンを響かせて山を登っていった。そこは、ひとり住まいの老婦人Mさんのお宅しかない。あわてて駆けつけると、隣近所のTさん、Kさんも息をはずませ駆け登ってきた。Kさんの息子さんなどは、風呂から上がったばかりだったらしく素足のままだった。このようなご近所さんがあるかぎり、この地は「無縁

社会」の仲間入りをしないであろう。〔10年3月6日〕

❖誕《うま》れ日に饗を彩る蕗の味噌〈啓蟄〉

このところ連日のように「普天間」や「辺野古」の地方名がニュースをにぎわしている。ここで再確認したいことは、この問題の本質は「普天間ヘリ基地」の移転先をめぐる、沖縄という地域問題ではなく、日本国家の全体に関わる重要課題ということである。なぜなら、わが国の安全保障という大義によって、アメリカ軍の軍事基地を過度に沖縄に押しつけてきた問題点が、政権交代という大転換によってさらけ出されたのである。そのことから見ると「政権交代」は、外交問題に限定して考えるならば、少なくとも自公政権の「対米従属」路線から「対等関係模索」路線に舵を切ろうとしたが、結局は米国と官僚組織の熱い障壁に阻まれ、自国の意思選択さえ自由にならず、もがいている最中にあるといえる。

政府は三日、米軍普天間飛行場移設問題を協議する政府・与党検討委員会の論議を打ち切ることを決めたと報道された。まるで、国民新党の嘉手納、名護市辺野古キャンプ・シュワブ陸上部統合案を心待ちにしていたようなタイミングである。そもそも、当初からこの検討委員会の設置には疑問を感じていたが、案の定、政府は水面下で辺野古陸上案やホワイトビーチと津堅島周辺部埋め立て案をアメリカ側に提示したと報道されている。国民にはゼロベースで政府・与党検討委員会で検討すると公表しながら、結局は連立与党内のガス抜きと時間稼ぎをしていたことになり、連立政権における審議は、まったくコケにされていたことになる。

この「普天間ヘリ基地」をめぐる問題では、関係閣僚ごとに日替わりのコマ切れ情報をリークし、それをまた打ち消す構図が繰り返されている。これほどまで沖縄県民の心情を逆なでするように愚弄しつづけるとは……。アメリカ側の要求に屈し、安全保障や抑止力を根拠に掲げながら、現実的選択肢として沖縄県内移設を主張する岡田外務大臣と北沢防衛大臣に問いたい。あなた方は、それほどまで日米両国の安全保障を維持するために駐留米軍基地の必要性を説かれるならば、自分の選挙区の選挙民に、「普天間ヘリ」移設の受け入れ先として、わが県に受け入れたいと提案するだけの見識と勇気をお持ちなのでしょうか？

民主党が主張する――緊密な対等な日米関係の構築――というのは所詮、アメリカ側が受け入れ可能な駐留条件の維持ということだったとなれば、自公前政権と何ひとつ変わらないことになる。ここでよく持ち出される言辞に「外交の継続性」があるが、不平等と従属性を前提に成り立っている外交などは、言うまでもなく一日も早く断ち切ることである。「普天間基地問題」は、期せずして国民に安全保障とアメリカ軍駐留問題を再認識させることになった。アジアに位置するわが国が、真に自立した国家になるには、どのような道を選択すればよいのだろうか。まさに今、この課題に真剣に関わることが国民に求められている。

ここで留意しておきたいことがある。私たちは現政権の現況を見て「迷走政権」などと揶揄する資格を持たないのである。なぜならば国民は、たった半年前の総選挙で民主党政権を選んだ責任から逃れることはできないのだから。しかし、その「政権交代」への期待感が大きかっただけに、裏切られた時の反動が怖い。見限った後の政治不信が行き着く先は、この国の未来に底なしの喪失感が漂うからである。

❖沖縄の活字賑わし花曇〈春分〉

〈10年3月21日〉

建築家で平和問題活動家の真喜志好一さんから連絡を受け、初めてビデオニュース・ドットコム（videonews.com）にアクセスしてみた。

ジャーナリスト神保哲生さんと社会学者宮台真司さんが「マル激スペシャルin沖縄」と題して、衆議院議員玉城デニー氏、建築家真喜志好一氏、りんけんバンド照屋林賢氏、現在休刊中の「噂の真相」編集長岡留安則氏、元沖縄県知事大田昌秀氏、伊波洋一宜野湾市長、我部政明琉球大学教授という多彩なゲストをたずね、「普天間基地問題」を中心として、この問題の歴史的経過や沖縄問題に内包されている真実を明らかにしながら、わが国の外交の立ち位置がどうして戦略的視点を見失ってしまったのか、また、東京発ニュースがいかに本質からずれた報道をしているかを知る上で、とてもタイムリーな企画であった。まだご覧になられていない方には、ぜひ視聴をおすすめしたい。

冷戦時代のまま思考停止した外務省・防衛省の官僚たちは、アメリカ駐留軍を後ろ盾にして、わが国の安全は守られていると信じこんだままであるが、これほど恋いこがれているアメリカにとってのわが国の存在は、まさにアメリカが望む要求には、「密約」という奥の手を使ってでも、フリーハンドで応えてくれる都合のいいパートナーにしかすぎない。しかしながら、アメリカはすでに東アジアの長期的戦略に基づき、優先パートナーを日本から中国にシフトしつつあるのに、わが国自身がその変化に対処することもできていない。それどころか、テーブルをドンと叩けば震え上がってしまうようでは、まことに頼りにならない「ポチ」として見下されてしまう。

ダッチロールを繰り返していた「普天間基地撤去問題」が、何やら怪しげな過程で「辺野古陸上案と勝連沖埋立案」に絞られ、「アメリカ側に複数候補地で交渉に臨む、ただし、その地名は国民に伏せる」という。複数候補地で交渉のテーブルにつくのは、アメリカ側に柔軟に対応するためであり、地名を明らかにしないのは反対の声に対処するためだと報道されている。「国外移設、最悪でも県外へ」と、声高に訴えていた民主党自身が、「他都道府県の賛成が得られそうにないから沖縄で」とは。「沖縄県民を愚弄するもの」……。このフレーズを、最も口にする資格がない自民党大島（理森）幹事長が利用していたが、あえて、真水で洗浄して書き記す。―それほどまで沖縄県民をなめきっているのかと！―

「現在、那覇空港は軍民共用であるが、安全確保のため近い将来、民間利用のみとしたい」。皆さん、この短いニュースを聞き逃していませんか、沖縄にこだわっている外務省・防衛省の本音がとうとう正体を現わしはじめました。その航空自衛隊と海上自衛隊の行き先が、沖縄の新基地建設へと結びつくのです。

「アメリカに依存しない自前で国を守る」を掲げるキャンペーンが、間もなく繰り返されることでしょう。この問題の終着点となるのです。したがって、ニュースは「普天間基地移設」と流されているが、正しいニュースタイトルは、「日米共同利用新基地建設問題」に修正されるべきである。政府案が三月二三日には決定するという。今回のコラムが的外れな論述であったと、後日批判にさらされることを望んでいる。

❖闇の古刹《こさつ》ゆらりゆらゆら花篝《はなかがり》〈清明〉〔10年4月5日〕

樹齢を重ねたモミの巨木を切り出し、深山から里へ、坂を落とし、川を越し、ハイトーンの木遣り唄に心をはやらせ、神社の氏子と地域の人たちは神社までの道中、引き綱を引く。そして、御柱《おんばしら》は神社境内で中天を裂くように建てられて神となる。文章にすると、切り倒し、引き、建てる、まことに単純な行為の祭であるが、「天下の奇祭」はその起源や歴史も不明であるが、七年に一度の諏訪大社式年造営御柱祭で熱く、わきたっている。

政府は四月二日、米軍新基地建設に関する第二回閣僚会議を開いた。席上、鳩山首相は、国民には明らかにしない「腹案」といわれる、キャンプ・シュワブ陸上と勝連半島沖合埋め立てと徳之島の複数オプションにしたがって、「各大臣は、それぞれの部署でしっかり仕事をしてください」と指示したという。いよいよ、担当閣僚は地元交渉に動きはじめた。岡田（克也、現民主党代表）外相はゲーツ国防長官とクリントン国務長官に対し、新基地建設候補地と日本国内の現況を報告し、改めて五月末までに決着すると伝えたという。

政府筋は「頭ごなしに何かを決めることは一切しない」と強弁しながら、すでに官房長官の意を受けた関係者が一部の漁協関係者や地方議員に接触し、地ならしが始まっていると漏れ伝えられている。この構図は、防衛省汚職事件の守屋元事務次官が現職時にオフレコで語ったという「沖縄の連中は、金でどうにでもなる」。この延長線上で、普天間ヘリ基地問題に対処できると認識しているとすれば、まったくの心得違いである。

思いつくなかで最悪のオプションと評される、この案でゴリ押しすれば、一九五六年時のプライス勧告に立ち向かった「島ぐるみ闘争」の再来となるであろう。金科玉条のごとく「沖縄に米軍が駐留しているから日本の安全は守られている」と信じこんでいる日本政府は、熱くたぎりつつある沖縄県民の怒りの前に、大きなしっぺ返しを受けることは間違いない。

そして、代表校を送り出した県民を熱狂させた第八二回選抜高校野球大会は、沖縄の興南高校が初優勝をとげた。一九五八年、甲子園に初出場した首里高校の球児たちは、琉球列島高等弁務官が発行した、琉球住民のパスポートを持参していた。あれから五二年、今回、優勝旗を握りしめた興南高校球児たちから、特別なエールが送られた気がする。

「沖縄県民の皆さん、平和の島を取り戻すために、心をひとつにして、チャンスは今ですよ！」。

〔10年4月20日〕

❖ 鼓聴く国揺れし今風光る〈穀雨〉

オーダーメイドの靴が完成した。この三月から静岡市まで新幹線を乗り継いで三度往復し、やっと手に入れた（いや、足が入った?）宝物である。それから、久しぶりに大地を踏みしめながら闊歩する快感を味わっている。やはり、スキップも差し障りなく歩けるのは愉快の一言に尽きる。

颯爽と春の信州の街を出歩いている私を想像していただきたい。私にとっては、近来にない快事である。なぜ、これほどはしゃいでいるのか、いぶかる方もあろうかと思われるが、それはハンセン病の後遺症に起因している。私の左足はひざ下からすべての知覚が奪われてしまった。そのため、いつも曇天のように重苦しい危険物を抱えているようなもので、少しばかりの遠出をするだけでも不安と同居するような日々だった。私の人生の悩ましい問題は、この左足から派生していた。その不都合さに対処するため、整形腱移行手術や皮膚がん患部の切除や皮膚移植など、この左足は息つくいとまも与えられないほど、何と一四回もメスが入れられている。まじまじとながめると、いたるところに縫合痕があり、わが足ながらよく耐えてきたと褒めてあげたいほどである。この見目麗しくないわが左足ではあるが、逆に「私の存在証明」のようでもあり、愛おしささえ覚える。

上田市街地を見下ろすように東太郎山、中央部に太郎山（一一六四メートル）、虚空蔵山が連なっている。太郎山には山道コースが整備されており、普通の足では一時間ほどで登りつけるトレッキングコースである。

私の左足の快癒と靴完成を祝して、友人たちはその頂上にアタック！　する計画を進めていた。そのぐらいの低山トレッキングコースで〝アタック〟とは少々大げさにすぎないかと笑われそうであるが、私にとって山の頂に立つというのは、小学校六年生の遠足で、ふるさと沖縄の石川岳（二〇四メートル）に登って以来の大事である。オーダーメイドの靴を履き、自分の足で山頂に登りつく。その日を思い描くだけで胸が高鳴ってくる。

六七歳の春、いやーいいものですねー……、指折り数えながら新しい挑戦を待つことは。

私にも、春風に乗り華やいだ気分が訪れてきた。

〔10年6月6日〕

❖オキナワで頬伝う涙《なだ》民の梅雨〈芒種〉

五月一八日から六月二日まで帰郷していました。ちょうど普天間基地辺野古移設問題の日米合意や鳩山首相の沖縄訪問、そして福島瑞穂社民党党首（連立政権当時、内閣府特命担当大臣［消費者及び食品安全担当、少子化対策担当、男女共同参画担当］）の罷免から首相退陣までを、オキナワの地で向き合うことになりました。それにしても、二三日の鳩山首相の沖縄訪問時の警備体制は異様でした。先導車のSPが車窓から身を乗り出して護衛し、驟雨の中で「怒」の声をあげる県民の前を猛スピードで駆け抜けるテレビ画面を、多くの国民は何気なく見過ごしたのかもしれませんが、まるでアメリカ大統領警護時の映像そのものです。首相の国内移動時にこのような警備体制をとることは見たことがありません。首相官邸そのものが、沖縄県民の怒りの尺度を分かっていたことになります。

閣議決定の書類に署名を拒否した福島社民党党首を罷免してまで守ろうとしたものは、一体何だったのでしょうか。その四日後、急転直下、鳩山首相は辞任に追い込まれました。辞任理由はズバリ「普天間基地問題」の失政です。政治とカネにまつわる小沢民主党幹事長の退任は、副次的な道づれ決着に過ぎません。

昨年八月の総選挙で国民は政権交代を選択しました。投票によって選ばれた総理大臣さえ、アメリカの意向に反した政策を実行しようとすれば、アメリカ政府とわが国の官僚組織の連係プレーによって集中砲火を浴びせられ、結局は自ら掲げた外交姿勢さえ修正させられたのです。そのレクチャーは緻密に練り上げられ、「政治主導」を唱えていた首相さえも「抑止力」というマジックでからめとってしまったのです。マスコミは首相の軸足のブレを批判しても、一国の総理大臣の意思さえ変更させてしまう暗部のパワーを追及する気概は見られません。この国は、どのようにすれば、国の進むべき方向を国民の意思で選ぶことができるのでしょうか。まさに、アメリカに従属する半独立国家の実態を見せつけられた思いがします。

私は一九九七年に起きたひとつの出来事を思い返しました。当時の比嘉鉄也名護市長は、橋本政権のゴリ押しによって「普天間基地の辺野古移設容認」を迫られます。受諾と引き換えに即、市長を辞職しました。まったく同じシナリオです。「日米共同声明」の合意を置き土産に鳩山首相は退陣したのです。

菅直人新首相が六月四日に誕生しました。新首相は記者会見で「日米合意」を尊重すると明言しました。それでは、前首相の辞任劇がなぜ起こったのか、まったく意に介さないことになります。もし、この延長戦で沖縄県民の意思を無視する選択を押しつけるならば、早晩、菅新政権も政権を投げ出す命運をたどることでしょう。

沖縄でこれまでとはまったく違う、駐留アメリカ軍基地反対運動のある胎動を実感してきました。普天間や辺野古という特定基地を対象とする反対運動ではなく、とうとう沖縄駐留全アメリカ軍基地の撤去という、県民の気運に火をつけてしまいました。沖縄県民の交渉の相手は、これからは日本政府を飛び越え、直接アメリカ政府に向かうことになるでしょう。鳩山前首相は沖縄県民の心に、消し去ることのできない焼印を残しました。

「日本国にとって、沖縄のことなどは思慮の外にある。やはり、ヤマトは……」。

〔10年6月21日〕

❖黒南風や独鈷《とっこ》の嶺も喰らい消ゆ〈夏至〉

現代は情報が満ちあふれているが、アンテナを張りめぐらしているはずのマスコミ人さえ、見落としてきたのがハンセン病問題であった。

この問題は一九九六年の「らい予防法」廃止時に少しばかりの関心事になった。当時の厚生大臣は菅直人現首相であったが、法律停止にあたっての所管大臣の声明は、「隔離政策の見直しが遅れ、法が存続しつづけたことで患者、家族の方が多大な身体的、精神的苦痛を受けたのは、厚生省としても率直におわびしたい」と述べ、一世紀近くも続けた日本のハンセン病政策の過誤にふれることはなかった。しかし、二〇〇一年の「違憲国家賠償訴訟」の熊本地裁判決によって、国家政策によって作り出された過ちの深さを、国民もマスコミも初めて気づかされた。そして、ハンセン病問題が活字や映像によって競うように取り上げられたが、その熱気も醒め、今や一服という状況である。

五月二六日、信越放送からSBCスペシャル「隔離の果てに~ハンセン病元患者 最後のメッセージ~」が放映された。久々の秀逸な番組である。全国のハンセン病療養所で余生を送る長野県出身元患者は二七名であるが、その中のひとりAさんは語る。強制隔離の果てに自分の本名や出身故郷さえ消し去られた八〇歳の人生を、「嘘ついて隠れていることが苦しい」と。病気と国の政策に翻弄させられた無念の人生を、元病人たちは物静かに語る。「病み棄て」にした側でテレビ画面を見つめる私たちへのメッセージは重い。

人生には数多くの試練が待ちかまえる。「生・老・病・死」。産み出される苦悩や悲しみ、人はこの闘いのために生きてきた。もし、あなたが人生の晩年になって、「あなたの人生を奪ったのは間違いでした」と、知らされたとしたら、どうするのだろうか。

「何でこんな病気になったのだろう……」。Aさんのつぶやきは血を吐くに等しい。

先日、長野県立歴史館で開催されている「ひめゆり平和の祈り～沖縄戦から65年」に出かけた折、長野県人権啓発センターに立ち寄ったが、歓談の中でこの番組「隔離の果てに」が話題になった。

「伊波さん、湯谷小学校の子どもたちとの交流授業から何年が経ちましたか？　そうですか、もう八年ですか。あの時の子どもたちなのですねー、テレビの中の二人は、もう二〇歳なんですねー、心の中にしっかりと学んだことが残っている」。

あのかわいらしかった幼顔が、実にたのもしい青年の表情になっていた。映像の中の篠崎さん、笠原君の言葉を聞きながら、語り継いだ者の喜びと、その反面、語った者の責任を感じた。地方局制作の「隔離の果てに～ハンセン病元患者 最後のメッセージ～」は、自分の意に反して肉親や故郷という「絆」を奪われた者ほど、恋い焦がれるように「絆」の取り戻しを望んでいることが伝わってくる。それが限りなく切ない。この絆の修復は「病み棄て」にした側が、どれだけ汗をかくかにかかっている。全国のハンセン病療養所で、人生の終幕を迎えようとしている人たちに残されている時間は、あとわずかである。

「今度な、また来てちょうだい。気持ちがあったら…来てくれる？」。問いかけるAさんの横顔と同じフレームの中の若いテレビ制作者は、一呼吸をおいて、決意するかのように答える。「来ます。来ますよ！」。「無理しなくてもいいよ」。

〔10年7月7日〕

❖ 風鈴や古琉球めくる風の尺〈小暑〉

論語「巧言令色、鮮仁」は高校時代に学んだ。「政治」から発せられる言葉やメッセージは、おおむねこの類が多いが、それでも最低限度の節度は求められる。それを踏みはずした巧言は、深い傷跡を抱える人たちの「心」につばを吐きかけるに等しい。

六月二三日、この日は沖縄県民にとって特別な日である。戦火で肉親を奪われた多くの県民にとって、御霊に手を合わせながら涙し、戦世《いくさゆ》の苦を想い起こして平和を願う日である。こともあろうに、菅直人首相は、沖縄戦終焉の地、摩文仁で行なわれた全戦没者追悼式の挨拶で、「これからも引きつづき米軍基地の負担をお願いする」との、おわびとお礼の言葉を連ねた。まさに、時と場所をわきまえない、人間の「心」を失ってしまったのかと思える振る舞いである。

一方、普天間高校の名嘉司央里《なかしおり》さんは、同じ会場で次のような平和メッセージ「変えていく」を捧げた。

「今日もまたはじまる　いつもの日常　当たり前に基地があって　当たり前にヘリが飛んでいて当たり前に爆弾実験が行われている　そんな普通の一日　一見『平和』に思えるこの小さな島　そこにいつの間にか当たり前ではない　当たり前であってはならないものが　入り込んでしまっていた普通なら受け入れられない現実を　当たり前に受け入れてしまっていた　これで本当にいいのだろうか　平凡な幸せを感じながら　ただただ『平和』を望む今　簡単にこの違和感を　無視していいのだろうか　黒いたくさんの礎　刻まれるたくさんの名前　そこで思い知る　戦争が残した傷跡の大きさ深さ　何も幸せなど生まれなかった　何も手に入れたものなど無かった　すべて失ったものばかりだった　忘れてはならない　この島であった悲しい記憶　目を背けてはならない　悲しい負の遺産それを負から正に変えてゆく　それがこの遺産を背負い生きてゆく　私達にできること　変えてゆく

のは難しい　しかし一人一人が心から　負である『戦争』を忌み嫌い　正である『平和』を深く愛する　そんな世界になれば　きっと正の連鎖がはじまるはずだ　六月二十三日　慰霊の日　あの黒いたくさんの礎には　たくさんの人々が訪れる　そして　その一つ一つの名前に触れ　涙を浮かべながら語りかける『今年も会いに来たよ』と　手を合わせ目を瞑り祈りを捧げる　その訪れた人々に『平和』を願わないものはいない『二度あった事は二度ある』そんな言葉を聞いたことがある　しかし　こんな悲惨な出来事は　もう繰り返してはならない　だから……『二度あった事は二度とない』に変えてゆこう　平和で塗りつぶしていこう　その想いはきっと届いているはずだから」。

私たちは高校生の司央里《しおり》さんの平和メッセージから「人倫」（人間の実践すべき道義）を学ぶべきである。

〔10年7月23日〕

❖ 咲きじまい寂の宵なり沙羅の花〈大暑〉

わが家の夏椿は六月二九日に初開きをし、七月二一日、とうとう最後の一輪を落とした。先日、友人のKさんから『高橋竹山に聴く―津軽から世界へ』（佐藤貞樹著）が送られてきた。著者の佐藤さんもすでに故人であるが、津軽三味線演奏家の高橋竹山の死去まで行動を共にし、全国に竹山音楽を紹介してきた音楽プロデューサーである。同書は集英社新書の既刊であったが、このたびリニューアル新版として出版された。思い起こせば、一九八四（昭和五九）年の冬、著者の佐藤さん、竹山さんと会食談笑する機会があった。当時、私は百数十人の身体障害者施設の経営者として、年商一億超の印刷事業経営者として走り回っていた。

人は時にはわが身の丈を顧みない夢想をするものである。そのひとつが「良質の文化を社会に伝えるカルチャー活動」への事業組織としての挑戦であった。事業の収益バランスや展開の見通しなどを検討した上での取り組みではなく、経営者の情趣の思い込みだったといえる。決断の原点は障害を持つ従業員に、どうすれば人間の誇りと事業組織への信頼感を持たせることができるか、ということであった。よくも、まあー……このような大胆な決断ができたものだ。この困難な課題をコーディネートし、結実させたスタッフの中軸者が『高橋竹山に聴く』を送ってきたKさんだった。

「高橋竹山のプロデューサー佐藤貞樹さんは、青森芸術鑑賞協会の元事務局長で、私の上司でした。会ってみますか?」。私の職業人生で一番輝いていたと自画自賛しているあの時代は、こうして幕が開けられた。そして、出演者には「金はありませんが、あふれるほどの想いだけはあります」などと無謀な依頼をしていた。こうして実現した最初の企画公演高橋竹山独演会は大盛会であった。当初、余分な労務負担に眉をひそめていた従業員も、次第にカルチャー活動を事業の中に位置づけている意味に一定の理解を示しはじめるようになったが、従業員には日常業務の他に、定例化した文化催事という、ずいぶん過度の負担を強いていたことになるが、企画に行き詰まると、「継続こそ力」などと空元気のエールで叱咤激励する私がいた。その後、野村万作狂言の会の定例化やその他の企画など、小さな福祉施設が取り組む、地方都市での文化事業としては異彩を放ち、高い評価を得るまでになった。

さて、「継続こそ力」つながりでの話題になるが、私が長野県民の仲間入りをして丸一〇年になる。その間、七月一五日の茅野私立北部中学校で四二〇回目の講演を終えた。信州沖縄塾を主宰していることもあって、このところハンセン病問題に沖縄問題のリクエストも加わるようになったが、向かい合った人たちは、なんと一〇万人を超した。約五％の長野県民に直接語りかけたことになる。茅野私立北部中学校での生徒代表あいさつは、「必ず、余生を送っておられる長野出身者に『ふるさと長野』を届けるために、ハンセン病療養所を訪ねていきます」。キラキラと輝いた目を向けた少年にエネルギーを補充され、私の「語りの旅」は続く。

〔10年9月8日〕

❖地虫鳴き疾くとばかりの季を招く〈白露〉

今、私は長野県内を忙しく走り回っている。それは、一〇月二一日の信濃毎日新聞紙面を、多くの長野県民の名前で埋め尽くす夢を実現するためである。

私たちは、もうこれ以上の負担を沖縄県民に強いてはならないと思う良識ある人たちに、以下の四つのメッセージで訴えた。

(一) わたしは、危険な普天間基地の閉鎖・撤去を求めます。

(二) わたしは、沖縄県民の意思を踏みにじり、過重な基地負担と沖縄の自然環境を破壊する、新たな米軍基地の建設に反対します。

(三) わたしは、アメリカ海兵隊をアメリカ国内に撤収させるために、真剣な交渉をアメリカ政府とすすめるよう日本政府に求めます。

(四) わたしは、世界の平和を願い、日本の安全保障や平和を自分自身の問題として向き合い、世界反戦デー一〇月二一日の信濃毎日新聞紙での意見広告に賛同します。

この行動のきっかけは、六月一八日、私は松川村立松川中学校の人権講演会に招かれたが、三年C組担任のK教諭から「講演後、私のクラスの生徒たちに、ぜひ沖縄の話を、そして生徒たちの疑問に答えてほしい」と頼まれた。

同校は昨年度、新聞を教育の場で活用する「NIE（Newspaper in Education 教育に新聞を）」の実践指定校となり、生徒たちは、教室に備えつけてある全国紙四紙と信濃毎日新聞に目を通し、時事問題について日々、感想をまとめてきた。その中で、普天間基地移設をめぐる鳩山前首相の言動について、「公約違反だ」「言ったことを守ってほしい」と書いた。担任のK先生は、他人事としてとらえている生徒たちのまとめ方に違和感を覚え、沖縄県民の怒りの深さと真実を知りたいと、沖縄の地方紙を取り寄せた。その紙面からは、本土紙とは段違いの紙面構成と熱気があふれていた。生徒たちもその違いを読み取り、沖縄問題への新たな関心が生まれた。教室での私への質問も、まずこのことから始まった。そして、どうして長野県では沖縄問題にこんなにも無関心なのだろうか？　その上、私たちが参加できる沖縄問題への関わり方はないだろうかとも問われた。

松川中学校三年C組の諸君、あなたたちから投げかけられた問題提起に、二五人の呼びかけ人が動きはじめました。それが、「沖縄に新基地をつくらせない長野県民の会」の発足です。私の責任で、私ができること。まず一〇月二一日、信濃毎日新聞の紙面を、良識ある長野県民の名前で埋め尽くします。それがあなたたちから受けた、私たちからのせめてもの回答です。そして、その紙面には大人にまじって、あなたたちの名前も列記されていればと願っています。これまでわが国の平和と繁栄の代償として、ほとんどの米軍基地負担を沖縄に押しつけてきた、大人の私たちの責任ある第一歩を踏み出します。

〔10年10月8日〕

❖藁塚や農の祝いの笛遠し〈寒露〉

間もなく世界反戦デーの一〇月二一日がやってくる。今年のこの日は特別な日となる。私が呼びかけ代表を務めている「沖縄に新基地をつくらせない長野県民の会」の意見広告が、信濃毎日新聞紙上に掲載されるからである。

紙面一ページの広告料金と諸経費を合わせると約四〇〇万円が必要となり、腰が引けてしまうような大金である。それを、市民団体を組織して、わずか四五日間の短期間で取り組むのであるから、無謀とも思えるチャレンジである。

長野県には米軍基地がない。沖縄から遠く、沖縄県民が苦しめられている基地問題は、長野県民の日常からすれば慮外の対象となる。おまけに、辺野古新基地を推進している北沢俊美防衛大臣は、長野県選出の国会議員である。その長野県で「この豊かな海を戦争のための基地にさせない！」と、呼びかけようとするのだから困難は予想されていた。「思いは共感できるが、長野県では無理だよ」との意見もあり、議論は白熱した。しかしながら、懐手で平和を論じているだけでは、沖縄の人たちに申し訳が立たない、この長野県だからこそ、小さな一歩でも踏み出そうではないかとなった。

今回の取り組み方をめぐり、やはり労働組合や政党などが母体にならないと個人を対象とする目標は難しいと不安視する意見も出されたが、最終的には、「自分の意思を明確にする『私の責任』」という理念を掲げて進めようと衆議が一致した。

こうして、ただただ長野県民の良識を信じた一歩が踏み出されたのである。さすがに最終締め切りまで残すところあと一週間、日々胃の腑がキリキリ痛む。明け方、まどろみの夢に珍しい人が登場した。口でペンをくわえて原稿に立ち向かっている故森田竹次氏である。氏は『偏見への挑戦』『全患協斗争史』『死にゆく日にそなえて』等の著書を遺しているが、高校時代の私に思想的な刺激を与えてくれた方である。「友が戦場へいでたつ日、私は戦場へおもむくように療養所へ向かった」と、著書『死にゆく日にそなえて』に書き記しているが、生涯を国立ハンセン病療養所長島愛生園で過ごし、後遺症で両手機能を失ったため、ペンを口にくわえての著作活動で患者の解放運動を指導した方である。

森田氏については、かつて鮮烈なエピソードを聞かされた。一九五〇年、GHQから弾圧を受けた日本共産党は分裂状態にあった。森田氏も隔離療養所内で共産党党員として活動していたが、上部機関からの連絡も絶たれた療養所内の組織は孤立状態になっていた。動揺している党員たちに、森田氏はこう喝破したという。「前衛党の中央委員会は、各々の心の内にあり」と。まさにこれが矜持というものである。信濃毎日新聞の「けさの一句」に次の句があった。「折れやすき男の矜持秋高し」。男の矜持などと揶揄されているうちはまだ良い。主語が「男」から「私」に置き換えられないようにしたいものである。しかし、道はまだ遠いなー……。

❖蔦紅葉わが執着に照り映える〈霜降〉　〔10年10月23日〕

一〇月二一日、信濃毎日新聞の朝刊を開いた。一二・一三面の見開きページに、「この豊かな海を戦争のための基地にさせない」の意見広告が圧倒的なボリューム性を伴って迫ってくる。

市民による手づくり組織を立ち上げ、九月一日からわずか四五日間、人からひとへビラを手渡しながら、主張は「沖縄に新たな基地をつくらせない」と、きわめてシンプルに絞り込んで訴えました。やれるものですね、改めて長野県民のパワーを知らされました。すごいですね。四三〇三人の賛同者の心がひとつになったのです。

「長野県民の会」が意見広告に取り組みはじめてすぐに、尖閣列島の中国漁船船長逮捕問題から、にわかに国家間の問題へとエスカレートしてしまいました。新基地問題を訴えて歩くと、「沖縄の皆さんには気の毒だけど、中国や北朝鮮への抑止力として、やはり沖縄の米軍基地は必要」などと逆風にさらされました。その状況下での四三〇三名の賛同者です。この方々は、まさにおつきあいのレベルでの賛同ではないでしょう。まさに真水のような市民たちの挙手です。その上、経済状況も厳しい折、わが懐から一〇〇〇円を伴った意思の表明です。いかがでしょうか?「私」の立ち位置を明確にした、お名前がこれだけ並ぶと圧巻ですね。

「県民の会」を立ち上げるのにあたって、「労働組合や政党が主体にならないと、とても無理なチャレンジだ」との意見もありました。しかし、あくまでも手間隙かける市民グループの活動スタイルを堅持し、「私の責任」というコンセプトだけは守り抜こうと意思を統一しました。正直に舞台裏をさらけ出すと、一〇月一四日の最終締め切り日一週間前になっても、賛同者数は目標四〇〇〇人の半数にも満たないままでした。この事態に直面すると、さすがに全面意見広告はあきらめ、二分の一ページに縮小することも検討されはじめている中、お二人の主婦が駅頭で黙々と「県民の会」のチラシを配りつづけていることを知らされました。

「沖縄の皆さんのご苦労の万分の一でも」……。連帯するとは、汗をかくことで近づけるものなのですよね。そうです。掲げた「私の責任」の旗を下ろすわけにはいかない。そして、実行委員の面々のパワーが再点火されました。

「四〇〇〇名の賛同署名」を提唱すると「夢の大言壮語」とも評されましたが、どうです。これが長野県民の良識の真の結晶です。思わず、我ながら拍手喝采をしたくなります。私たちは、一〇月二一日の「意見広告」で第一歩を踏み出しました。しかし、私たちが立ち向かっている目標は、沖縄に新基地を作らせない日まで続きます。

〈10年11月22日〉

❖ 住所録消し去る数や木の葉髪〈小雪〉

多様な生き物や生息環境を守り、その恵みを将来にわたって利用するために結ばれた生物多様性条約国会議「COP10」が一〇月一八日〜二九日名古屋で開催され、私も二九日から三一日まで出かけた。国際会議場に隣接する白鳥エリアには、国内外の国際機関、NGO・NPO、企業、自治体のブースがテントを並べていたが、総じて各自治体のブースは、一応、おつき合い程度の展示内容で観光案内所と勘違いするほどのお粗末さ加減であり、わが長野県もその列に連なっていた。やはり、自然環境への関心の高さや取り組みへの実績は、NGO・NPOが担っていることを再認識させてくれた。とりわけ、沖縄・生物多様性市民ネットワークのブースはコンセプトにおいても資料の準備でも群を抜いており、ひっきりなしに市民が訪れていた。

琉球諸島は、東西約一〇〇〇キロメートル、南北約四〇〇キロメートルの広大な海域に広がる一六〇の島々からなり、亜熱帯海洋性気候地域に位置し、多くの固有種や固有亜種が生息する。亜熱帯性多雨林、マングローブ林、三八〇種のサンゴや特徴のある生態系が連続する、世界の中でも生物多様性の保全上とても重要な島嶼地域だといわれているが、そのホットスポットが今、危機的状況の渦中にある。沖縄本島北部にある生物の宝庫のやんばるは公共事業の林道建設で分断され、辺野古・大浦湾は普天間ヘリ基地の移設先として、また、沖縄本島中部の太平洋側の泡瀬干潟では埋め立て開発計画が進められ、豊かな海や干潟が失われようとしている。報道されていることによれば、環境省は三九年ぶりに国立・国定公園の指定を見直した。その中に「やんばる」も新規候補地に挙げられているという。この報道を耳にした時、わが耳を疑ったが、一方では破壊し他方では保護するというダブルスタンダードに、誰もがそのように思わざるを得ない。やはり、COP10主催国としての諸外国へのパフォーマンスにすぎなかったと、ならないことを祈るばかりである。

「癒しの島・沖縄本島」には、短期間の癒しを求める人たちのための人工ビーチが三八カ所、総延長距離一八キロメートルにも及んで造成され、沈黙の渚が産み出されているという。自然を破壊することはたやすい。しかし、自然を保全し、再生させることは、どれほどの時間と費用が必要か。奪い尽くし、痛めつけた未来は、消滅しかない。「環境」「平和」「人権」、このキーワードは、地球の命を見つめ直す憲章になるのかも知れない。

「沖縄・生物多様性市民ネットワークは、『環境』『平和』『人権』の三つを根っこに沖縄の生物多様性を守るために取り組みをしています。昔、沖縄の先住民族は、自然と共生しながら生きることで伝統的知識や文化を育んできました。しかし、『戦争』や『開発』によって環境が破壊され、それと同時に自然と共生していた人々の暮らしが奪われているのが現状です。環境が守られなければ、人権が守られない。平和な社会も築けない。私たちは、『平和』『人権』『環境』を、この小さな島の大きな資源として育み、守っていくために、思想、信条、民族を大切にしつつ、その壁を乗り越えた、豊かな関係性の中で生きていくためのネットワークをつくります」（沖縄・生物多様性市民ネットワークパンフレットから転載）。

8 あの黒い海が——東日本大震災、悲しみと苦しみのむこうに。［二〇一一年］

〈11年2月19日〉

❖ 背を照らす齢六七の雪明かり〈雨水〉

テレビの取材で、三六年ぶりに瀬戸内海のハンセン病療養所長島愛生園を訪ねた。この島には私の青春がまるごと詰まっている。行くべき道が見つからず、底無しの不安感につきまとわれた時の逃げ場が、学校寮裏手の新良田《にいらだ》の浜であった。そこから遠景の小豆島をぼんやりとながめていたが、夕暮れ時などには特に寂寥感がつのった。

この島にはハンセン病患者が唯一学べる岡山県立邑久《おく》高等学校新良田教室があり、ここで学ぶために六年間過ごした。この高等学校は、学校教育法で規定される「疾病により療養中の児童及び生徒に対して、特殊学級（二〇〇七年の法改正により、特別支援学校に統合）を設け、又は教員を派遣して、教育を行うことができる」（旧学校教育法第八十一条）によって一九五五（昭和三〇）年に開校され、一九九七（昭和六二）年に閉校されたが、同校の卒業生は三〇七人、そのうち圧倒的多数の二八〇人が社会復帰をしている。

当時のハンセン病者を取り巻く社会状況からすれば、らい予防法という法律は、未だ厳然と存在し、ましてや、社会復帰者への支援策が未整備の中で、九〇％を超える卒業生が社会復帰をしていた。法律の廃止や違憲訴訟が起こされる三〇年前の歴史の一断面である。病気が快癒すれば元の普通の生活へ戻る。まったく当たり前の道筋が、同校の校門から拓かれていたことになる。しかし、当時の私の手足の後遺症からすれば、その扉の前に立つことなどは、とても望外なことであった。取り残されていく私……。苛立ちと不安感……。そのことを打ち消す唯一の希望の灯が、まわりから病的とも評された、機能回復のための整形手術への執着だった。在学中に六回の施術、卒業後も一年、この島に残り手術台の上にいた。

それでも、同校卒業生たちには一足遅れではあったが、私の人間復権の旅立ちを準備してくれた島である。その上、―ハンセン病回復者を明らかにして生きる―その後の生き方の覚悟をさせてくれた原点の島である。それだからこそ、橋が架けられ、だれもが、いつでも行き来できる島に変わっても、私にとっては、ただなつかしさだけでは、決して訪ねてはならない、瀬戸内海に浮かぶいつまでも孤島のままの特別な場所である。

三九年ぶりに踏む長島、その中の「新良田教室」校舎……。そして、宿舎跡……。どのような圧倒的な力感を持って、私の前に立ち現われるのだろうか。その上、やさしく迎えてくれるのだろうか。今から胸が高鳴る。

（11年3月6日）

❖春雷や遠き高江の慟哭か〈啓蟄〉

鳩山由紀夫前首相（当時、民主党政権）の「県外断念の理由とした在沖アメリカ海兵隊の『抑止力』

は、後付の方便だった」。米国務省のケビン・メア日本部長（当時）の「普天間は危険でない。沖縄はゆすりたかりの名人」との二人のコメントは、沖縄問題の本音がついに透けて見えてきた。しかし、その認識の延長線上でのSACO合意によって、今、沖縄県国頭郡東村《くにがみぐんひがしそん》高江では、米軍訓練用ヘリパッド（着陸帯）工事が強行されている。

ヤンバルのこの地域一帯は、ノグチゲラやヤンバルクイナの営巣地でもあり、二三種の固有・亜種、一七七種の絶滅危惧種や四〇〇〇種を超す野生種が生息する自然の宝庫である。住民一六〇人が静かな暮らしを送っている高江集落を取り囲むように、現在、六カ所のヘリパッドが着工され、そのうちの二カ所は、明らかにMV‐22（オスプレイ）利用を意図したものといわれている。

二月一八日、自分自身の目で高江の状況を確認したいとの思いから、早朝、うるま市の実兄宅からヤンバルに向かった。名護市に向かう道路は、平日にもかかわらずレンタカーの「わ」ナンバー車で混雑している。向かう先は日本ハムファイターズキャンプ地の名護市営野球場だという。大宜味村塩屋から高江に向かったが、反対車線を数台の車列が駆け抜ける。道路わきに立つ女性から兄に声が飛んだ。「防衛施設局の工事車両二台が、N4地区へ」。Uターンしながら兄がつぶやいた。「いつもより防衛施設局の動きが早いなー」。

逆戻りするとN4地区入口では、防衛施設局関係車両と工事車両の前後に住民や支援者側の車が挟みこむように攻防戦が始まっていた。私たちの車が先頭車両にまわり込んで停車する。車両から作業者が出られないように横断幕を張りめぐらせ取り囲む。横断幕の両脇はしっかり巻き込まれ、工事車両に直接触れないように絶妙に数センチの隙間を空けている。工事車両に少しでも触れると器物破損等で訴えられる可能性があるからだという。車両は横断幕にぐるぐる巻きにされた状態である。「この工事は何のために行なわれるのか」「あなたたちに説明する必要はない」「道路に車を駐車するのは、道路交通法違反だ。即刻、撤去しなさい」。騒然とした攻防戦の後、名護警察署に通報され、警察車両が現場に到着する。防衛施設局職員は警察官に対して「道路交通法違反だ、違法駐車を撤去させなさい」と居丈高に叫んでいるが、警察関係者は実にゆるゆると現場確認を行なう。その動作は実に緩慢な所作に見えた。車両移動の警告が出される。先頭の車両が動きだすが、支援者が工事車両前に立ちはだかる。ふたたび車両往来妨害の訴えがなされ、警察官から警告が出される。これが何度も繰り返される。まさに市民運動の順法闘争の知恵を見る思いがした。

私たちの車に、N1地区に急いで向かうように指示が出された。

「今日は二カ所から同時に攻めているなー」

N1地区にたどり着くと、腕章をつけた防衛施設局職員と工事関係者五〇人、市民運動側三〇人が激しい攻防戦を展開中であった。この二月から特に工事作業があわただしく進められているという。工事にかき集められている作業者は、皆、二十歳前後の青年たちで毎日顔ぶれが変わるという。市民運動側も、防衛施設職員には厳しい言葉で抗議を行なっているが、工事関係者には実に穏やかな言葉で説得行動とも見える対応の違いを見せている。延々とこの攻防戦が一七時まで続けられる。闘いの現場にわずか六時間しか居合わせられない。苛立たしさと痛みを抱えて、私は長野に戻る。

プロ野球のキャンプ場には、数千名の人たちが群れているのに、車を走らせれば目と鼻の先では、この国の「平和」をめぐる攻防が毎日展開されている高江には、たった数十人しか駆けつけないこの国の現実に絶望にも似た思いがつのる。でも、私たちの国を投げ出すわけにはいかない。

〈11年3月21日〉

❖ 無常なり苦悲を見届け白鳥《とり》還る〈春分〉

思わず、押し寄せる津波からのがれて走りまわるテレビ画面の車に「ダメだ！　だめだ！　そこに行っては、だめだ！」と、叫んでいた。あの日から、日々刻々と増える東日本大震災の死者・不明者・避難生活者。そして、原発事故の大惨事に胸がつぶれる思いがする。

その最中、一瞬、わが目わが耳を疑うような石原慎太郎東京都知事（当時）の発言が届いた。

「この津波をうまく利用して我欲を一回洗い落とす必要がある。これはやっぱり天罰だと思う」

さすがにその後、陳謝して発言を撤回したが、それにしても、人の苦しみや悲しみに、こんなにも無慈悲なことばを平然と口にできるとは……。言葉を失ってしまう。瓦礫をかきわけ、血眼になりながら肉親のわずかな手がかりを求めている時に、社会の審判者を気どり、被災者を見下しながら、「天罰！」と言い放ったおぞましさに身震いがする。

テレビが途方に暮れる被災者を映し出している三月一三日（日）、私は、ある種のためらいを覚えながら、東御市九条の会の講演会に出向いた。その日の私の演題は「あなたの耳に沖縄の悲鳴が届いていますか」である。こんな状況下では沖縄問題など小事ではないかとの思いにかられる。しかし、歴史のある出来事に思いを重ねて己の弱気を叱った。それは戦争遂行一色にすべての人的・物的資源を統制した国家総動員法（一九三八年）時の社会状況である。事象と社会状況には大差があるが、社会が「戦争」一色の真っ只中でも、侵略戦争への道に立ち向かった先人たちがいたではないか。

救済に立ち向かう自衛隊や諸外国の救助隊の姿を見よ！　彼らの手には、殺傷と破壊のための銃器などはない。共通する目的は「命の救済」だけである。これこそ、武器を手にせずに国を守る「自衛隊」の未来の理想的な任務が、ここに示されていたではないか。

だからこそ、今、沖縄の辺野古や高江で進められている新しい軍事基地建設に異議を唱えるのは、真っ当な人間の責任の果たし方ではないか。わが意の覚悟の弱さを恥じた。

〈11年4月20日〉

❖夜桜の翳は艶なり風に儚《ぼう》〈穀雨〉

東村山市にある花さき保育園新保庄三園長からの電話が弾んでいた。「厚労省から決定通知がありました。来春、念願の開園ができます」。同園は以前から、近隣のハンセン病療養所多磨全生園入所者自治会との了解のもとに、療養所内を園児たちの自然観察や遊びの場としてきた。

二〇〇九年に施行された「ハンセン病問題基本法」は、これまでハンセン病関係のみの利用に限定していた同療養所敷地を、地域共生を計ることにも門戸を開くようにしたが、花さき保育園は、いち早く保育園開設に名乗りをあげていた。新保園長の保育理念を反映するかのように、園児たちと入所者の交流を目指し、「入所者と触れ合った体験から、あらゆる差別をしない大人に成長してほしい」と、保育園正門を全生園入所者側に造るように検討しているという。（来年二〇一二年の）開園へ向けての準備を進める花さき保育園へのメッセージを求められ、私は次のような文章を送った。

「慶事なり、快哉なり。桜が咲き誇る二〇一二年の春、国立ハンセン病療養所多磨全生園の一角で、子どもたちの笑い声や泣き声が飛び交い、走りまわるという。

かつて、子どもを産むことも、育てることも許されなかったハンセン病療養所の柊の垣根の内に、日本の未来を担う幼子たちが、人間社会の営みの情景をいっぱい携えて戻ってくる。

幼子たちよ、あなたたちが踏みしめるこの地は、烙印を押され、ふるさとを追われたまま、病み棄てられた人たちの、時と涙がしみ込んだ地だ。町名番地でも特別に切りとられた東村山市青葉町四丁目で、大きな笑い声をあげろ！　そして、泣き、遊び、走りまわれ！

二〇一二年、当たり前の世間の春が訪れる。

幼子たちがタイマツをかかげ、人間社会を取りもどす扉を開くために。

若い者も、老いた人たちも、人は寄り添い、支えあって生きる。

それが人間の町。


「二〇一一・一・四」。

❖代掻《しろか》きにただ腕組みし異郷の田〈小満〉

〔11年5月21日〕

津波で押し流された海岸を、鼻綱を解き放たれた数頭の牛が走り去った。そして立ち止まり、こちらを窺っている。テレビ画面の映像である。まるで人間たちの無責任さを恨むかのように映っていた。

福島原発事故で半径一〇キロ、半径二〇キロ〜三〇キロ、住民避難区域は大別して避難指定地域、計画的避難区域、緊急時避難準備地域に区別され、住民への避難指示がなされるという。新聞紙上では連日、福島原発から長野までの同心円で表記されている空間放射線量率が掲載され、いつの間にか私の脳中もすっかり洗脳されてしまい、圏外にいる安心感を己で確認している。人間の過ちによって汚され、故郷を追われた人たちの口惜しさに思いを及ばせ、ふと我に返り、恥ずかしさとともに怒りがこみ上げてくる。福島県のこの地域の主要な産業基盤は畜産であり、住民が避難された結果、この地域には牛三〇〇〇頭、豚三万匹、鶏六〇万羽が取り残され、すでに厩舎でつながれたまま餓死した家畜もあるが、早晩、薬殺処理がなされるという。

原発事故で次々と明らかになったことは、これまで伝えられていた安全対策が、いかにもろいものであったかということである。ところで、原子力発電と沖縄の米軍基地問題には、共通することが内包させられている。

「原発は温室効果ガスを発生させることなく、効率よく安定した電力を得られます」（中学校教科書『新編　新しい社会　地理』東京書籍）と、まるで豊かな社会を実現するために原発推進が最善であると学校教育でも教えている。一方、外敵からわが国を守る「抑止力」として、沖縄駐留アメリカ軍基地は絶対に必要だと国民に説明してきた。原発や米軍基地に関わる事故が発生すると、多くの国民は自分が関わった選択責任によってこうむった被害であるのにもかかわらず、まるで遠くの運の悪い、他人の不幸を哀れむ、という図式を繰り返してきた。しかし、普天間飛行場移設問題や福島原発事故を目の当たりにしてさすがに目が覚めたようで、これは特定地域だけの問題ではなく、日本全体、そして自分自身に突きつけられた問題だと気づきはじめた。

私たちは今、原発と沖縄駐留米軍基地問題から目を逸らすことはできなくなった。未来を引き継ぐ、自分の息子や娘たちに、この国をどのような「かたち」にして手渡すことができるのだろうか？　立ち止まり、きっちりと選択しよう。

❖風走る網戸透かして青すすき〈芒種〉　〔11年6月6日〕

一九五七（昭和三二）年五月一日（四月三〇日の石川中学校の定期集団健診の後）のあの日のことを思い返していた。「残念ですが、息子さんはライ（ハンセン病）を発症しています」。医師から告げられた言葉に父の肩がガックリと落ちた。

そして、医師は机をこぶしでドンとたたき、言葉を荒らげて言った。

「こんなに病状が進行するまで、沖縄の医療はどうしてこの子どもを発見できなかったのか！」。怒りに顔をあからめたあの日の情景がよみがえる。病人にとって必要な時、医師や医療が身近にあることのありがたさは、その後、ハンセン病の後遺症に振り回された労苦が尋常なものでなかっただけに、私は実感として理解できる。―必要な時に、医療が身近に―時折、もし……あの時、もっと早く私にも……の思いを手繰りながらほぞを噛む。

この体験がベースとなり、二〇〇三年六月、多くの賛同者の協力を得て「伊波基金」は創設された。基金の原資は、私に支払われた「ハンセン病療養所入所者等に対する補償金」である。

友人からフィリピン共和国の国情について教えられたことがある。国民総生産額の約一〇％が海外からの送金によって支えられ、特に高学歴者の頭脳流出が顕著である。医師、看護師、介護福祉士等の職業人も高収入を求めて海外に出てしまい、地域医療は崩壊の危機に直面していた。この対応策として、フィリピン国立大学医学部レイテ分校（ＳＨＳ）が開校された。このＳＨＳの階段式医学修学システムはユニークで、まず地域衛生指導員の教育資格を得て―助産師コース―看護師コース―医師コースと階段式に学業と国家資格取得が進められる。したがって、医師になるまで最低でも一〇年が必要になる。その上、在学中に地域医療現場の従事が義務づけられる（詳しくは、http://www.kagiyade.com/参照）。

伊波基金受給者には、「人々の命を愛し、人間を苦しめる病気に立ち向かう勇気と情熱を持つ、SHSの推薦を受けた学生」が条件とされる。これまで奨学金受給者は二〇人を数え、それぞれが地域医療の第一線で活躍しているとの報告を受けている。その現場を自分の目で見学したいとのリクエストを出していたところ、それが実現することになり、六月二一日〜二九日までフィリピンに出向くことになった。私の訪問予定に合わせて、全地域から伊波基金受給者が参集するという。まるで、わが息子や娘たちに会いに行くかのように気持ちは昂ぶる。なお、今回のフィリピン訪問には、琉球朝日放送（QAB）のテレビクルーが同行し、後日、ドキュメンタリー番組（開局記念特番ドキュメンタリー「花に逢はん〜人としての尊厳を求めて〜」）として放映される予定です。乞うご期待！　では、行ってきます。

❖半夏生《はんげしょう》長い旅路の庭迎え〈小暑〉フィリピン訪問記①

〈11年7月7日〉

何度も計画され、その都度、私の体調不良によって先送りされていたフィリピン共和国訪問が、やっと実現した。それを支えてくれたのが、琉球朝日放送の取材クルー（草柳悟堂ディレクター、嶺井政樹カメラマン）と看護師の笹野さんだった。

長旅から戻りました。いやー……、それにしても、飛行機を乗り継ぎ、ランドクルーザーに揺られ、小舟で波頭を切っての各地訪問は、いささか骨は芯から悲鳴をあげていたが、それでも心根は実に清々しく、カメラマンの嶺井さん曰く、「少年のような伊波さんの笑顔をカメラのファインダーで切り取ったのは初めて」。

帰国早々、六日の長野大学の辞令交付式・講義、七日の清泉女子学院短期大学の授業、九日の信州沖縄塾と続き、あわただしさとともに日常生活が戻ってきた。

わずか滞在八日間でしたが、フィリピンに入国してまず目に飛び込んできたのは、人や物の圧倒的な躍動感である。それにしても、子どもたちが街中に溢れかえっている。この子どもたちが教育を受け、社会と向き合う技能を身につけるようになれば、この国は間違いなく貧困からの脱却どころか、アジアの未来を制するであろう。かつて、私の故郷沖縄にも、その原風景があった。バラックが軒を連ねた路地裏から子どもたちの嬌声が聞こえてきた。しかし、あれから六六年、居座りつづけた米軍基地によって、発展を約束されていた未来は窒息させられてしまった。さて、卒業式前夜の二七日、交通の不便を乗り越え、六人の奨学金受給者が駆けつけてくれた。初対面で言葉が通じなくても、目を見つめ手を握り合うことで、私のフィリピンの息子や娘たちとは瞬時にして心が通い合った。それぞれが困難を抱える地域医療の現場で、看護師・助産師として活躍しており、口々に地域への貢献後は上級コースに挑戦したいと話していた。「伊波基金は、努力し、チャレンジする学生を支援します」と回答したところ、六人の表情が一斉に輝いた。私の小さな試みが、これほどの喜びと夢を生み出しているとは。私こそハッピー。

その愉快な気分から、つい口を滑らせてしまった。「一〇年後、あなたたちの子どもを抱きに、またフィリピンに来ます」。おいおい、大丈夫かいな？　その時、七八歳。まあ、いいか、夢は見つづけてこそ夢！

六月二八日（火）快晴。第三二回フィリピン国立大学医学部レイテ分校（ＳＨＳ）の卒業式。ひな壇に座らされる。儀仗兵による国旗・校旗掲揚、国歌斉唱のセレモニーを目の当たりにすると、「国家」の持つ重さを思い知らされた。

今回は看護師・助産師の三〇人が巣立ち、それぞれが任地に向かう。式典では五人の奨学生に私から奨学金証書が手渡され、私にも学長から感謝状が授与された。そして私が登壇し、以下の内容のスピーチを行なった。英訳はフィリピン国籍を持つ目取真呂芽雄氏が行なったが、呂芽雄氏の通訳がいかに素晴らしいものであるかは、会場からの一言一句への反応で手応えを感じた。

「教育は人を生かし、貧困の連鎖を断ちます。医療は人を病から救い出し、肉体や精神の苦しみから助け出します。伊波基金は、医学医療をはじめ、人間として人間のお世話をするアジアの学生を援助します。医学は人間を苦悩と挫折に追いやるものと闘いつづけてきました。伊波基金の奨学金は、何よりも人々の命を愛し、人間を苦しめる病気に立ち向かう勇気と情熱を持つ学生に与えられます。伊波基金は支援を続けます」。

昨年の奨学金卒業生オデオン・ダイヤグ君（二三歳）はクリオン島の地域医療に従事し、今年いよいよ医師コースにチャレンジするという。今年の奨学金受給卒業生ドロレス・クッローさん（二二歳）は、これから地域医療に従事した後、医師コースに挑戦するという。ちなみに、二人とも卒業生の最優秀者に与えられるメダルを授与されていた。わざわざ、そのメダルを私に触れさせに来た。

信濃毎日新聞、六月二九日朝刊は、斎木政雄記者の特報を掲載していた。「フィリピンの医療・看護学生支え—奨学金の縁で卒業式に—」。

❖ 青ほほづき装いの姿まだ少女〈大暑〉　フィリピン訪問記②〔11年7月23日〕

今回のフィリピン行きのもうひとつの目的は、マニラから遙か離れたカラミアン諸島クリオン島への訪問であった。この島は一九六〇年代半ばまでフィリピン各地から集められたハンセン病患者の隔離の島であったが、日本の隔離政策推進者であった光田健輔医師も、このクリオンをモデルにしたともいわれる。一時、六〇〇〇人を超える患者が隔離されていた島であり、その後、隔離政策が廃止され、今では元患者の子孫たち、そして回復者も家族も一般住民も軒を連ねて住む、一万七〇〇〇人の楽園となっている。

マニラ空港からブスアンガ空港まで約二時間、コロン島を車で横断すること一時間半でコロン港である。岸壁に映画で見たことのある、船の安定を保つために両側に長い腕を伸ばす小舟が待っていた。揺られ、波をかぶりながらの約二時間、目指すクリオン島にやっとたどり着く。湾に入ると、島の教会の鐘が鳴り響く。船長が「ミスター・イハの到着を知らせる歓迎の鐘が打ち鳴らされています」と教えてくれた。

港と呼ぶにはイメージとかなりかけ離れているが、手を添えられ、危なっかしい足の運びで、やっとクリオン島の岸壁に乗り移った。ホテルへの坂道を登っていくと、クリオン吹奏楽団が高らかに奏でていて、庭にはハンセン病回復者の皆さんが並び、一人ひとりの首にマンゴーの白い花で飾られたレイが掛けられた。ホテル入口には、ハンセン病医療と地域医療で高名なアルチュロ・クナナン博士が満面の笑みを浮かべながら両手を広げていた。同博士の尽力の結果、同島は地域医療のモデルと称され、日本からも多くの医療人が学びの場にしている。

二八日、快晴。第三二回フィリピン国立大学医学部レイテ分校卒業式、私は来賓とともに壇上にいた。それぞれ晴れがましい顔が並んでいる。一人ひとりに卒業証書が手渡され、壇上で、今年の最優秀メダル受賞者ドロレス・クッローさん（伊波基金受給者）が卒業証書を片手に私に駆け寄ってきて、しっかりと私の両手を握りしめた。彼女と私のスナップ写真が、信濃毎日新聞七月二三日朝刊の紙面を飾っている。私の小さな仕事、そして私の夢が実をつけはじめている。しかし、まだ一五人にしか奨学金を手渡すことができていない。仕事はまだ残されている。

沖縄での、あの一四歳の時、怒声にも似た医師の言葉がよみがえった。「こんなに病状が進行するまで、沖縄の医療はどうしてこの子どもを発見できなかったのか！」。

私は少年の夢を取り戻しに、今、ここフィリピンの異国に立っている。国境はどうでもいいことだ。病で不安に震える者にとって、必要な時に身近に医療があり、手が差し伸べられる。これほど大切なことはない。それは、手足にハンセン病の後遺症を持つ私が、いつもくやしさを噛みしめながら描いていた願いである。六月二九日の深夜、無事、信州のわが家にたどり着いた。これからまた、新しい仕事が始まる。

〈11年8月8日〉

❖湿原を奔《はし》る憐慕《れんぼ》や初嵐〈立秋〉

術後のわが足による耐久レース第二弾は、昨年の太郎山登山に引きつづき、快晴の七月二二日に決行された。わが家から車を走らせ約一時間、浅間山連峰西側の湯の丸高原にたどり着く。

今回の挑戦は、数万年前の三方ケ峰火口原にできた標高二〇〇〇メートルに位置する池の平湿原である。噴火から数万年の歳月を重ねると、国立公園に指定され安らぎの場を提供していることになる。それに比べ、四カ月前に発生した東日本大震災は、原発災害も誘発し、未だに人々の生活と人生を根こそぎ奪い尽くしたままである。この落差に思いが及ぶと、夏の陽光をかき分けて吹き抜ける涼風に包まれながら、無常色の感興が湧き起こってくる。池の平湿原は昼夜と年間気温差が大きく、六月から九月まで、その時々に里山と高山植物が咲き乱れる湿原であり、私の足でも無難な山歩きコースという。

昨年の太郎山登山は、わき目を振る余裕などなく、ただひたすら頂上へと息を切らしたものだが、今回は全国森林インストラクター宮崎英夫さんの名案内を得て、湿原の成り立ち、樹木の種類、植物の特徴などを説明してくれるおかげで、歩を止め、山野草に視線を落とす余裕が生まれる。同行者は友人の竹内茂人さん、妻の繁子と私の三人である。

駐車場から雷の丘（二一〇八メートル）を抜け、見晴歩道を登り雲上の丘広場（二一一〇メートル）までは四五分の行程である。湿原の眺望を見下ろしながら、そこでまず一休歩。のどを潤し、息を整え、陽光が一〇％しか差さないという「ピグミー森」に入る。その一帯はカラマツ自然林が冷気を漂わせていた。「ピグミー森」と名づけるとは花丸。林間から何やら森の妖精たちの声が聞こえてくるようだ。森を抜け、三方見晴歩道の交叉点を左に折れると、眼下に小諸市街が一望できる。

「間もなく本日の見せ場ですよ」。突然、宮崎さんの声が弾む。

右手のガレ場（大小の岩が散乱する礫地）はフェンスで守られているが、その内側にコマクサの群生地が現れる。けなげにも崖地に貼りつくように花の季節を競っている。私はコマクサを初めて目にする。わずか一五センチほどの広がりを持つコマクサでも、ここまで成長するのに大体四〇年ほどかかるという。成長歴の息の長さよ。それにしても、「盗掘防止」のために張り巡らされたフェンスの姿は、人間どもの我欲の深さの象徴にも見える。

「三方ケ峰（二〇四〇メートル）にも群生地がありますから、そこで昼食休憩にしましょう」。そろそろ悲鳴をあげはじめていた私の足取りも、その声に励まされるように耐える。ありました。見えてきました。三方コマクサ園の群生地です。絶景、その脇で弁当を開き、昼食とは、まさに天空でのしばしの休息。約三時間の池の平コースを歩き、少しばかり膝が悲鳴をあげましたが、無事踏破することができました。次回の計画は戸隠です。

今回、池の平湿原で出会った花暦の記憶のために、そのいくつかを紹介しましょう。ハクセンフウロ、イブキジャコウソウ、ウスユキソウ、シモツケソウ、トリアシショウマなどです。植物和名は実に風雅。書き抜いてつくづく先人たちの心映えの深さを思う。

〔11年8月23日〕

❖ かなかなと耳にカザルス刻昏《ときく》れる〈処暑〉

この国の民は今、未曾有の危機に直面している。地震・津波に家族の命や生活基盤を奪われただけでなく、その上に、福島原発の爆発事故が自然を沈黙させ、人びとの未来やふるさとまで奪い、私たちは見えない恐怖に襲われている。

その最中である。ポスト菅をめぐり、永田町界隈だけはにわかに活気づいている。震災・原発被災者が、一刻の猶予も許されない生死に直面しながら国の手助けを待っているというのに、政治家たちが今、情熱を注いでいるのは、三文芝居にもならない政治劇である。その上、大義のかけらも見えない救国内閣と称する大連立構想まで浮上し、これがわが国の政治レベルの実像だと思うと、腹立たしさを通り越し、まったく情けなくなる。

八月一八日、政府の原子力災害対策本部は、福島県いわき市、川俣町、飯舘村の〇～一五歳の子どもの四四・八％に、放射線ヨウ素の甲状腺被曝が確認されたと発表した。一〇〇ミリシーベルト～一五〇ミリシーベルト以上の被曝を境に、がんで死亡する確率が高くなるといわれているが、二五年前のチェルノブイリ4号炉爆発の結果、ウクライナでは、子どもたちのがん症例数は一九・五倍、甲状腺がんでは五・四倍、甲状腺腫は四・四倍、甲状腺機能低下五・七倍、結節は五・五倍に、それぞれ増加しているという。放射性物質の健康への影響は、主として半減期八日の放射性ヨウ素131によるとされているが、半減期が長いストロンチウム90やセシウム137は、食物連鎖によって体内に取り込まれる。特に、ウランは遺伝子に影響を与え、被曝した人たちは長期にわたって被曝リスクを背負うことになるという。

日本国民は間違いなく、今、岐路に立たされている。それは、この国の未来のために、政治や経済、そして私たちの生活のありようを、今一度立ち止まって考え直す必要があるからである。キーワードは「変わる」という命題であるが、そのひとつの原発問題は、ただエネルギー領域の問題ではなく、まさにわが国の「未来への選択」という基本課題である。あなたは、子どもや孫たちの未来のために、どの道を選択し、どのような行動をしたかが問われている。

私たちに求められていることは、「がんばろう。日本」などという抽象的で他人事のスローガンを掲げることではなく、「変革のための行動」への舵切り宣言に同意するのか、反対するのかということである。

この時、金沢大学医療系サークルKUREの一六人がフィリピン共和国を訪問している。私にも縁が深いフィリピン国立大学医学部レイテ分校（SHS）も訪問日程に組まれているが、経済的には貧しい異国で、この若者たちは何を学びとって帰ってくるのだろうか。きっと人間の生き方、医療のあるべき原点を学んでくるに違いない。

若者たちが直接、目や肌で触れて描くであろう、わが国の地域医療や医療格差問題への長期にわたる全体構想を、「現実」というモノサシで打ち砕かれることがないように願う。医療を費用対効果のみで論議せず、いつも人々の身近に存在してほしいと願うのは、絵空事なのだろうか？　この国の病には、何種類もの処方箋を書かなければならない。


〈11年9月23日〉

❖人を恋う浪呑む路地に秋桜〈秋分〉

「えっ！　まさか？　八六歳の老人が軽自動車を運転して、気仙沼から？」

門屋和子さん（ハンセン病問題に関わる長野県民の会会長）の言葉にわが耳を疑った。「今、坂城のインターを降りた消防署前のコンビニからだー」との電話であわてて駆けつけると、あの時のじいちゃんがそこにいたそうである。

「『六月二八日に気仙沼の魚市場が再開されたので一番先に魚を食べてもらいたくて』と、お魚をいっぱい車に積み込んで届けてくれたのですが、わが家だけではとても食べきれないので、伊波さんにもお届けします」

大津波に飲み込まれた街に大火災が襲いかかる。気の毒で、とても正視に耐えられないテレビ映像の記憶にある気仙沼市。地図を開いて、またまた驚かされる。その地は岩手県境にある。高速道路を東北自動車道↓北関東自動車道↓関越自動車道↓上越自動車道↓坂城インターと、軽自動車で六〇〇キロの道のりを走りつづけてきたことになる。

八六歳の新野喜三郎爺さんと門屋さんの出会いは、四月二九日のＦＩＷＣ（Friends International Work Camp フレンズ国際ワークキャンプ）の気仙沼市唐桑支援行動時に避難所入り口で呆然と立ち尽くしている老人が目にとまり、なぜか気にかかり、声をかけたことから始まる。「じいちゃん！」「おお、どこから来た？」「長野から」「わが家は津波に持っていかれたけど、また家を建て直すから、そうなればわが田舎の家と思っていつでも泊まりに来い！」「うん、絶対行くよ！」と、お互いの住所を教え合って別れたという。私はすぐに魚のお礼と震災被害お見舞いの手紙を書いた。

八月二〇日、魚を積み込んだ喜三郎さんが再度、遠路はるばるお出ましとなった。その時は門屋さんに案内され、わが家まで寄っていただいたが、愛妻と妹さんと喜三郎さんも津波に流され、ご自分だけがロープで引き上げられ命が助かったという、東北なまりで語られる災難話に言葉を失ってしまった。

「時間がたってくれれば、さびしいーのー……」。応える言葉が見つからない。

「これから兄弟つきあいしてくれや」「こちらこそ、ぜひ」

後日、門屋さんの話によると、その足で群馬県草津町のハンセン病療養所栗生楽泉園に立ち寄られ、納骨堂で合掌し、雨に打たれながら肩を震わせてつぶやいていたという。

「さびしかっただろうなー……。つらかっただろうなー……。ごめんなさいよー……」

人は別れの悲嘆の中に人を求め、出逢いを求める。人は語るべき相手を失った時、言魂の持つ重みがわかる。そして、涙を飲み込んだ時かけられる言葉にこそ、真正の人の温もりを感じ取るのだろう。私にも出逢いのおすそ分けをありがとう。気仙沼の新野喜三郎さん、これからも末長いおつきあいをお願いします。

❖ 語り継ぐ理に添う情や秋の雨〈寒露〉

〈11年10月9日〉


一時間二五分にも及ぶドキュメント作品「花に逢はん〜人としての尊厳を求めて〜」が、琉球朝日放送（ＱＡＢ）の報道特別番組として一〇月一日に放映された。その作品が陽の目を見るまでには、一人の報道人の一二年という歳月の「執念」にも似た思いが込められていた。

彼から琉球放送（ＲＢＣ）の名刺を差し出され、カメラを向けられたのは、ハンセン病違憲国家賠償判決前の一九九九年であった。しかし、彼は二〇〇一年には事業部へ異動となり、その翌年には琉球朝日放送編成部への出向を命じられたと告げられた。その時、無念の表情でこれまで撮りためた撮影テープ（三〇分）三本がお蔵入りになったと頭を下げられた。そして、満面の笑みを浮かべ報道の現場へ復帰したと知らされた二〇〇三年の六月から琉球朝日放送の取材スタッフによって撮影が始まったが、またまた二〇〇六年には東京支社異動となり、私への取材は細々と他のスタッフによって続けられることになる。

二〇〇九年、彼は報道現場を指揮する報道局長として、「報道人としての最後の作品を完成させたい！」と、私への取材を再開することになった。

六月二一日から二九日まで、私はフィリピン国立大学医学部レイテ分校（ＳＨＳ）の卒業式出席と、伊波基金奨学金受給者たちが地域医療でどのような働きをしているかを確認することと、かつてハンセン病患者が隔離されていたクリオン島訪問を目的にフィリピンに出かけたが、それにも取材クルーが同行し、ドキュメント「花に逢はん〜人としての尊厳を求めて〜」は、やっと完成にこぎつけることとなった。こうして作品はオンエアされたが、放映された舞台裏には、ある一人の報道人の濃縮された人生ドラマが絡んでいた。その報道人とは琉球朝日放送の具志堅勝也氏である。今、彼にかける言葉を選んでいる。過ぎ去った日々を重ね、思いを込めた私からのメッセージは、シンプルな「ご苦労様でした」以外は思いつかない。

私がハンセン病問題を語りはじめてすでに四〇年になるが、その間、テレビ・ラジオを通していろいろなメッセージを伝えてきた。テレビ撮影の映像も、フィルム、ビデオ、デジタルと技術革新の波をくぐってきた。振り返ると、私を取り上げたテレビ作品も数多く作られたが、その中から私が選ぶベストスリーは、「人間列島・ある結婚」（ＮＨＫ、一九七二）、「いのちの瀬戸〜ハンセン病・文芸に生きて〜」（ＲＳＫ山陽放送、二〇一一）、「花に逢はん〜人としての尊厳を求めて〜」（ＱＡＢ琉球朝日放送、二〇一一）となる。

私にとっての最終章ともいえる今回のドキュメントは、特に肩の力を抜き素っぴんのままカメラの前に立った。それは、私からの社会的遺言との思いがあったからである。これまで作られたハンセン病問題関連テレビ作品は、国家政策の過ちや、人間の尊厳や人生を奪われた人たちの怒りを中心に描いてきたため、視聴者にある重苦しさのみを印象づけることが多かった。送られてきたＤＶＤを見せてもらったが、自分がテレビ画面の登場者となるドキュメントであるのにもかかわらず、なぜか見終わってホッと一息つける作品に仕上がっている。そして、あることに気づかされた。作品には「未来へのメッセージ」があり、基調となっていたのは「家族」がテーマとなっていたことである。

理を説くだけでは世間の心奥には届かない。ましてや、情に訴えるだけでは、聞き手側にそれぞれの責任という足場を見つけ出させるまでには至らない。病んだものの当事者責任を果たしたいと語り継いできたが、道のりはまだ遠いなー……。まだまだ、休息は許されそうにない。

〔11年10月24日〕

❖ 亡き人の好みし淡き帰り花〈霜降〉

総理大臣就任の恒例ごとに米国詣でがあるが、野田佳彦首相（民主党政権）はオバマ大統領から、いきなり、普天間基地の辺野古移設問題で恫喝まがいの「結果を出せ」と迫られた。その後の野田政権のドタバタ騒ぎにも似た慌てふためきぶりは、一体、この国は独立国なのかと思えるほど情けなくなる。東日本大震災復興対策や福島原発事故にある目途をつけた後、今度は普天間基地の辺野古移設の決着とばかり、総がかりのように沖縄問題関係大臣を次々と沖縄に送り込んできた。

まず九月二六日、産業振興と雇用対策を論議する沖縄政策協議会を開き、沖縄県側が要望している、より自由度の高い交付金三〇〇〇億円に配慮を見せるかのような手土産の用意を匂わせている。

一〇月一一日には、沖縄北方を担当する川端達夫総務大臣、一六日の一川《いちかわ》保夫防衛大臣、一九日の玄葉光一郎外務大臣が相次いで沖縄を訪問し、辺野古移設問題の進展のために強力な地ならしを始めた。

「紆余曲折はあったが、辺野古移設を進める日米合意に基づいて、沖縄県民にきちんと説明する」との姿勢を明らかにしながら、野田首相の沖縄訪問は一二月に予定されているという。別に希望することはないが、これほど多くの課題を抱える現地には足を踏み入れないまま、日米合意の推進だけは急ピッチである。そして、政府は一〇月二一日に沖縄関係閣僚会議を開き、パネッタアメリカ国防長官の来日に合わせるかのように、普天間飛行場の名護市辺野古移設に関わる「環境影響評価書」を、年内に沖縄県側に提出する方針を確認した。

一方、アメリカ議会のレビン上院軍事委員長（民主）やマケイン筆頭理事（共和）やウェッブ上院議員（民主）等は、「辺野古移設計画を見直し、現実的な嘉手納統合案で協議をするべき」と主張し、「辺野古移設は非現実的で日本国内で不安定な政治論議を招いている」とまで批判されているにもかかわらず、沖縄県民が望まない辺野古移設を遮二無二推し進めようとしている。

野田氏は、待ち焦がれてやっと手に入れた政権が国民の信の前に風前の灯になりつつある時、本来なら国民が望む政策推進に全力投球をするべきなのに、権力保持にしがみつくあまり、前政権（菅内閣）が積み残していた政策課題に擦り寄りながら政権維持に汲々としている政治状況である。その具体例が、「武器輸出三原則の撤廃」や「辺野古移設へ向けての環境影響評価書の年内提出」である。

このような民意とかけ離れた政治課題の選択は、必ずや早晩破綻するに違いない。

「どこよりも東アジアに近く、機動力・即応性がある米海兵隊が、どうしても沖縄に必要だ」と認識している玄葉外務大臣から、「県外への期待値を高めて、辺野古へ回帰したことを率直におわびしたい」と口にされると、白々しい言葉の響きに怒りさえ覚える。

このような時に、水面下では前回、名護市長選挙で敗れた辺野古誘致推進者島袋吉和前市長と北沢俊美防衛大臣が手を携えるかのような蠢動が伝えられている。

さあー、いよいよ沖縄県民と米国追随内閣の真の闘いが始まる。私たちも怠りなく、準備を始めよう！

〈11年11月23日〉

❖背を丸め友待つ駅の小夜時雨〈小雪〉

皆さんは沖縄や奄美群島で樹高一〇メートル～二〇メートルほどになる常緑木の福木（フクギ）を目にしたことがあるでしょうか。一昔前まで屋敷の周囲や街路で防風林、防火林としてよく見かけたが、直径三センチほどの落下果実の後始末は困りもので、このごろ植栽は敬遠されているという。本日のテーマは、その福木にまつわる話題です。

沖縄県石川市（現うるま市）は、私が小学四年生時から中学二年生時まで過ごした地である。大惨事は、その街で発生した。一九五九（昭和三四）年六月三〇日午前一〇時三〇分、操縦士はパラシュート脱出した無人のアメリカ空軍機F-100Dジェット戦闘機が、市街地北側に位置する宮森小学校校舎に墜落炎上した。死者一七人（小学生一一人、一般市民六人）、重軽傷者二一〇人、校舎三棟、民家二七棟、公民館一棟が全焼する大惨事であった。米軍は事故への補償として死者には四五〇〇ドル、重傷者には障害に応じて二三〇〇〜五九〇〇ドルが支払われたが、その額は要求額のわずか一〇%程度の少額に過ぎない（報道資料による）。

本来なら、私もその大惨事の目撃証人になっていたはずだが、その時、私はハンセン病の宣告を受け、屋我地島にあるハンセン病療養所に隔離されており、その地にはいなかった。墜落機になぎ倒された福木からは、まるで嗚咽を絞り出すかのように、ミルク色の樹液が流れ出していたという。

人は他人の苦しみや悲しみには、一時、心を痛めることがあっても、しばらくすると他の記憶群に紛れ込ませ、風化させてしまうのが常である。

「忘れたいけど忘れてはほしくない、忘れてはいけない」と、半世紀の癒しの時を寝かせ、その痛ましい記憶をたぐり寄せ、悲しい記憶の蓋を開かせた人たちがいる。元教師宜野座映子さんが代表を務めるプロジェクト・ハーフセンチュリー宮森の皆さんたちである。人の悲しみは、その痛みが強ければ強いほど心奥にしまいこまれる。他人がその扉を開かせることができるただひとつの鍵は「信頼」だけである。

若者たちは五〇年前の出来事を、絵本『六月の空―June Sky 宮森630』と舞台歌舞劇「フクギの雫」に編み上げた。このメンバーの中心的な役割を果たしている加奈枝さん、美幸さん、綾乃さんは、沖縄県立与勝高校での私の講演会で出会った高校生たちであった。あれからの縁は十数年も続いている。

その痛ましい「宮森小学校米軍機墜落事故」の舞台歌舞劇「フクギの雫」が一一月三日（土）、東京・文京シビックホールで再演される。そして、〜沖縄は忘れない、あの日の空を〜とのメッセージを、映画「ひまわり」として日本全国に伝えられるという。

人のつながりとは不思議なもので、その脚本を詩人・作家の大城貞俊さんが担当されるという。大城さんは心のぬくもりがこぼれるほどの筆致で、私の著書『花に逢はん』を新聞書評で紹介してくれた方である。まさに、第二の私の旅立ちを後押ししてくれた恩人のひとりである。

長野県でも製作協力者の動きが始まった。完成予定の二〇一二年を指折り数えて待ちたい。

〈11年12月22日〉

❖ 生徒等のまなこ灯して冬の星〈冬至〉

はしだて三号は一〇時二五分に京都駅を出た。二度目の山陰本線での旅である。一三年前の乗車は一九九八年であった。今回の目的地は福知山で、私の著作『夏椿、そして』の「夏椿」の章でモデルに書かせてもらった藤川英子さんと出会った亀岡駅の先にある。

福知山市立夜久野中学校（生徒数八七名）久木《きゅうき》久子校長からの講演依頼のメールは、行間からはみ出るほどの熱意に満ちた要請文だった。メールの夜久野という地名と姓と名に「久」という字が連なる学校長名に、漢字が醸し出す不思議感に強く惹かれ、私は迷うことなく「諾」の返信をした。

夜久野中学校におけるハンセン病問題の学びの扉は、一人の教育者石田卓さん（現福知山市企業人権教育推進協議会事務局長・福知山市退職校長会副会長）によって開かれ、その後九年間もの間、止まることなく引き継がれてきたという。久木校長からこれまでの同校でのハンセン病問題の取り組み方を聞かされ、出かける前の心騒ぎを伴ったふしぎな予感は、やはり、私は何かに導かれるように、夜久野中学校への道がつながっていたことに気づいた。

同校では夏休み期間中、生徒、ＰＴＡ、教師、地域住民が、手づくりのお土産を用意して、岡山県にある国立ハンセン病療養所邑久《おく》光明園と長島愛生園を訪問していた。それも、お決まりの施設見学コースではなく、それぞれが療養所内の各家庭を訪問し、歓談するのを主目的に計画されているという。そして、学校主体の行事であるのにもかかわらず、参加者はすべて自主的参加を原則としているというから驚きである。

遠隔地まで招いて頂いた久木校長の講演要請に、せめてもの私からのお返しは、㈠全校生徒・ＰＴＡ対象講演会（五〇分）、㈡一・二年生・ＰＴＡ対象交流授業（五〇分）、㈢三年生・ＰＴＡ対象交流授業（五〇分）、㈣教師対象交流会という、私の福知山滞在時間を目いっぱい活用してもらう差し出がましい申し出も、快く引き受けてもらった。会場には八七名の涼しげで、食い入るような眼差しが待ち構えていた。私はこれまで四七〇回を超える講演会の経験を持つが、私が口にする一言ひとことを、まるで真綿が吸い込むように生徒たちは受け取ってくれる。語り手側の充足感をまだ引きずったままである。

三日前、生徒たちの感想文が届けられたが、一人の生徒の感想文の一部を紹介します。

「自分のいいところを見つけられる人は、他人のいいところもすぐ見つけられる。この言葉をきき、心がゆらされ《マ》た《マ》ような気がしました。自分のいいところを見つけ、他人のいいところを見つけ、他人を大事にする。この社会を私たちがつくっていけたらいいなぁと思いました」。

どうですか？　皆さん！　この生徒のメッセージは、間違いなく人権問題の根幹を捉えている。学ぶことによって知り、知ることによって自分がなすべき課題を認識して、自分の足で行動する。このサイクルこそが、人間の人格を高めることにつながる。

子どもたちに伝え継ぐ教育とは、熱情に満ち溢れた教育者たちの、継続する働きかけによって、より豊かに培われる。現地に出向き、人と向き合ってこそ「人間力」の習得ができる。それは必ず、机上で得られる学力に勝るものとなり、子どもたちの未来への財産になる。九年間も続けられている福知山市立夜久野中学校の教育実践が、私たちにそのことを教えてくれる。

また、訪ねてみたいなー。夜久野中学校へ……。

9　切実な希い——東北再生・脱原発・沖縄問題と。　［二〇一二年］

❖寄合いの千鳥の足に冬灯《ふゆあかり》〈大寒〉　〈12年1月21日〉

今年はじめての大雪がわが家の周りにも降り積もった。できるなら、この真綿のような雪が福島原発がまき散らしている放射能を無害化してもらいたいなどと、夢想しながら窓の外をながめている。しかし、伝えられる政府の原発事故対応策は、一体、この国の政治家は正気なのかと疑わざるを得ない。野田政権は昨年の暮れに「事故収束宣言」をしたかと思うと、政府自らの事故調査委員会が「中間報告」しか出していない段階で、関西電力の大飯原発三・四号機のストレステストに原子力安全・保安院が「安全」というお墨付きを与えた。福島原発事故後の対応をめぐって機能不全に陥り、信頼を失ってしまった組織から「合格」の印籠を掲げられても、国民は誰一人信用するものはいないであろう。

政府は一七日、原子力の利用と規制の分離を目指し、原子力に関連する二〇以上の法律を改正する「原子力安全改革法案」を次期通常国会に提出することを明らかにした。法案の内容を見ると、開いた口がふさがらない。原発の運転期間を原則四〇年とする一方、要件を満たせば、最長で二〇年まで延長できるという。この追加条項で運転期間は完全に骨抜きとなった。政府と電力業界は、国民の頭上に放射能を降り注いだ原発事故などなかったかのように、何が何でも原子力発電の再稼働を目指す路線をひた走ろうとしている。

このような政府の存在を許していては、この国はいよいよ人間が暮らしていけない国土になってしまう。四季にめぐまれ豊かな自然を誇りにしてきた瑞穂の国は、このままだと放射能に汚染され、生息不可能な国土、人間が脱出しなければならない島と成り果ててしまう。わが日本民族も放浪の民にならざるを得ない未来が現実になりつつある。「杞憂」とあざけられるのを恐れない。私はこの国の病状の危機的状況を訴えつづけようと思う。政府や政治家を非難するだけでは、現状は何ひとつ解決しない。この国は私の国。この国のあり方や存亡を人任せにしてはならない。〝怒れる民〟のエネルギーを取り戻したいと決意したい。

こんな折、信濃毎日新聞（一月一七日付）に武田徹氏（ジャーナリスト）の論文「公的な視点に立つ『個』を」が掲載されていた。次の指摘に私も同意することが多いので、その一部を引用紹介させていただく。

「二〇一一年の世相を表す漢字に『絆』が選ばれた。だが親しくつながる二人称関係の中で自分たちの思いを相互に確認し、私的な連帯を強めて他者を排除するような『絆』づくりでは、社会は分断されて立ち行かなくなる。公的な視点に立ってさまざまな利害や思いを調停すべく働きかけられる『個』をいかに確立するか」。

個が確立できないままの集団は、群れるだけの烏合の衆に過ぎない。

❖ 宜野湾や選びの報に寒明けず〈雨水〉

〔12年2月19日〕

信州沖縄塾は、二月一二日（日）長野市ホクト文化小ホールで、パネルディスカッション「地方マスメディアは、『沖縄』をどのように伝えてきたのか？」を開催したが、小ホールの三〇〇席はほぼ満席となり、長野県民の関心の高さに驚かされた。パネリストは、中馬清福氏（信濃毎日新聞主筆）、中平雅彦氏（高知新聞編集局長）と、同日、宜野湾市長選挙の投開票日と重なった具志堅勝也氏（琉球朝日放送報道局長）は、ＤＶＤ映像による参加となったが、私はその日の司会を務め、まとめとして次のように述べた。

沖縄の基地にこだわり続けるアメリカの思考の根底には、オキナワはわれわれが血を流して得た島であるとの認識が強く、一方、沖縄県民の怒りや苦悩の奥底には、日本国は私たちの肉親が奪われた命や流した血の代償も平和の礎として生かされることもなく、その時々の国の都合によって切り捨てられ、現在、過度な基地負担を押しつけられたままであるという思いがあります。

長野県民は二〇一〇年一〇月二一日、信濃毎日新聞紙上に、「この豊かな海を戦争のための基地にさせない！」と、四三六六名が参加する意見広告を掲載しました。

皆様は、ＮＩＥ（Newspaper in Education　教育に新聞を）という言葉を、耳にされたことがあると思います。日本新聞協会と教育界が、ＮＩＥ実践指定校を認定し、新聞を教材に活用することですが、松川村立松川中学校三年Ｃ組は、「沖縄」をテーマにその認定を受けました。その学習の最中、鳩山前総理が突然、手のひらを返したように「普天間の移設地は辺野古」と発言したことに、生徒たちは驚かされます。

沖縄から現地発行紙を取り寄せ、中央紙・信毎紙を読み比べました。同じ記事内容でも、紙面のボリューム、論点が、まるで違うのです。そしてクラス全員三二人が記者となり、取材し、考え、二〇一〇年一二月八日、「沖縄新聞」として発行しました。

本日のパネルディスカッションは、信濃毎日新聞紙上に「新しい基地を作らせない」と、自らの氏名を署名した多くの長野県民、何よりも、「沖縄問題は遠い地の他人事ではない」というメッセージを発した中学生たちに、私たちは、どのような形で責任を果たそうとしているかを、改めて考える出発点になればと思います。

ちなみに、信濃毎日新聞のシェア率は六一・一%、高知新聞は六三・三%といわれています。また、琉球朝日放送の報道評価は、「沖縄防衛施設局にとって、一番恐れられている放送局」との評価があります。そのため両紙の記事と映像報道は、それぞれの県民世論に大きな影響力を持っておりますが、国の施策や政治に関わるニュースは、政治機能が存在する東京が主要発信地となっています。ましてや、高知新聞や信濃毎日新聞にとっては、「沖縄」の出来事は、距離的な位置からすれば遠い地のニュースです。したがって沖縄関連記事は、自社記者による取材というより、どうしても通信社の共同通信・時事通信配信に頼らざるを得ません。地方紙の特徴は、ニュースの地域密着度、鮮度にあると思われます。

本日のテーマは、わが国の重要な政治課題である「沖縄問題」を、中央にはない地方紙の視点で、読者にどのように伝えてきたかを、問いかけるものです。三氏からの報告は、地方紙の視点だけでなく、この国の未来に関わる課題にもふれる、実に示唆に富んだ問題提起がありました。聞き耳を立て、食い入るような参加者の熱気が壇上の私に伝わってきました。

（このパネルディスカッションの記録は、「地方マスメディアは『沖縄』をどのように伝えてきたのか」の小冊子にまとめられ、信州沖縄塾によって刊行された。）

〈12年3月5日〉

❖ 鳥帰る故郷《さと》の季はまだ戻り来し〈啓蟄〉

信州沖縄塾主催のパネルディスカッション「地方マスメディアは『沖縄』をどのように伝えてきたのか」（二〇一二年二月一二日。前項コラム参照）に於いて、中馬清福氏（信濃毎日新聞）、中平雅彦氏（高知新聞）、具志堅勝也氏（琉球朝日放送）ら各氏から、それぞれの立場から「沖縄問題」への問題提起がありましたが、特に、具志堅氏の映像報告は、歴史的に琉球処分までさかのぼり、「ヤマト」と「沖縄」という対立軸の問題意識の温度差を突きつけられた。

私たちは知ることによって学び、学ぶことによって自分の認識を持つようになり、それを基軸にして、自らの立ち位置を確立します。そして、自分の責任で行動に踏み出します。日々刻々、世界のいたるところで発生する出来事、自分では直接見聞きできない遠い地の出来事でも、マスメディアは、私たちに伝えてくれます。

新聞を事例にすれば、配信され、取材されたニュースは、新聞社が取捨選択し、編集された後、私たちに届けられますが、その報道が真実であるのか、ニュースの重要度や問題点はどこにあるのか？

結局、自分との関わりを基準とするモノサシでニュースを読み分けます。最近の具体的事例が「福島原発事故」でした。原発の危険性は知識では充分すぎるほど持っていたはずです。私自身も口では

「反原発」を唱えながら、いつの間にか安全神話の情報枠に取り込まれ、「原子力発電五〇基」が稼働していることにも何の不安も感じなくなってしまい、自分が生活する場から遠い地に立地されている原子力発電のエネルギーの下で、便利で快適な暮らしをしていた。

「沖縄問題」も、まさにそのことと共通性があります。多くの国民は、日本の安全保障にとって、アメリカとは密接な同盟関係を維持すべきであると思っています。そのためには沖縄の人たちには気の毒だけど、沖縄に米軍基地が集中しているのは、仕方がないと考えています。その理由を聞くと、沖縄の地政学的位置、中国や北朝鮮の脅威、アメリカ軍の抑止力、自分の近くに米軍基地が造られることには反対だが、既存の沖縄なら良いと言います。太平洋戦争後、六七年経った今でも、米軍基地のほとんどを沖縄に押しつけたまま、何の痛痒も感じなくなってしまい、わが国は「平和」な国と認識しています。

国民の意識に横たわる「原発」も「沖縄」も、どちらも、自分が生活する場所から遠い地にあり、自分自身の問題としては、本気になって考える課題ではなくなっているのです。「福島原発事故による放射能」と「計画的避難区域・緊急時避難準備区域」で、ふるさとを追われる人々を目の当たりにして、やっと、エネルギー問題を自分自身の責任で考えることに気づきました。私たちは、そのしっぺ返しとも言える負の遺産「放射能」を、孫や子どもたちの未来に背負わせてしまいました。「沖縄問題」も、決して手遅れという過ちの道をたどってはなりません。今回のパネルディスカッションの標題は、「沖縄」をどのように伝えてきたのかと、過去形による問いでした。しかし、この課題は「過去の検証」に留まる問題ではありません。現在進行形の、そして、これからの沖縄を、地方マスメディアとして、読者にどのように伝えるべきかを、報道人に担保させる問いかけです。

市民目線を失わないマスメディアが存在している地は、間違いなく、識見が高い読者が住んでいます。新聞紙面と新聞記者は、読者が育てるものです。そしてその結果、私たちは、それらの人たちによって取材され、検証された、質の高い記事を目にすることができます。東京発信のニュースが紙面の大半を占めているような地方紙でない新聞が存在し、検証能力が高い読者が多いと評価される信州づくりに、私たちも参加しようではありませんか。

「地方マスメディアは、『沖縄』をどのように伝えてきたのか?」のパネルディスカッションが、報道人と読者の結びつきを生み出す第一歩になれたのであれば、企画者としての念願がかないました。今回の集いを支えてくれた実行委員会の皆様、心より感謝を申しあげます。ありがとうございました。

〔'12年6月5日〕

❖植田早や風そよそよと山の里〈芒種〉

長野県上田市に移り住んでもう一二年になる。そのため、通過するだけの東京ならば、それほど緊張感は覚えないが、電車を乗り継ぎ都内駅まで出かけるとなると、かなり気が重い。—あー、私は、もう、この地では住めない種族になってしまった—そのことを実感しながら、五月二九日、あさま三一六号の車窓から空間を失った都会の家並みを眺めていた。私の不安を見透かされたように、人文書館の道川さんから丁寧なメールが届いていた。—小田急線、各駅停車（地下ホーム）、新宿駅から南新宿、参宮橋を経て、「代々木八幡駅」にて下車、進行方向、いちばん前の車両に乗車いただき、降りてすぐ改札口になります。改札口でお待ちしております—何度も、そのメールを反芻していた。手を振る道川さんの姿を改札口に認めると、緊張感が一気にゆるんだ。肩にかけるカバンの中には「序の章」の草稿が入っている。いよいよこれからパソコン画面をにらむ日々が始まるのだなー。

ふるさとの沖縄を離れ異郷での暮らしが五二年、ハンセン病のため隔離生活が沖縄で三年、ヤマトで一〇年の合計一三年、逆算すると家族と一緒にすごしたのは、たったの一四年ということになる。

このごろ、故郷の沖縄に関わる情報は、私の耳には悲鳴のように伝わってくる。そして、「沖縄」の地名が、時間が経つごとに「琉球」という文字に置き換えられていく。これはどうしたことだろうか？　私の心中で日本国沖縄県という枠組みが、ギシギシ音を立てて歪みはじめている。自分の生き方からしてこれまで「系図」とか「出自」には、意識的に目を逸らしてきたが、自分の心中に「琉球」がこんなにも膨らみ、大きな位置を占めるようになるとは……。私の魂に引き継がれている「わが血」が、沸々と音を立てはじめている。私の胸中でまだその姿容《すがたかたち》さえ整えきれていないその素材を、人文書館の道川文夫氏は二年ほど前から、出版・編集者のするどい嗅覚で読み取っていた。それからしきりに次の言葉を投げかけられていた。

「時代に翻弄され続けた琉球士族の末裔たちの生き様を描き出す。今日の沖縄の現状を指して、第二次大戦後の沖縄切り捨てに続く、第三の琉球処分と評する人もいます。琉球処分以降、時代の荒波の中で、不器用に生きてきた『伊波一族』を通して、沖縄とは何か？　琉球とはどのような国家だったのか？　あるいは、琉球のアイデンティティーは、最早、抜け殻だけなのか？　『小さき者』の視座で琉球沖縄の尊厳を問う作品を書いてください」。

系図で伊波家の元祖とされる佐敷筑登之親雲上伊波興道は、一六〇九年の島津の琉球侵攻時、首里城陥落の報せを受け、北谷城《ちゃたんぐすく》で自刃して果てたという。現、わが伊波家は、次男腹の第一七代となる。

戦禍で焼失した琉球の歴史が、研究者や関係者の努力によって、かなりの部分が解明され、史料として目にできるようになったが、こと、私家に関わる文書となると、ほとんど残されていない。作品背景の時代を一三〇年も遡り、その上、描こうとしている人物たちは、断片的な言い伝えの域を出ないことだけで、作品の人物像に書き上げるには大変な智力が求められる。うめき続けるわが生まれ島「オキナワ」、故郷を離れて暮らす者にしか見えない沖縄、いや！　琉球は、挑む相手としてはかなり手ごわい。しかし、人生の最終章で、全身全霊を傾けガップリ四つに組むには不足ない相手である。

さあ、もう後戻りはできない。作品は「月桃の風韻―わが内なる琉球―」（これは仮題。後に表題『島惑ひ―琉球沖縄のこと』で出版。「島惑ひ」は、沖縄文化論の先達・伊波普猷の造語）として書きはじめられた。これからしばらくは、生活時間の大半は作品の仕上げに使われる。そのため、礼を失することが多々あるかも知れません。その折は、なにとぞご容赦を。

〔12年6月21日〕

❖ ふる郷は浜昼顔の陽が照らす〈夏至〉

皆さんは沖縄返還交渉の舞台裏で活躍した故若泉敬氏をご存知だろうか。今では日用語から死語となってしまった「密使」、英語でRepresentative（秘密の交渉人）と表記された若泉敬氏の軌跡を追うドキュメント、二〇一〇年六月一九日（土）ＮＨＫスペシャル「密使　若泉敬　沖縄返還の代償」が放映された。このテレビ放映によって、一部でその存在が知られていたが、やっと歴史の影となっていた同氏がよみがえり、多くの国民に認知されることになった。

若泉氏の没年翌年の一九九七年、すでに琉球放送（ＲＢＣ）は、本土復帰二五周年記念特別番組「他策ナカリシヲ信ゼムト欲ス―そして核の密約は交わされた―」で、その人物をテレビ画面に登場させていたが、歴代政府は密使の存在をかたくなまでに認めず、その上、テレビ制作が沖縄ローカル局ということもあり、この「核密約」と「密使」の問題については、全国レベルの関心事になることはなかった。私も琉球放送のテレビ映像ではじめてその存在を知り、文藝春秋社刊の同氏著書『他策ナカリシヲ信ゼムト欲ス』（一九九四）を、インターネットで入手して読むことができた。

この番組を制作した具志堅勝也さんは、若泉氏と接触できたただ一人の沖縄のジャーナリストである。若泉氏と具志堅氏との出逢いは、細い糸をたぐり寄せ合うように生まれた。一九九四年五月九日、共同通信配信の『他策ナカリシヲ信ゼムト欲ス』刊行を目にした具志堅さんは、すぐに若泉氏に電話をかけた。同氏は当時、外部との接触を一切絶っており、たまたまその日、息子との打ち合せのために受けるはずの電話と勘違いして、受話器を取ったことからはじまったという（後述の具志堅勝也著による。二一八～二一九頁「第三章　若泉の苦悩」）。これは沖縄の民衆の心の痛みを、報道しつづけてきたジャーナリストへ、天が与えたご褒美だったかも知れない。

「沖縄の皆様は復帰して良かったと思っていらっしゃいますか？」

「日米安保は重要だが、安保の負の部分だけを沖縄に押しつけ、沖縄に成すべきことは何だったのか？」と、問いつづけた同氏が導き出した結論は、「結果責任」をとって自らの命を絶つことであった。

五月下旬、同氏と深い関わりを持っていた琉球朝日放送取締役報道制作局長（当時）具志堅勝也さん（現在は沖縄大学地域研究所）が、『星条旗と日の丸の狭間で――証言記録・沖縄返還と核密約』（芙蓉書房出版）を書き起こした。同書は沖縄返還という日米国家間の交渉を、若泉敬氏を縦軸にして、当時の日米交渉の当事者たちの証言を新たに求め、沖縄返還協定交渉の舞台裏を明らかにしている。外交交渉における日米の戦略と交渉の力量差は、これほどかと思い知らされたが、「沖縄米軍基地の無期限の自由使用」「核の再持ち込み」「メースB撤去費用の負担」。そして、「繊維交渉」という濡れ手で粟の経済成果まで手に入れる。また当時、沖縄県民の使用貨幣は米ドルから日本円に切り替わるが、当時のドル交換レート三五〇円が突然、三〇八円に切り下げられ、沖縄県民の財産が一五％も奪われてしまったことも明らかにされている。

同書の構成で重要な場面で、クロスするように引用されているのが、沖縄県民がはじめて選んだ屋良朝苗県知事日記である。本来なら、異民族支配から祖国へ還る。このことは二七年間の念願であったはずである。しかし、返還協定の内容が明らかにされるに従い、知事日記には「苦悩と怒り」が書き込まれてくる。天皇が臨席する東京の沖縄返還記念式典で、バンザイを叫ぶ日本国の政治家たちを、主役であるはずの沖縄県知事は沖縄で見つめる。この姿はまるで、今日の「沖縄問題」を象徴しているかのように重なる。

国家間の交渉には、「ベターと妥協」が必要だとの主張がある。しかし、沖縄返還交渉の歴史評価は、最悪の国家交渉結果であったと私は断定する。返還から四〇年経っても、沖縄の基地負担は何ひとつ軽減されることはなく、かえって新たな負担さえ押しつけられようとしていることだけでも明らかである。「沖縄県民にお詫びして、結果責任をとる」と、悲嘆の結果、自らの命を絶った若泉氏は、天界からどのような思いをしながら、この日本という国を見下ろしているのだろうか。
「愚者の楽園」でのうのうと日々を送っている日本国民に、ぜひとも読んでもらいたい書籍が『星条旗と日の丸の狭間で』（同書二一六〜二一七頁）である。この本は「沖縄問題」を知る上で、最良の研究書としてもお勧めしたい。

❖ 雨を受け人待ち顔の沙羅の花〈小暑〉

〔12年7月7日〕

東京都東村山市青葉町四丁目、この住所は国立ハンセン病療養所多磨全生園の所在地である。青葉町四丁目の全区画が療養所だけの敷地となり、かつては、関係者以外は決して踏むことはなかった。

七月一日、社会福祉法人・土の根会が運営する「花さき保育園」が開園した。子どもたち一二五名が、笑い声と泣き声と、にんげんが生み出す騒がしい音を引き連れ、この地に乗り込んできた。

この地は、ハンセン病を発症した人たちが、国の法律と社会政策によって、それぞれの故郷から強制的に、そして、一生涯にわたって閉じ込められた場所であった。その上、ハンセン病者の根絶やし策によって、この地では子どもを作り、産み、育てることもできない特別な場所になっていた。子どもたちの声が溢れているのが、にんげんの町だ。しかし、ここにはその声がなかった。したがって、この地は長い間、人間が人間らしい生活を送る一画ではなかったことになる。この地もやっと人びとが共に生きる「普通」の営みがなされる町に生まれ変わる。平均年齢が八〇代に達した二三〇余名の元ハンセン病者たちの手の届く位置に、孫や曾孫たちが戻ってくる。これで、子どもたちと触れ合える。

人生の終章に、やっと間に合った。よかったねー！　この保育園の開園に力を尽くしてくれた多くの皆さんに、ありがとう！　おめでとう!!

二〇〇九年四月に施行されたハンセン病問題基本法によって、全国一三カ所のハンセン病療養所の未来を変えようと、それぞれが知恵をしぼり、将来への模索が始まっている。花さき保育園の開園も、その中で実現した成果のひとつである。

七月一日、開園式に参列して、やっと……ここまで来たか！　との思いに、私の涙線がゆるんでしまった。はじめの一歩には、いつも多くの重しが圧し掛かるものだ。「期待」と「課題」。それらの重圧は、一歩踏み出した者に与えられる「ごほうび」である。

また、額に汗することから逃げようとする者たちは、いろいろな言葉を用意して待ち受けている。でも、心を痛めなさんな、そんな言葉は、どこでも、いつでも耳にするものだ。心丈夫に一歩、一歩、前に進む力を与えてくれる源泉は、子どもたちを迎える全生園入園者二三〇余名の喜びの声である。そして、子どもたちも一緒になって、その扉を開いてくれるものと確信している。

〈12年7月22日〉

❖ 半夏生《はんげしょう》旧き疼きの文二枚〈大暑〉

七月一六日、東京の代々木公園は人、人、ひとの波で埋め尽くされました。思いはひとつ原発ゼロを願う一七万人の市民が、全国から代々木公園を目指してやってきました。

「さよなら原発一〇万人集会」は、作家の大江健三郎さんや評論家の内橋克人さんら九氏が呼びかけ開催されたものです。呼びかけ人に政党人や労働運動家がひとりも連ねていないのも新しい市民運動の胎動を予感させる。

これまで、ツイッターを発信源とする毎週金曜日の総理官邸前「再稼働反対」集会のニュース映像を見ていると、プラカードやゼッケンが、それぞれ手づくりであることに気づく。これこそが、ひとりひとりが自分の意見を持ち、自分の責任で参加している抗議の真の姿である。それを、「大きな音が聞こえる」としか表現できない野田首相は、大飯原発の再稼働に急いでGOのスイッチを押した。

一六日、政府のエネルギー・環境会議は、「将来のエネルギー政策に関する意見聴取会」を、先日のさいたま市に引き続き仙台市で開いた。これは政治の側から仕掛けられた、完全な偽民主主義のショーに過ぎない。なぜなら、二〇三〇年度の原発依存度を「ゼロ」、「一五%」「二〇%～二五%」の三項目に設定し、それぞれの意見者を、いかにも公平であるかのように、それぞれの分類ごとに三人ずつ割り当て発表させるものです。学校の設問じゃあるまいし、私たちの国の未来のエネルギーのあり方を、政府が事前に項目設定をして、意見人数も三等分、さあ意見をどうぞ。この意見聴取会は完全な「茶番劇」であり、国民を愚弄するにも程がある。そんなに国民の声を聞きたければ、わが国のエネルギー政策の将来を問う「国民投票」をすれば、たちどころに解決することではないか。折も折、経済産業省原子力安全・保安院は一七日、各地の原発敷地内の断層について、専門家による意見聴取会を開いた。

現在、本格稼働している関西電力大飯原発の敷地内の破砕帯は、専門家たちの意見によれば活断層の可能性が強いと指摘され、再調査が求められた。原発の安全性を監視する政府機関の保安院の論議で、操業の安全確保のために「再調査」が必要と指摘されたのである。本来なら、その調査が済み

「安全」が証明されるまで大飯原発の稼働はストップするのが筋である。それを「稼働させせながら調査する」という。これは、これまでの政府と電力会社がもたれ合って出してきた過去の手法とまったく同じパターンである。動き出したものは止められない！　その繰り返しで、ついに福島の原発事故を招いてしまった。同じ日の会合で、北陸電力志賀原子力発電所の一号機の原子炉建屋直下に、活断層があることも指摘されたが、これは、一九八八年の設置許可や二〇〇九年の耐震指針改定後の再評価でも、「活断層は存在しない」と、事実を隠して原発を稼働させたのではないかと厳しい指摘を受けた。

「隠ぺい」が「科学的論拠」の前を走っているうちは、国民が知る権利は何一つ保障されることはない。前自民党政権と現民主党政権に共通していることは、国民の安全にも勝るのは、経済界と電力会社の意向である。「国民の声」が届かない政治、これが、今のわが国の政治の現状である。どんなに国民が望んでも、政治に反映されないとなると、「政治」への関わりを放棄しがちになる。そして、いつの間にか、若者たちが「政治」に幻滅し、参加責任から逃げてしまった。

見ましたか？　「原発ゼロ」の行動に参加している若者たちのスタイルと数の多さを、この国も、まだまだ大丈夫そうだ。あの若者たちのパワーが発揮されているうちは、この国の未来を、あきらめなくともよさそうだ。

〔12年8月7日〕

❖原稿の筋留まりぬ星月夜〈立秋〉

七月二三日、垂直離着陸輸送機MV‐22オスプレイの普天間飛行場配備に先立ち、一二機が岩国基地に一時的に搬入された。アメリカ軍の発表によれば、八月末に試験飛行を実施し、一〇月から普天間基地で本格運用に入る予定だという。わが国のオスプレイ配備に関して、野田総理は「米軍の装備に、わが国がどうのこうの言えない」とコメントしたが、この国はアメリカの植民地なのかと怒りさえ覚える。

オスプレイの安全性への疑問が次々と明らかになり、世論の潮目の変化に慌てた政府は、「安全性の確認ができるまでは、飛行は認めない」と、一応、独立国並みの軌道修正の姿勢を見せたが、それは時機を逸している。なぜならば、オスプレイの岩国基地搬入は完了しているからである。

「わが国が独自の安全性の確認を」と、おっとり刀で「安全性」の確認のために森本敏防衛大臣を訪米させ、その中でオスプレイ試乗まで演出したが、仲井真弘多沖縄県知事から、「テストパイロットでもあるまいし、安全確認など……」と痛烈な皮肉を浴びせられる始末である。

信州沖縄塾は、二〇〇四年の八月の開塾記念講演会に建築家の真喜志好一氏を招いたが、その講演題が「沖縄はもうダマされない！」であった。皆さんは覚えておられるだろうか。真喜志氏の講演の中心テーマは、辺野古基地建設とオスプレイ配備問題だった。マスコミさえ何の関心を示さず、報道もしていなかった今から八年も前に、このオスプレイ配備の問題点について、信州沖縄塾発の「危険信号」は、すでに発信されていたのである。

それでは、なぜアメリカ軍は、これほどまでにオスプレイ配備にこだわるのかについて考えてみたい。マーク・トンプソン氏（「タイム誌」二〇〇七年九月二六日号）によれば「一機が四〇〇〇万ドルもする新型ヘリオスプレイの開発には二五年の歳月を要し、一〇〇〇機を配備する計画だった。経費が上がるにつれ、ペンタゴンは購入しようと欲していた飛行機の台数をカットした。その結果単価が上がった。陸軍は一九八三年にこのプロジェクトを断念した。それによってプロジェクトの請求書の大半は比較的小さな海兵隊が支払うことになった。議会は四〇以上の州の二〇〇〇社に近いV-22の部品供給業者のロビー活動下にあり、献金という影響にしばられている」という。

次に「安全性」の問題点に絞って考えてみよう。第一点は「オートローテーション機能」の問題点である。ヘリコプターにはエンジンが止まっても、機体が降下するとき回転翼（ローター）が空気の揚力を得て、比較的ソフトに着陸できる機能がある。ところが、オスプレイは現在配備されているCH-46ヘリに比べ機体重量が二・一六倍あり、回転翼は小さいという特徴がある。空気中を落下する速度比較では、オスプレイが時速一〇五キロメートル、CH-46が五三キロメートルとなる。日本最速のエレベーターが時速四五キロメートルというから、これと比較するとよく理解できる。オスプレイはヘリモードから変換モードを経て飛行モードに切り替わる。問題は変換モード時の一二秒間は、通常飛行でも四八〇メートル自然落下するという。（『オスプレイ普天間配備の危険性』発行・非核市民宣言運動・ヨコスカ／ヨコスカ平和船団）

この複雑な変換モードの切り替えは、熟練パイロットでも操縦ミスを引き起こす危険性があり、それをいわゆる事故分析の理由にあげる「機体そのものの問題ではなく、人的ミスによる事故」と、言い訳することになる。仮に住宅地のど真ん中に存在する普天間飛行場にオスプレイ配備を強行すれば、大惨事は免れないであろう。取ってつけたような理由をつけて、やはり、国民の生命よりアメリカ国防省の要求を優先するというのだろうか。

❖かげろふのしがみし芭蕉に風雨打つ〈秋分〉〔'12年9月22日〕

現在、この国はまさに内憂外患の混沌とした状況の中で揺れ動いています。この真っ只中で、民主党・自民党の党首選挙が行なわれ、コップの中のさざ波、大騒ぎをしているのはマスコミだけで、国民はシラッとこの状況を遠い目線で眺めている。

野田民主党政権は終末期にあり、間もなく総選挙が実施されるものと予測されます。政治が機能不全に陥り、国民の中に政治不信が振り切れそうになっています。このような時、いつも叫ばれるコンセプトが「決断力」と「実行力」です。

その上、日本国内の状況を見透かされたように、北方領土や竹島、尖閣列島問題をめぐって、にわかに騒がしくなってきました。わが国の国境をめぐる状況が騒がしくなってくると、国民意識は日米安全保障を基軸とする考え方に一気に傾きます。折も折、オスプレイが岩国で試験飛行を始めました。そして、月末には普天間基地に強硬移動する予定です。中国国内の尖閣列島をめぐる反日騒動、そして中国政府の脅しとも取れる政治メッセージが立て続けに発せられました。そこにつけ入るようなかたちで、アメリカ上院外交委員会におけるキャンベル国務次官補の「尖閣列島は、日本の有効な施政下にあり、日米安保条約適用の前提」という議会証言が報道されると、多くの国民は胸を撫で下ろします。そして、沖縄や国内の米軍基地の役割を評価し、容認する世論形成が強められていきます。

この国民世論に便乗するように、在日米軍の基地機能が強められていきます。オスプレイの配備や普天間基地移設も、その流れの中で強行されるようになるでしょう。私たちは、「福島原発事故」で、原子力の平和利用という言葉に簡単に取り込まれていた間違いに気づいた。そして、初めて自分の責任でエネルギー問題を考えるようになりました。それが反原発市民運動の高まりです。原発問題と沖縄問題は多くの共通点があります。そのひとつが、原発所在地と沖縄は、多くの国民が生活する場からすれば「辺境」に位置しており、日ごろの生活の中では無関心の対象の地です。その無関心の地の恩恵で、私たちは平和と快適な生活を享受してきました。

原発問題は、現実に福島原発事故が起こり、放射能の危険性を実感するようになって初めて、国民意識も大きく舵が切られるようになりました。しかし、沖縄問題は、まだまだ多くの国民にとっては遠い地の問題に過ぎません。この内憂外患の時だからこそ余計に、理性と冷静な思考レベルを全開にして問題点を検証する必要が生まれます。自分の小さな一歩を踏み出す責任。

❖ オスプレイ降り立つ今に彼岸花〈寒露〉

〔12年10月8日〕

米軍海兵隊普天間基地は、主要ゲートの大山ゲート、野嵩ゲート、佐真下ゲートの三カ所の出入り門がある。その普天間基地が九月二七日から三〇日の四日間、オスプレイ配備への沖縄県民の反対運動によって完全に封鎖された。米軍基地機能が住民の反対運動によってマヒするのは、米軍基地の島オキナワでも歴史的に異例な出来事である。

九月二七日午後四時過ぎの野嵩ゲート前では、警官隊と基地警備員対オスプレイ配備に反対する抗議団とのつばぜり合いが続いていた。突然、警官隊は封鎖を解き、ゲートの鉄扉が閉められた。ゲート前には若いうちなーんちゅ（沖縄人《うちなーんちゅ》）の警察官が立ち並ぶ。そして、フェンス内の前面にはサングラスで顔を隠したうちなーんちゅの基地警備員が並び、その後方にアメリカ兵が横一列に立ち並ぶ。

うちなーんちゅとうちなーんちゅが対峙する映像に胸がしめつけられる。

九月二九日午後一時、最大瞬間風速六五メートルというすさまじい台風が沖縄を吹き抜け、大山ゲートの鉄扉は反対運動者によって閉じられた。そのゲート前に反対者の車一二台が縦四列に並べられ、台風の吹き返しの強風が並べられた車を揺らす。駆けつけた人たちは、車の中で籠城状態をとる。その車の周囲を人の輪が取り囲む。歩道ではゆっくりと多くの人たちが練り歩き、そして座り込む。

機動隊の大型バスから機動隊員が降り立ち、反対者の強制排除を始めた。スクラムを組んで座り込んでいる人たちが次々とはぎとられていく。怒号と悲鳴が渦巻く。

「あっ!」。妻の繁子がニュース画面を見て悲鳴にも似た声をあげた。機動隊員にゴボウ抜きにされていく修羅にも似た顔のアップで撮られた兄義安が映し出されていた。映像は車から引きずり出される映像が続き、車のハンドルにしがみつき、涙を流しながら歌いつづけていた。「安里屋ゆんた」である。

さあ　安里屋（あざとや）ぬ　くやまによ　さぁゆいゆい
あん美（ちゅ）らさ　うん生（ま）りばしよ　また　はーりぬ
ちんたら　かぬしゃまよ

（……）


テレビのニュース画面に見入っている私。遠い信州で、ただ落涙するしかすべがない。

戦世《いくさゆ》の傷痕を深く刻み込まれ、今なお、平和を取り戻せない島の慟哭とともに、せめて同じ心の位置にいることを示すために、私の心の中には、「怒」「恨」「拒」「虚」の四文字が絡みつきながら渦巻いている。

〔12年11月7日〕

❖人偲ぶわが小庭に帰り花〈立冬〉

本日から一一日まで、四泊五日の予定で第二回信州沖縄塾沖縄ツアーに一六名で出かけてきます。しかし、あるうしろめたさを覚えながらの旅立ちです。旅程地は普天間、嘉手納、辺野古、伊江島、高江となります。できるなら短時間でも普天間ゲートに座り込みたいと願っており、とにかく、自分自身の目と肌と耳で、オスプレイが強行配備された沖縄をしっかり見届け、信州で私が果たすべき責任の取り方を考える基軸をつかんで帰ってきたいと思います。

おこがましくも、間違っても「支援」という言辞は口にすまい。そして、「連帯」という言葉は封印します。なぜなら今は、沖縄で闘っている人たちと同等の闘いをしている人を除き、この言葉を無神経に口にする浮薄な振る舞いだけはすまいと思います。平和運動や特に労働運動などでは、盛んに「私たち」という第一人称複数形で自己責任の逃げ場を用意した言葉を連発してきたが、この考え方は、いつの間にか「私」という個のフィールドを見失ってしまった。この結果「原発問題」も「沖縄問題」も、自己とは遠い存在としてしか認識していない。毎日の生活を「米軍基地」と対峙しながら送っている沖縄の人たちに、「支援」とか「連帯」とかは、気恥ずかしくてとても口にできない。しかし、「米軍基地問題」を自分の問題として重ねるのには、問題点が集中している今の沖縄を、駆け足でもいい、まず自分の足で踏みたいとの思いに駆られる。私のアンテナが錆びついていなければ、きっと、私がこれから立ち向かうべき真正のテーマを見つけ出せるものと願い、今回のツアーとなりました。

沖縄県民から「ヤマトンチュー」と呼ばれた時、それは「無関心と無責任」の批判も込められた呼称のまま固定化させせないためにも、私の長野におけるスタンスを見つけ出していきたい。「国家」とは何か、「民主主義」とはどうあるべきか、「政治」とは何かを、むき出しで突きつけられている沖縄の現場で、しっかり目を見開いて学んでこようと思う。たった一六人の五日間という短い沖縄現地滞在です。それでもきっと、それぞれが、自分自身が分担して担うべき「荷物」を背負って信州に戻ってくると確信しています。

静かな信州の空の上を、オスプレイのブルーラインが引かれ、質量は段違いでも、少しずつ平和の虫食いが本土にまで押し寄せてきた。政治が右ブレを起こしはじめ、憲法の邪魔者扱いが始まった今だからこそ、短期間でも「平和」の原点の沖縄を自分の足で踏みしめてきます。


〈12年12月7日〉

❖ 冬ざれや人も籠りて道光る〈大雪〉

このコラムが読者の目に触れる頃、私は京都府福知山市立夜久野小中学校の講演会に向かっている。この遠い地まで出向くのは、小中一貫校になる九年前から、同校は夏休みに生徒と父兄の自主希望者が、岡山県のハンセン病療養所邑久光明園を訪問しつづけている縁で結ばれたものである。私にとってはお礼の意味を込めた遠出である。

さて、私の講演活動もあと三回を残して今年五〇回の講演機会があったが、長野県に移り住んでからこれまで、五三一回の講演回数を重ねたことになる。七〇歳を前にすると、さすがに片道一六〇キロの道のりを車を走らせて行く講演は疲れが残るが、それでも子どもたちが待っている姿を思い浮かべると、つい依頼を断れなくなってしまう。講演活動を続けていると、いろいろな出会いと、私自身が新たな学びを得られる。その中からいくつかをご紹介したい。

わが家から車で一〇分の近隣に位置する上田市立第六中学校の講演会から派生した交流について報告する。当初、通常の全校生徒対象から始まった講演会が、「近いし、日程の調整がつけば、いつでも出かけますよ」との会話から間もなく、講演を聞いての一年生の質問が届けられた。その結果、その質問に答える形式の一年生だけの交流授業が行なわれることになった。数多くの質問から、□療養所での生活　□差別や偏見の実態　□詩人故桜井哲夫さんとの交流　□療養所から出て生活することについて　□私の生き方　□私たちにできること　□国の謝罪について　□正しい知識を得るためにはと、一時間という制約もあり、八項目に整理して、一六人の質問に答えるかたちで進められた。そして、この交流授業の感想文がまたまた届けられ、その中から共通する質問は整理し、六～七人の質問者に、短いコメントをやっと書き送ることができた。ここで人権学習のキャッチボールの大切さを教えられた気がした。

そして、次にぜひ紹介したいのは、諏訪市立諏訪南中学校の生徒会が中心になり、生徒自身の論議を経て確立された「南中人権宣言」である。

（前文）

ここに「南中人権宣言」を定める。日々の学校生活において南中生全員が、明るく充実した生活を送ることができるよう確認し、いじめや差別のない南中を目指して行動していく。

1　私たちは、どのようなときもお互いに平等であり、楽しく、安心した学校生活を送る、権利を持っている。
2　安心して生活できる学校とは、お互いに信頼しあい、支えあえる仲間のいる学校であり、そのような学校をつくるために、一人一人が努力しなければならない。
3　私たちは、他の人とちがうところを個性と考える。個人の性格や人柄、考え方、身体的な特徴、能力、性別など個性の違いを理由として、差別やいじめをしてはならないし、このような行為を許すことがあってはならない。
4　私たちは、相手の個性や立場を尊重する。また、差別されたりいじめられたりしている人を、守る義務があり、どんなことからも目を背けずに、立ち向かわなければならない。
5　私たちは、差別やいじめを受けたとき、親や先生、友達などに、助けを求めることができる、権利を持っている。
6　私たちは、一人一人が強い意志を持ち、どんなときでも相手の立場に立って考え、行動するように、努力しなければならない。
以上のことを実現するために、私たち南中生は、この宣言を常に胸に掲げ、南中での生活を送ることを、ここに誓う。

平成二十四年十一月二十一日

諏訪市立諏訪南中学校　生徒会

どうですか？　中学生の人権意識がここまで到達していることに脱帽する。未来は明るい。

❖ 冬木立民は選びぬ戻り道〈冬至〉　〈12年12月21日〉

衆議院選挙の審判が下った。今回の選挙結果に大いに懸念を覚える。国民が自国の政治にいかに無関心であるかがその第一点である。投票率が戦後最低の五九・三二％だったことが、そのことを示している。今回の自民党圧勝は選挙制度のひずみを反映したもので、自民党の比例区得票率は二七・六％である。前回選挙で大敗し政権を失った総選挙の獲得票を二二〇万票下回っても、議員占有率は六一・三％を占め、圧勝して政権奪還を果たした。この結果、政治の流れは間違いなく対米従属路線と右ブレの流れになる。尖閣列島問題、北朝鮮のロケット発射問題が連日報道され、選挙前に実にタイミング良く、アメリカから「尖閣列島は日米安全保障の対象域」というメッセージが発信され、国民の心に「やはりアメリカは頼りになる国」との認識を醸成することに結びついた。

政権交代が起こると政治的パフォーマンスとして、劇的な政治演出が必要となる。安倍政権のカードは憲法改正問題となると予測されるが、連立を組む公明党は一応、憲法改正へ向けて急発進することにシフトダウンを求めた。しかし、間もなく自民党政権は、憲法改正へ向けて動きはじめるのは疑いがない。なぜなら、安倍政権の言動の柱は、憲法改正発議《はつぎ》に必要な三分の二条項（各議院の総議員の三分の二以上の賛成）を、過半数までハードルを引き下げる憲法第九章第九十六条改正を手始めに、「第二章　戦争の放棄」第九条の改正、自衛隊の国防軍への昇格、「普通の国」の旗を掲げて日米関係の再構築と集団的自衛権の行使を主張しているからである。

原発問題については、国民の意思がこれほどまで明確になっている中では、あからさまな原発再稼働の動きは控えているが、産業界からの、いわゆる「国際競争力の失地回復」という圧力を受け、万全な安全対策を掲げながら再稼働へ向けての地ならしが始まるものと予測される。

その中でも、変わらないどころか、沖縄県民の意思など歯牙にもかけることなく、ますます米軍や自衛隊の基地機能が強化されていくのが沖縄の基地問題です。早速、防衛省は一八日、普天間基地の名護市辺野古沿岸部への移設に向けた環境影響評価書の補正評価書を沖縄県知事に送付した。これは移設に必要な公有水面埋め立て許可申請計画が動きはじめたことを意味する。

澄み渡った空をジェット戦闘機とオスプレイが切り裂き、紺碧の海は汚され、南の島では「戦《いくさ》世《ゆ》」に備える星条旗と日の丸が翻っています。この国を「普通の国」にすると声高に叫んでいる人たちの耳には、あの昼夜を問わず飛び交うジェット戦闘機やオスプレイの殺人的な騒音は届かない。また、自分の家族の婦女子の尊厳が、アメリカ兵に凌辱《りょうじょく》される不安もない。なぜなら、彼らはヤマトという地で「平和」という枕を抱えて安眠しているからである。やはり、沖縄の苦悩は、多くの日本国民にとって、まだまだ遠く離れた辺境の地の出来事に過ぎない。今ほどこの国の進むべき道への責任の取り方を熟考することを求められる時はありません。この国の進路を再び「昔帰り」にさせないために。

10 少年は怒っている——民主主義とは何か平和とは何だろうか［二〇一三年］

❖ 年賀状めくりて名呼び語りをし〈大寒〉

〈13年1月20日〉

信州上田は一三日の深夜から一四日の夜まで、雪が降りつづきました。わが家の周りは二〇センチ以上は積もったでしょうか。妻の繁子は家の前の道の雪かきに三度も出動です。残念ながらこの雪かきという重労働は、私の手足では何の働きもできず、アイ（犬）と二人で、ガラス戸を通して、雪かきスコップで雪道を空けつづけている妻の「勇姿」を見つめていることしかできません。作業が一段落し、玄関先で帽子や雨合羽や長靴の雪を払う妻に、「ごくろうさん」の言葉と、タオルを渡してやるのがせいぜい私ができる手助けなのです。「上田の成人式、昨日でよかったね。今日だと、とてもこの大雪では出かけられなかったね」と、夜半に何度も雪かきに備えた重装備を脱ぎ終わった妻から声をかけられた。

実は、昨日、私は成人式を終えた「平成一九年度上田市立第二中学校同窓会」から案内を受け、六十数名の卒業生の晴れやかな表情の中に、先生三人と私が迎えられていました。そのことを、繁子は指しているのです。天の配剤に感謝です。

ところで、同窓会に学校関係者でもない私が「なぜ?」。往復ハガキが届いた時、当初は私自身もいぶかしく、何度も案内ハガキを読み返しました。上田市立第二中学校の学校関係者に電話をして、やっとその同窓生の顔ぶれが判明しました。

二〇〇五年、同校で行なわれたハンセン病問題講演会の質問コーナーで、一人の女生徒が手をあげました。「私たちにできることはありますか?」と聞かれて、私は次のように答えました。「たくさんあります。まずあなたたちがハンセン病を理解すること。そして学んだことを周りの大人たちに伝えること。そして、できるならば、あなたたちがハンセン病療養所に出かけ、その人たちと交流することです」と。

その翌年の夏休み、「弁当を持ってハンセン病療養所栗生楽泉園《くりうらくせんえん》(群馬県吾妻郡草津町)へ行こう」と、三六人の中学生たちから私にも呼びかけがきました。その時の生徒たちの同窓会でした。その時のハンセン病療養所(正式名・国立療養所栗生楽泉園)の訪問の様子は、本書六九頁('06年8月23日の項)に詳しくふれておりますので、どうぞ、そちらを開いてみてください。

七年ぶりに会う二〇歳を迎えた青年たちの顔は、すっかり凛々しい大人の表情に変わっていて、名前を名乗られても、あの中学時代の面影の記憶は、ほとんど残っていない。うれしかったですねー、たった三、四度しか会っていない私を覚えていて、同窓会のゲストに招いてくれるとは。今年、最初の最高のプレゼントをもらった気分にしてくれました。年明け早々から世相は腹立たしいことだらけですが、今年の私には思いがけないハッピーな一年になりそうな気分にしてくれました。ハンセン病問題を語りつづけていたご褒美が、上田市立第二中学校平成一九年度同窓会からのお誘いでした。ありがとうございました。

❖投函の便りにかかる春時雨〈立春〉　〔13年2月4日〕

人形劇で性と人権について国・内外で講・公演活動をしている「がらくた座」木島知草さん（長野県松本市）の沖縄公演は、一〇年目の節目を迎えた。これまでの沖縄公演では、七〇〇〇人余の人たちが「ちいちゃん（愛称）」の人形劇を見たことになる。木島さんのお母さんが九〇代のご高齢となり、遠隔地での公演活動を控え、お母さんに寄り添いたいとの思いから、ひとまず今年度で沖縄公演は最終公演となった。

一月一八日、これまで沖縄各地で「がらくた座」の公演を支えてきた教育関係者、自治体職員、市民運動家の皆様から、「ちいちゃんの労をねぎらう会」が、沖縄市安慶田の「くすぬち平和文化会館」で開かれるとの知らせがあり、木島知草さんにはサプライズで、私もその会に合わせて沖縄まで行ってきました。というのは、この一〇年にわたる沖縄公演は、わが家での知草さんとの茶飲み話がきっかけとなって生まれたからである。

彼女が私に一所懸命に説く、ＨＩＶに関する偏見や誤解、性は人権や生命《いのち》、平和にも関わる基本的な問題でありながら、タブー視されていることに、人形劇という手法で問いかけつづけてくれた。特に、彼女が語る「妊娠したら、四〇億年の生命の歴史を、四〇週間かけて母親の母体で守られ生まれてくる。子宮は地球と同じ」と、一人ひとりの生命の尊厳を語る熱情に、私のアンテナが揺り動かされた。

私の故郷沖縄は米軍基地があり、若い米兵たちが駐留している。そして、観光地である。当然、そのような環境では、性に関する情報が氾濫している。それも、快楽中心の性情報が氾濫し、沖縄の子どもたちが与えられている性情報はゆがんでいるはずだとの危機意識を感じていた。

その思いが頭を過《よぎ》った。「ちいちゃん、お願いがあるのだけど、あなたの人形劇公演を沖縄でしてくれないか、公演地の設定と費用は、私が何とか用意するから……」との言葉をかけた。

そして、第一回公演が沖縄市で実現することになった。二年目以降は公演依頼が殺到し、木島さんの一月は、沖縄に長期滞在する旅公演と定例化して、もう一〇年が経過したことになる。

その思いつきで申し出た初回の沖縄公演費用は、ハンセン病訴訟で私に支払われた賠償金によって創設された「伊波基金」の第一回の支援資金によって賄われた。「伊波基金」は、ここでも社会的な生命を吹き込まれて活かされた。「ちいちゃん」ご苦労さんでした。そして、ありがとう！

❖ 足下の招きは速し犬ふぐり〈春分〉

〈13年3月20日〉

先週の一四日、七〇歳の誕生日を迎えました。その日、妻の心遣いは蕗の味噌汁でした。鼻腔から早春の香りが心の芯に染み込みました。感謝です。

一月二七日、沖縄県内の全市町村長や議会議長、県議ら一四〇人の要請団が、安倍首相への「建白書」を携え上京し、日比谷公園野外音楽堂で「NO OSPREY 東京集会」が開催された。

超党派で政府に迫るということは、まさに現代版「沖縄一揆」である。一九五六（昭和三一）年、プライス勧告をめぐって沖縄では島ぐるみの闘いが行なわれたが、まさに、その再来である。しかしながら、この要請団の上京や抗議集会をめぐっての本土マスコミの報道を見ると、沖縄のマスコミとの温度差を見せつけられた。当日の沖縄タイムスは別刷り四ページ、琉球新報八ページ、要請行動は連日大きく紙面を割いているが、本土マスコミの反応を含め要請団の総括は、「本土側の圧倒的な無関心、無理解の温度差」であったとされる。

何故、沖縄にはこれほど理不尽な押しつけが罷り通るのだろうか？　私の心中から怒りが溢れている折も折、ちょうど今、『本当は憲法より大切な「日米地位協定入門」』（「戦後再発見」双書2、前泊博盛編著／明田川融、石山永一郎、矢部宏治著、創元社）のページを読みながら、まさに目からウロコが落ちた。

政府はサンフランシスコ講和条約と日米安全保障条約が発効した一九五二年四月二八日を、わが国が独立、主権を回復した日として、「主権回復・国際社会復帰を記念する式典」の開催を閣議決定した。安倍総理大臣は閣議決定の席で、「わが国が主権を失っていた七年間を知らない若い人たちが増えている。日本の独立を認識する節目の日だ」と、式典の趣旨について発言したという。そうでしょうか？　皆さん！　この日は、北方領土を放棄し、沖縄・奄美大島・小笠原諸島を日本国がアメリカに譲り渡した日なのです。沖縄を使い捨てカードにしながら、「本土というヤマト」が独立国の恩恵に浴した日であるが、沖縄県民にとっては切り捨てられ、それからの六八年間は、過度の在日米軍基地を押しつけられ、基地被害や人権侵害に脅かされつづけている「屈辱の日」の出発であった。

主権国家間で結ばれる条約や協定が、いつ？　どこで？　誰によって？　そして、どのような状況下で結ばれたのかを見るだけで、実はその正体を知ることができる。

サンフランシスコ講和条約は、一九五一年九月八日にオペラハウスで、全権団が出席する華々しい中で調印し、旧日米安全保障条約は、同日の数時間後、町はずれの米軍第六軍下士官用クラブハウスで吉田茂首相一人が出席して調印したという。また、日米行政協定（現日米地位協定）は、一九五二年二月二八日に東京の外務省内で結ばれたのである。

私が今まで認識していた、わが国にとってのそれぞれの条約や協定の比重は、サンフランシスコ講和条約によって日米安全保障条約が結ばれ、その結果、交わされたのだから、当然、日米地位協定は日米間の取り扱いは下位の存在だと思い込んでいたが、アメリカ側の意図する順位は、日米地位協定の位置づけが重いと知らされた。そのことからすると、オスプレイの配備をめぐる国会質疑で、野田佳彦首相が答弁した「これはアメリカ軍の装備に関わる通知であり、わが国から注文がつけられない」は、いわゆる日米地位協定でいう「接受国通報」（日本国への通達）ということであり、正直な答弁であったとなる。

当時のジョン・フォスター・ダレス国務長官の「われわれが望む数の兵力を、望む場所に、望む期間だけ駐留する権利」を執行しただけで、協定に従ったことに過ぎないのである。したがって、地位協定の一部手直し論議など、まさに枝葉末節の問題であり、六八年間も独立国としての主権が確立し得ない根拠が、この国会の論議を必要としない協定というかたちで成立したのである。これこそ、駐留米軍にすべての特権を白紙委任したことによって生じている問題なのである。ぜひ、一読を勧めたい良書が、前述紹介した『本当は憲法より大切な「日米地位協定入門」』である。

❖華やいで椀に浮かびし三葉芹〈清明〉　〔13年4月5日〕

（前文を略す）先週の金曜日、近くの中学生六名が、担任の先生と共にわが家を訪ねてきた。このきっかけは、全学年を対象にした講演会から引きつづき、再度のリクエストで一年生のみの交流授業があり、そして、春休みにその数人が連れだって来たのである。学年主任からの交流授業の依頼に、私はある注文をつけた。生徒たちに事前に私に聞きたいことをまとめて届けてくれること。その質問から選んで私から回答する授業のかたちにする。必ず質問者の名前を記入すること。事前に自宅に届けられた生徒の質問に目を通しながら、共通する質問を取捨選択しても、二〇を超える回答を用意しなければならなかった。五〇分の授業時間内で、できるだけ多くの生徒に語りかけたいと思った。

「〇〇△△さん」と、まず生徒の名前を呼び、その場で立ち上がってもらった。「あなたからの質問は□□でしたね」と、体育館に座り込んでいる他の生徒にも質問事項が分かるように、読み上げてから話しかけた。その質問した生徒の目の前まで歩を進め、質問者の目を見ながら答えた。その人権授業のスタイルは、私が五三二回の講演活動を経験したことによって学んだ語りの方法である。

「人権」を一般論で語ることはたやすい。しかし、特に成長・吸収期にある子どもたちへの「人権メッセージ」は、具体的に、何よりも個別の心にまで届けられることが求められる。今、「教育再生」論議が盛んである。それも「道徳の教科化」のみが特化されていることに私はある危惧を覚える。現在、小中学校の「道徳の時間」は原則、週一時間の必修とされているが、正式な教科でないので教科書が用意されているわけではないという。

「道徳」とは人のあるべき姿を指し示すもので、教科書や副読本で一律の基準を示すとなると、どうしても教科書検定制度で、社会や歴史記述をめぐって問題になるように、文部科学省の影響を受け、「価値観の押しつけ」になりやすくなる。そうだからと言って、学校教育で「道徳」を教えることに無意味を唱えているわけではない。しかし、いくら学校で「道徳」を教え込んでも、子どもたちが日常的に目にし、特に影響を受けているのはテレビから与えられている情報である。「教育再生実行会議」の委員の皆さん、ゴールデンタイムの番組を見てごらんなさい。「失敗を笑いものにし、突出したクイズ解答者を賞賛し、食物を粗末に扱うゲーム」など、どれも人間の尊厳や人間性の尊重や、人の道を説く情報を見出すのが難しい番組のオンパレードである。その上で、学校教育で教える「生き方の座標軸」という「道徳」の教科化を示してもらいたいものである。

「人の道」は、学校だけでは教え込めるものではない。家庭や社会、特にマスメディアも含め、総がかりになって取り組まないと、次代を背負う子どもたちを育て上げることはできない。

〈13年5月21日〉

❖鶯鳴《おうめい》や発刊の日に胸きしむ〈小満〉

五月一五日は沖縄の日本復帰の日である。この日に奇しくも、私の六冊目の本『島惑ひ―琉球沖縄のこと』が発刊されることになった。『花に逢はん（改訂新版）』『ゆうなの花の季と』を出した直後、人文書館の道川文夫氏（当時、日本放送出版協会［略称NHK出版］編集局長）から、―いつの日か、伊波一族を、ぜひ書いてみて―との励ましの言葉をかけられて、すでに八年になる。書きたいという思いと、歴史という大河に、浅学の私が立ち向かう素材としては、気おくれを引きずったまま時間が過ぎた。その一大転機が、亡父母の三十三回忌と十三回忌に顔をそろえていた血族を意識して、その決意は固まった。そして昨年の四月、パソコンに向かったが、数日間、一行も打ち込めずに画面を見つめるばかりであった。

時は誰にでも公平に与えられる単位である。しかしながらその時間は、それぞれの上を通り過ぎることによって、それは人生と呼ばれ、その価値はさまざまな評価を引き出すことになる。国家を単位とする時間は歴史と呼ばれ、私たちはこの国家という枠組みの中で、国民のひとりとして時間の共有をしながら生きてきたことになる。しかし、国家という歴史評価は、概して権力を持つ側や勝者に軸足を置いて記録されるものである。

私の産土《うぶすな》「沖縄」は、あの沖縄戦で焦土と化し、多くの生命や、自然も、人間の暮らしの場も焼き尽くされてしまった。しかし、その中で二歳三カ月の私の命は守られ、しぶとく生き延びた。アメリカ軍支配下の二七年間。アメリカ人たちが、芝生の上でパンからはみ出るほどのハムや肉で頬を膨らませながら談笑している様子を金網にしがみつき見つめている少年の腹は、空腹の悲鳴をあげていた。

そして、一九七二年の五月一五日の祖国復帰記念式典を、二九歳の私は、琉球政府発行のパスポートを手にしながら、東京の自宅でテレビ画面を横目に見ていた。

「あー、このパスポートは、これからは不必要になった」との感慨を覚えながら、テレビ画面の〝バンザイ〟の喚声にも、なぜか冷ややかな目線を送っていた。これまで一二年間のヤマト生活を経験していたが、どんなに沖縄の現状を訴えても、ほとんどはうんざりした顔が返された。これで沖縄が変わるなどとは、どうしても思えなかったのである。あれから、四一年目が経過した。残念ながら、あの日に予感した沖縄とヤマトの間に横たわる違和感は埋まらないままである。私も今年、七〇歳を迎えた。沖縄を産土に持つ者の責任として『島惑ひ』を書き上げたが、ごまめの歯ぎしりでも良い、現世の間違いへの怒りと、未来への夢は語りつづけていきたいと思う。
　原稿を書き進めている中で、人文書館の道川氏から、沖縄学樹立の先達者・伊波普猷が書き残した「島惑ひ」（『沖縄歴史物語―日本の縮図』の「小序」で、この言葉を用いて、戦争で壊滅した故郷の行く先が見定められず、心が混乱しているさまを、シママディと表現した）を、書名の提案として示された。先人の言葉は余りに重い。うちなーんちゅ伊波敏男の言付《ことづ》けとして、最後に遺しておける言葉は、やはり「島惑ひ」である。

〈13年8月7日〉

❖風鈴や馳走の静謐ヘリ乱す〈立秋〉

　妻が福島の友人から贈られた二八個の貝殻を円形状にした、手作りの風鈴を軒先に吊るした。「どう？　聞こえる？」と、しきりに問われるが、風に揺れて奏でているであろう音色は、老人性難聴の私の耳では聞きとれない。身体機能の老化は風情の感興にも、遅れをとってしまう。「この貝殻風鈴は、台風並みの風でも吹かないと、風鈴の役目を果たせないのではないの」と、つい、嫌味の言葉を返した。
　お茶をすすりながら夕方のテレビニュースに見入っていると、「沖縄で米軍ヘリＨＨ－60ペイブ・ホーク墜落、炎上」の映像が映し出された。上空からの映像は、延焼したと思われる墜落現場からは煙が上り、墜落機の残骸から炎が立ち、米軍機ヘリからの消化活動を映し出していた。やはりと言うか、またも、との怒りがこみ上げてくる。先ごろ、一九五九（昭和三四）年に発生した宮森小学校米軍ジェット機墜落事故をモデルにした劇映画「ひまわり」の上映会を長野県上小地区で行ない、一一〇〇人余の観客に観てもらったばかりである。

七月の私の講演は、沖縄に関するテーマで招かれる機会が多かったが、そこで日本復帰年の一九七二（昭和四七）年以降、沖縄で発生している在沖縄駐留米軍関係の重大事故のデータを示している。航空機関連事故は五四〇件、それは年間約二七件、航空機事故発生は毎月二件以上が引き起こされている。墜落事故もこれまで四四件が発生していると数字をあげると、聴衆は驚きの声をあげる。沖縄の情報は、本土ではほとんど伝えられていないことを実感する。今回のヘリ墜落で事故数累計は、四五件と加算されることになった。

事故後、政府側の発表を注意深く見守っていると、自国内で引き起こされたヘリ事故にもかかわらず、主体性の欠片も見えない、米軍発表の前に右往左往している無様な姿をさらけ出している。記者会見は定番コメント―詳細は確認中、徹底した調査を、遺憾―を繰り返すばかりである。沖縄も「日本国」なのですよ！　沖縄駐留米軍広報官が、事故発生から五時間後、やっとコメントを発表した。しかし、どのような状況下で事故は発生したのか、兵士の犠牲や負傷状況もすべて「現在調査中」と、事故発生後のこれまで通りの発表と変わらず、死亡一名、負傷者三名が明らかになったのは翌日のことであった。さすがにこの状況下では、普天間基地へのオスプレイ追加配備だけは、当面延期すると発表された。これも、沖縄県民の生命の危険性などには少しも関心を払わない日米両政府の一時しのぎの欺瞞策に過ぎない。

この炎天下、普天基地ゲート前では、間もなく一年にもなる抗議行動が続けられている。野嵩ゲートでは新たにフェンスを設置し、基地前での抗議運動を排除しようとしている。

オスプレイの普天間基地配備にあたって、運用ルールの日米合意なるものを発表したが、その後、沖縄県や市町村の目視調査による三一八件の違反事項の抗議に対して、防衛省は「違反事実なし」と回答している。私も二回ほど普天間基地前の抗議活動に参加したが、頭上をヘリモードで通過するオスプレイを自分の目で確認している。これほどまでに沖縄県民を愚弄するのか。

〔13年8月23日〕

❖ 女郎花男《おみなえしおのこ》の罪《とが》を地に散らし〈処暑〉

原爆の悲惨さを描いた漫画「はだしのゲン」を、図書館や学校の図書室が閲覧を制限する事例が表面化している。そのひとつ松江市教育委員会は、私立小中学校に漫画「はだしのゲン」を、子どもたちが自由に閲覧できないような措置をとるよう要請したことが明らかになったが、その後、鳥取市立中央図書館も一部保護者から表現が残酷で過激な描写があるとのクレームを受け、「はだしのゲン」は事務室で保管して、閲覧や貸し出しには特別な申し出が必要になっていると報道された。この閲覧制限をめぐって、下村文科大臣は記者会見で、「市教委の判断は違法ではなく問題ない。子どもの発達段階に応じた教育的配慮は必要だと思う」と発言している。

これらの論議を聞いていると、今から二八年前の故舟越保武氏作品「病醜のダミアン」像をめぐる私と作家故F氏の「ダミアン論争」を思い起こす。

一九八三（昭和五八）年、建築家黒川紀章氏設計によって埼玉県立近代美術館は開館した。この美術館は地階が常設展示場正面になっていて、その上は吹き抜けになっている。地階常設展示場には、同美術館のテーマ作品の彫刻作品三体が来館者を出迎える。正面中央には、ジャコモ・マンズーの「枢機卿」、右壁面にはヴェナンツィォ・クロチェッティの「マグダラのマリア」が顔を埋め、激しく身を震わしている。左側につば広の帽子を被る前かがみの「ダミアン神父像」が立ち尽くしている。天井から差し込む陽の光は、時の刻みによってそれぞれの作品を照らす設計になっている。しかし、左に位置する本来の作品名「病醜のダミアン」は、一九八四（昭和五九）年、ダミアン神父像の病に刻まれた病跡が醜く、ハンセン病への偏見を助長する作品として、一部のハンセン病回復者団体から抗議を受けることになった。

「まだ十分に芸術的鑑賞眼が備わっていない青少年がこの作品を見た時、像の内面的な美しさを感得する前に、表面の醜悪さに圧倒されるであろう。この結果、社会復帰者や家族の生活が、間接的におびやかされる。だから、一般見学者の目に触れない所へしまいこむべきである」と作品撤去を求められた。この抗議を受けた美術館側は撤去要求を受け入れ、同作品は同館館長室応接間に移され、特別に閲覧を希望する者だけに限って、この作品と対面することが許されていた。

作家故Ｆ氏は、その要求運動の中心者の一人だったが、その撤去運動の成果を一九八四年、一九八五年の二回にわたって、その経緯と勝利宣言にもふさわしい論文を発表した。私はこの撤去運動に対して違和感を覚えていて、このまま放置すれば将来大きな禍根を残すと判断して、Ｆ氏論文への反論文「沈黙のダミアン」を書いた。私は社会的偏見と芸術表現をめぐる闘い方は、違う次元の問題であり、作品の撤去はするべきではなく、来館者に目隠ししてはならないと主張した。この論戦は後日、周りの文化人を巻き込んだ「ダミアン論争」に発展することになる。しかしながら、「病醜のダミアン」像は結局撤去されてしまい、その跡地には一脚の椅子があった。

一九九九（平成一一）年、同作品は作品名を「ダミアン神父像」と変え、像の脇にはハンセン病に対する説明表示がなされ、やっと、撤去から一五年ぶりに元の常設展示場に戻された。

私はこれまで約三〇〇回のハンセン病問題に関わる講演を、主に中学校で行なってきた。そこで学ばされることは、子どもたちの感性のノリシロは、大人たちに比べ、はるかに広いということであった。

人間の知覚によるインプットは、まず視覚や聴覚で捉え、醜いとか、美しいとかの第一次的認知となる。課題はそこからである。それにどのように正確な知識を付加するかであり、それが学校教育に人権学習が存在する意味である。視覚的印象や聞き伝えだけのままでは、偏見や差別や蔑視観は低レベルの社会認識となり、人智力から学ばない社会観が固定化してしまうことになる。

真実や事実を直視する力を、子どもたちにどのように備えさせるのか、歴史や大人たちに求められる責任である。「はだしのゲン」の中の描写を「酷《むご》い」と評価して閲覧制限をすることは、子どもたちの目を塞いでいることに等しい。「はだしのゲン」の閲覧制限問題は、一部の描き方がクローズアップされているが、閲覧制限要求の本旨は、このマンガがテーマにしている戦争や原爆の悲惨さを伝えようとしているメッセージから子どもたちを遠ざけようとする別の力学が働いている気がしてならない。

❖虚ろに座す義母の肩越し秋桜〈白露〉　〔13年9月7日〕

アメリカの映画監督オリバー・ストーンと歴史学者ピーター・カズニック（アメリカン大学）が組んで制作した「シリーズ　オリバー・ストーンが語るもうひとつのアメリカ史」（全一〇回）、NHK BS「世界のドキュメンタリー」を録画して何度も見た。歴史の記録は常に勝者や強者側の正史と呼ばれるものは、例外なく正義の執行者として書きとどめられ伝えられる。このシリーズは、世界に冠たるアメリカ現代史を、まったく別の視点から検証し直すという衝撃的な作品である。映像手法は、これまで上映された映画作品をニュース映像とつなぎながら、その時代をあぶり出し、アメリカ現代史の裏面を照射していた。

現在、世界に向けられているアメリカから発せられるメッセージは、微笑を浮かべながら「自由」と「民主主義」を繰り返す。しかし、その微笑マスクに隠された実の貌《かお》は、対抗軸のソビエトを意識しながら、強大な軍事力を後ろ盾にパワーゲームに熱中してきた。世界に冠たるアメリカ合衆国の存在は、疑心の引き金にいつも手を置いていた。その見方からすればアメリカ合衆国の現代史は、世界のいたるところでCIAが暗躍し、自国に不都合な政権は転覆させ、傀儡政府にすげ替える政治ゲームに熱中してきたことに彩られる。その結果、世界中の戦争の渦中で一時も安穏な時代を過ごせなかったことになる。紛争地帯の中近東やアフリカ諸国の混沌とした状況は、極論すればアメリカ自身が武器をばらまき、産み出した鬼子たちが、今、牙をむき、逆にアメリカ自身を際限のない泥沼に引きずり込んでしまっているのだ。

八月二五日、「もうひとつのアメリカ史」の脚本家でもあるピーター・カズニック氏共々出演する討論特番NHKBSスペシャル「オリバー・ストーンと語る—原爆×戦争×アメリカ—」が放映された。アメリカ史の一〇回シリーズでも感じたことだが、自国の歴史を客観的に検証するのは、よほどの勇気と冷厳な目を持たないとでき得ない試みである。そのことはある意味でアメリカには、まだまだ表現者たちの「自由度」は存在しているということを認めざるを得ない。さて、わが国でも、彼らと同じスタンスで戦後史を問い直す映像表現者が現れるのだろうか？　同番組で広島の大田川に流される恒例の精霊流しにオリバーも参加して、その精霊船に自らのメッセージを書き込んだのが印象的である。

「記憶は文明をつなぐか細い糸である。我々は決して広島を忘れてはならない（Memory is the slender thread of our civilization. Let us never forget HIROSHIMA!）」

各国の歴史教科書の記述は、勝者は正義の執行者としての正当性を、被侵略国は被害の刻印を決して忘れまいと、後世に印して語り継ぐ。わが国の歴史教育はどうなっているのだろうか。太平洋戦争を例にとれば、圧倒的に戦禍と広島・長崎の原爆被害の苦しみが多く伝えられている。近隣アジア諸国で行った加害の過ちより、自らの戦争被害の記述が圧倒的である。わが国の戦争体験の実態体験者の人口構成比は、わずかになった。だからこそ、過ちの歴史を検証し直し、後世に語り継がないと、歴史から学ばない愚かな民族集団が生まれることになる。

この機会に、オリバー・ストーン監督製作二三作品をリストアップしてみた。その中で私が見た作品は一三本に過ぎない。未鑑賞の映画を一本でも多く見たいものである。歴史を見つめ、学び、伝えることは、私たちの未来の鍵を握る。

❖山ぶどう移り香残し季に迎かう〈寒露〉　〈13年10月8日〉

手元の『魂振り琉球文化・芸術論』（高良勉著、未来社）を読み進めていると、「自然崇拝は、山や川や海、風や土や水、火をはじめ、石や木など自然の万物にはカミ＝精霊が宿っていることをおしえます。それゆえ、自然の万物を畏敬し、生態系を大切にするのです。／琉球弧の祖先崇拝と自然崇拝が合流する聖域を私たちは『ウタキ（御嶽）』と呼んでいます。したがって、各シマ島の祭祀はウタキを中心に行われます。『ウタキからは木一本、石一つでも取ってはならない』というタブーが今日でも生きています」。

その記述を目にした後、ふと、テレビに目をやると、二〇〇五年五月から始まった三三の祭事の締めくくりの伊勢神宮式年遷宮式典の様子を映し出していた。形式美と荘厳さを柱とする式年ごとの祭事は、民衆を動員しながら千三百年も続けられた。古事記や日本書紀に現れる天照大神と、大神をお世話するという食物・穀物を司る神である豊受大神を麗々しく登板させ、その結果、国の成り立ち神話と天皇家の権威なるものを民衆に再認識させるセレモニーの役割を担うことになる。

他方、琉球弧の各地には海の彼方にある極楽浄土のニライカナイの神を招いて祀った御嶽（ウタキ）と遥拝所が存在するが、『琉球弧　女たちの祭』（写真・比嘉康雄、文・谷川健一、朝日新聞社）によれば、ニライカナイには神が存在し、五穀の種子をこの世にもたらす。

沖縄本島北部大宜味村喜如嘉《きじょか》の海神祭でうたわれる次の歌を採録している。

ニレーから　あがてぃもち
遊《あし》び習《なら》てぃ　踊《うどぅ》い　習《なら》てぃ

かたすべく島や　遊《あし》ばらん
　踊《うどぅ》ららん　遊《あし》び足《た》らじ　踊《うどぅ》い足らじ

ニライカナイから神様が来訪し、遊びや踊りを習ったが、潟や洲もない小さな島では、さぞかし、踊って遊ぶには、不満足だったことでしょう。という歌意である。

伊勢神宮もウタキも神の祀りごとであるが、その神の位置づけはまったく違う。一方は民衆にとっては神々しく近寄りがたく、他方は共に謡い踊り明かすほどの近さの存在にある。しかし、琉球国においても国家体制が形を整えはじめた尚真王（一四六五〜一五二七）時代になると、神女組織と祭祀組織が確立し、次第に権威づけと形式が重要視されるようになる。

私の心の本籍は沖縄県今帰仁村仲宗根《なきじんそんなかそね》にあるが、その地では五年に一度の豊年祭が催される。今年はその年周りであるとの知らせが届いた。

沖縄本島北部から奄美大島南部地域各地には、神アサギと呼ばれる字や集落単位の祭祀に関わる建物があるが、今帰仁村には二一カ所の神アサギが存在し、そのアサギは大まかに言えば村の成り立ちの単位に近いという。

現在は村内字毎の祭事の年周りは三年、五年と違いはあるが、神アサギの広場では青年男女総出演による踊りや演劇が演じられる。それを「豊年祭」と呼び、村・字一番の大イベントとなる。私の著書『花に逢はん』に、幼年時に観た記憶から、三線弾《さんしんひ》き手の亡父を描いた場面があるが、その祭りの練習は一カ月余にわたって行なわれる。三線弾き手の亡父は地謡《じうたい》の音取《にーとい》り（リーダー）を務め、その間のわが家の畑仕事は村の青年会が担っていた。その豊年祭の瞼の中の映像が薄れはじめていたところに、五年周りの仲宗根豊年祭の知らせが届いたのである。

父は夕食後、どんなに疲れようと日課のように居間で正座し、三線のチンダミ（沖縄の方言で、三線の調弦のことをいう）の音を響かせ、そして琉球古典音楽を弾き謡っていた。

私のアイデンティティー（主体性、独自性とか自己同一性も、そして、お里意識も）の根幹を形づくった今帰仁村仲宗根の地に、私の気持ちはすでに飛び立っている。


❖アサギ照る今帰仁《なきじん》の満月《つき》や古色なり〈霜降〉　〈13年10月23日〉

私の原本籍は沖縄県国頭郡《くにがみぐん》今帰仁《なきじん》村仲宗根《なかそね》である。沖縄本島北部の本部《もとぶ》半島北東部、那覇市からは八五キロの地にある農業を主産業とする、人口は九二五七人（二〇一三・一〇現在）、集落は一三区からなる小さな村である。

集落にはそれぞれ神アサギ（附拝所）があり、村共同体の発祥の中心地に存在している。そこは集落住民が祖霊と邂逅する精神的ポイントである。それぞれの集落単位の区には開催周年の違いがあるが、私の出身地である仲宗根では、今年が五年周りの「豊年祭」で旧暦八月の日を選び二日間にわたって行なわれた。この祭りは五穀豊穣と区民の繁栄を願う祭事である。

かつて琉球王国と呼ばれていた時代、士族子弟たちにとって、三線《さんしん》、芸事は、空手と同列の修養課題とされてきた。しかし、琉球処分*後、位階や職を失った士族たちは、自らの口を糊するために、それぞれが家族を率いて各地域に都落ちをし、開墾作業や農業によって自らの暮らし向きを支える道に追い込まれていった。この士族階級の各地への分散は、反面、これまで王府内の祀り事として演じられてきた歌舞・芸能が士族たちが新しく行きついた先で、修養してきた歌舞芸能を農民たちに伝える役割を果たすこととなった。その結果、沖縄における伝統芸能は、宮廷舞踊に端を発する古典芸能と一般民衆の中から生まれた民俗芸能を生み出すことにつながる。その種火が各地の伝統行事「豊年祭」の地域文化として引き継がれてきた。いわゆる王府内芸能が庶民の芸能となって脈々と受け継がれるようになったのである。

今帰仁村仲宗根は区民約千人弱の小さな集落であるが、驚くことには、この祭事に関わりを持つ区民は四〇〇人にのぼり、全世帯が何らかの役割を担った総がかりの祭りといえる。私は最終日の一〇月二〇日（日）の元区民のひとりとして、午後六時三〇分開演を待つ観衆の席に加わった。アサギ広場には大型テントが張られ、開演前にはすでに五〇〇人を超す観衆で埋め尽くされていた。

私の幼児時代の記憶にある仮舞台上には、亡父伊波興光を中心に三人の地謡《じうたい》が並び、三線と謡は重厚なシンプルさでアサギに響きわたっていたが、今年の三月に落成したという赤瓦の本格的な野外舞台には、地謡三人、琴二人、太鼓、笛、胡弓の八人が座している。野外舞台といい、次々と現れる踊り手といい、芸能に対する仲宗根区民の意気の高さが窺える。舞台上では幕開けの「かぎやで風」から、最終演目の「高平良万歳」まで二十四演目が披露されるが、一〇時三〇分で幕引き予定だという。私はホテルのチェックインを気にしながら、十六番目の前之浜で、アサギ広場を後にした。かつては、夜が白々と明けるまで演じられていた記憶からすると、やはり、祭事も時代の流れの中で、終演時間は区切り、制限時間が設けられているらしい。

それぞれの区には、代々その区だけに伝わる踊りがあるというが、「白瀬走川節」は仲宗根区だけに伝わる演目だという。私も初めて目にしたが、実に華麗な女踊りだった。縁は血でつながり、地で培われる。「豊年祭」の中に身を置くと、その想いがますます強くなる。

＊琉球処分　一八七五（明治八）年、日本政府は琉球の王国制度を解体し、日本国に属する沖縄県を設置することとし、松田道之を処分官として琉球に派遣し、清国との冊封・朝貢関係を廃止し、中国との関係もいっさい断つとするもので、一八七九（明治一二）年、松田は三たび来島し、首里城内で尚泰王代理の今帰仁王子に、琉球藩を廃し沖縄県を設置する「廃藩置県」を通達した。以上、新城俊昭著『高等学校　琉球・沖縄史』一四八〜一五二頁。（編集部注）

〔13年11月7日〕

❖ 蔦紅葉存する意気の添え景色〈立冬〉

「民主主義」とは一体、何だろうか？　さて、日本国の最西南端に位置する沖縄には、民主主義は存在しているのだろうか？

米軍基地をめぐる故郷の沖縄の状況を目の当たりにすると、日本政府にとって一四一万六五八七人の沖縄県民の民意などにはまったく聞き耳を持たないとも思える。そのことを思い知らされたのは、普天間基地へのオスプレイ強行配備もそのひとつである。一〇万人余の県民が参加する「オスプレイ配備反対、普天間飛行場の閉鎖・撤去」を求める県民大会が開かれ、沖縄県議会、四一全市町村議会の配備反対決議、そして、全市町村首長が配備反対の建白書を官邸に届けたのにもかかわらず、現在、二四機のオスプレイが故郷の空を飛びまわっている。それどころか、政府はオスプレイ配備に関して、「日米合同委員会合意」に基づいてオスプレイは飛行するから、不安など持つ必要はないと大見得を切ったはずである。その合意事項の要約は以下の四点であるが、さて、この合意事項は守られているのであろうか？

（一）オスプレイの普天間基地への侵入・出発経路は、公共施設や人口密集地域を避ける。
（二）深夜一〇時以降の訓練は必要最小限に制限される。
（三）転換モードによる飛行時間をできるだけ制限する。
（四）低空飛行訓練は、五〇〇フィート以上の高度で行う。

沖縄県側の調査によれば、配備後二カ月間の違反事例は三一八件にのぼり、この指摘を受けた防衛省は、「明確な違反は確認されていない」と回答している。これほどまで沖縄県民を愚弄するのか、やはり、日本国にとって沖縄はすべて埒外の存在である。

安倍政権は今年の四月二八日を「主権回復の日」として、式典を開いたのもそのことを物語っている。ところが、この同じ日は奄美、小笠原、沖縄は米軍の施政権下におかれ、日本国から切り捨てられた日である。歴史の事実を多数者だけの位置づけでしか見ない政府にとって、この屈辱感や怒りは届かないのである。

安倍政権は、かつてこの国が歩んだ道、「戦争ができる国」への坂道をころがりはじめている。「憲法改正」「集団的自衛権」「国家安全保障会議の設置」「秘密保護法」など、立て続けに危険なカードを振り出しているのがそれである。

沖縄では来年一月一九日投票の名護市長選挙へ向け、「普天間基地の危険性を除去し辺野古の米軍基地に統合縮小を実現する沖縄県民の会」が結成され、新たな蠢動《しゅんどう》が始まった。現在、立候補表明者は稲嶺進現市長、末松文信県議、島袋吉和前市長の三人であるが、「陸にも海にも絶対に、新たな基地を作らせない」と頑張っている稲嶺現市長を落選させないことには、辺野古新基地建設は不可能である。ところが、現在、辺野古基地建設容認陣営はふたつに割れてしまい、このままでは政府の目算は立たないことになる。したがって、自民党はあらゆる手段を駆使して、候補者の一本化を図るであろう。

琉球新報（二〇一三・一〇・二〇）「僕の主張　私の意見」に、うるま市立中原小五年　伊波夏生《なつき》君の意見が掲載されていた。その一部を紹介すると、

「沖縄だけにこんなに米軍基地があるのは同じ日本なのに不公平だと思います。沖縄に米軍基地があるのでたくさんの事件、事故がおきています。基地が少しもなくならないので僕はおこっています。八月九日の朝、おじいちゃんと一緒にゲート前のオスプレイ反対の運動に参加しました。おじいちゃんたちと一緒に『ノーオスプレイ』と書いたプラカードを持ってうったえました。この運動を一〇カ月つづけているおじいちゃんはえらいと思いました。沖縄から米軍基地をなくして平和な沖縄にしたいです」。

怒っている少年は、私の兄の孫です。日本の政治家たちよ、少しでも人間らしい心の欠片をお持ちならば、沖縄の少年の怒りに耳を傾けてください。

〔13年11月22日〕

❖ 国凍てて民唇寒し枯れ落ち葉〈小雪〉

現国会では「特定秘密保護法案」が最終段階を迎えようとしている。安倍政権はこの法案をあらゆる手段を駆使して、法案条項、第三者機関チェックなど、野党との微調整交渉に取り込みながら、何が何でも成立を図ろうとしている。交渉は撒き餌であり、つり針が狙うのは、狙いを定めた「特定秘

密保護法」という怪魚である。

なぜ、これほどまで安倍政権は、同法の成立を推し進めるのか。これは間違いなくアジアにおけるアメリカの「中国」抑止策への戦略による。アジア近隣諸国の危惧を抑えてまで、アジアにおける日本国の軍事的役割分担、日米同盟強化、集団安全保障への踏み込み、武器輸出の解禁など、これらが徐々にパンドラの箱から飛び出してきた。自民党は立党からの党是である改憲を掲げ総選挙に臨んだが、憲法第九条の改正には国民の反応は厳しいと判断したのか、急に憲法改廃の、いわゆる「改正手続き論」(「第九章　改正　第九十六条」この憲法の改正は、各議院の総議員の三分の二の賛成で、国会が発議し、国民に提案してその承認を経なければならない。この承認には、特別の国民投票又は国会の定める選挙の際行なわれる投票において、その過半数の賛成を必要とする)の手続きに舵を切りはじめたが、「憲法問題」は、なぜか棚にしまいこんでしまった。今度はいろいろな審議会を立ち上げ、その答申を受けた形で、国家安全保障会議(日本版NSC)、国防軍、集団的安全保障、天皇元首化、道徳教育の教科化、教科書検定制度の改正と、国会審議とは別の手法で、長年の懸案事項の具体化に向けて疾走を始めた。

信州沖縄塾は、「特定秘密保護法案」に断固反対の声明を出し、安倍首相あてに抗議書を郵送した。では、この法案の何が問題で反対するのかについて触れたい。

沖縄問題を通して、この国の政治のあり方に警鐘を鳴らしつづけたが、沖縄県民が直面している過酷な日常生活は、すべて在沖米国基地と自衛隊基地に起因している。審議中の特定秘密保護法案の対象としているのは、安全保障、外交、それに関わる公安問題である。このことからすれば、沖縄問題はすべて覆い隠されることになる。

これまで沖縄のマスコミと沖縄問題研究者は、沖縄の戦後史に関わる情報を米国国立公文書管理局（NARA）で丹念に拾い上げ、沖縄県民に伝えつづけてきた。具体事例を挙げれば、故若泉敬氏（佐藤栄作首相の密使）や西山太吉氏（元毎日新聞記者）が明らかにした、沖縄返還に関わる「核密約」や「返還密約」などの存在は、すべて消し去られていたことになる。

秘密指定に関わる所管省庁は、防衛省、外務省　警察庁、公安調査庁を主にし、特定秘密指定者は、行政機関の長、大臣、警察庁長官としているが、国民によって選ばれた国会や司法の監視や関与を受けることなく、いわゆる官僚管理下で恣意的な指定で、独断専行されることになる。この法案で特定秘密の指定は、五年毎の延長で最長三〇年まで保持されるが、その後は特に指定のない情報は消去される。また、一〇年以下の罰則を課し、一千万円以下の罰金、公務員による情報提供への脅しが明記されたことである。

国民の知る権利を制限し、監視することは、日本の民主主義を圧殺することである。日本とアメリカの情報公開法を比較すると、

・日本（二〇〇一年施行）／国民の知る権利　不明記／文書不存在理由の開示拒否／公文書管理法（二〇〇一年施行）／公文書の管理、情報公開。

・アメリカ（一九六六年制定・一九九六年五回目改定）国民の知る権利を明記／国家の安全保障、外交、プライバシー情報以外は認められない／特定機密の解除は、大統領令によって一〇年未満、一〇年、二五年以下。特に定めがない情報は公開が原則。

これでも比較されるが、国家秘密の一定期間後の公開は民主国家の常識であり、このことによって歴史は検証されてきたのである。

ここで留意すべきことがある。ややもすれば、「特定秘密保護法案」のみを取り上げ、言論の自由が侵されると警鐘を鳴らしているが、これは問題点を矮小化する論議である。問題点にすべき本質は、主権在民、基本的人権、平和国家から国権主義、武力行使国家、公安組織の強権化という国家デザインの変更である。

安倍政権の最終目標は憲法第九条の改廃という着地点である。注意せよ！

❖ 行く道を覆いかぶせし枯尾花〈大雪〉　〈13年12月7日〉

二〇一三年一二月六日二二時二六分。参議院で「特定秘密保護法」が、賛成一三〇票、反対八二票で強行採決された。この日は、わが国をふたたび送る葬送の日となるであろう。

一九三七年七月七日の「蘆溝橋事件」の一発の銃声。一九四一年一二月八日、「トラトラトラ」の電信文で始まった「真珠湾攻撃」をなぞる坂道を、一気に転げ行くであろう。

この国の亡国のスイッチが押された。

一九四五年五月。日本人三一〇万人、アジア近隣諸国二〇〇〇万人の屍の上で、「この国は二度と戦争のための武器を手にしません」と、誓ったはずである。*

しかし、戦争ができる国への衣装替えは、またまた忍び足でやってきた。この小さな足音を聞き逃すと、やがて、「世界に冠たる日本帝国」のプロパガンダの洪水が押し寄せてくるのは目に見えている。

「特定秘密保護法」は、安倍政権が目指す日本国の歴史の歯車を六八年前まで巻き戻す序章に過ぎず、いよいよ、民主国家日本の終わりの始まりとなるであろう。地団駄を踏み、この国の行く末に絶望をしているだけでは、この国の民として責任を果たしていることにはならない。

一人ひとりが目を見開き！　耳をそばだてよう！　口を開こう！

この国は私の国。二度と武器を手にしない国の日本国を孫子たちに手渡そう！　そのためには、まず、私の小さな一歩。

昼も夜も空の深きをかけめぐる鴉の一羽眼よりはなれず（『白猫　明石海人』）

一二月六日、この日、六八年前の亡国の日に昔帰りをした
この日をしっかり心にとどめておこう
この日から
日本国の国民は
自分の言葉で、自由に話すことを失った
国家という大きなしばりで
目隠しと口がふさがれた
また、亡国へと歩んだあの監視国家の扉が開かれた
この日は
民主主義の終わりのはじまり
知ること、書くこと、語ることが奪われた

そのことに手を汚した
政党名と、賛成票を投じた国会議員の一人ひとりを
しっかり目に焼きつけ、心に刻んでおこう！

二〇一三・一二・六 『特定秘密保護法制定の日に』

＊『日本国憲法』「第二章　戦争の放棄」第九条　日本国民は、正義と秩序を基調とする国際平和を誠実に希求し、国権の発動たる戦争と、武力による威嚇又は武力の行使は、国際紛争を解決する手段としては、永久にこれを放棄する。前項の目的を達するため、陸海空軍その他の戦力は、これを保持しない。国の交戦権は、これを認めない。〈編集部注〉

❖ 国混沌羽根に陽を溜め冬の蝶〈冬至〉

〈13年12月22日〉

二〇一三年最後のコラムです。今年のコラムを読み返してみると、政治状況を反映したのか、ほとんどが「怒り」に満ちた文章でした。そこで、最終回だけでも心がなごやかになる人の出会いについて書きます。

上田市の真北には太郎山（一一六四メートル）、虚空蔵山《こくぞうさん》（一〇七七メートル）が壁になり、日本海側からの雪を降らす寒波を防ぎ、そのため長野県内では比較的温暖な地域となっている。その太郎山を背にする上田市立第三中学校が今回のコラムの舞台である。同校では毎年、地域住民から学ぶ「大星チャレンジ」を行なっているが、一一月一八日、私も二年生の『生き方をみつめる』のゲストとして招かれ、話をする機会が与えられた。

後日、学校側から生徒約一三〇人余の感想文が届けられた。その一人ひとりの文章を読みながら、「あー、こんな思いをしながら、私の言葉を耳にしていたんだ」と、逆に身がひきしめられる。学校側と生徒ご本人の了解が得られたので、その中から何人かを選び、コラム文量の制約上、それも一部のみを紹介させていただきます。

Aさん「一四歳の時ハンセン病にかかってしまった時から体験したことを伊波さんは面白く話してくださいましたが、実際、当時の伊波さんの心の中はどんなことを考えていたのだろう…と思いました。私だったら、きっと辛くて生きる希望がなくなって、あらゆることから逃げ出してしまうかもしれません。でも伊波さんは、療養所にいる中で〝高校に行きたい〟という明確な目的を持って努力されていて、その経験が今の伊波さんを作っているのだな、と思いました。」

Bさん「伊波さんは自分がどんなに辛い経験があったとしても『人を信じる！』とおもう心がとても強いので、いつもいつも前向きですごいなと思います。伊波さんの経験話の最後は友と友の中であった実話物語はとてもすてきだなと思います。友達の一言で自分の考えがかわり、人生がかわり、生き方がかわり、やはり友達という存在はとってーもとってーも大切ですね。友達はこれからも大事にしていきたいです。『友達という存在を大切にする』『人を信じる』この二つはこの世の中に必要な言葉です。」

Cさん「いろんな場面で偏見を持たれてしまう中で人の優しさって本当にすごいなと思いました。そして、小さな事を見落とさないようにこれからいろんな事に目を向けて行きたいなと思います。私は『人は第一印象だけで相手の事を判断してしまう。』という伊波さんの言葉を聞いて、自分もそうかもしれないと思いました。目に見えるものだけを信じるような自分じゃなくて、ちゃんと自分がその人がどんな人なのか知るようにしたいと思います。」

Dさん「伊波さんの波乱万丈な人生の中で出会った方々はみなさんとても優しくて温かい方々だなあと感じました。「グッドラック」と言って送り出したアメリカ出国審査官さん、大学で出会った友達の話など、たくさんのエピソードをお聞きして、伊波さんが今まで出会った人たちがいるから、今の温かさと穏やかな伊波さんがいるんだなあと思います。…故郷を届けるために、私は草津（群馬県草津町にある国立療養所栗生楽泉園を指す）へ行きます。きっと喜んでくれますよね？　人を「信ずる」ことを忘れず、しっかり向き合っていきたいです。伊波さんのお話は、三中の二学年の心を動かしました。ありがとうございました。」

Eさん「たくさんの人の思いやり、温かさに、胸があつくなりました。私は伊波さんの言葉のように、周りの小さなことを見逃さず、人を信じて生きていきたいです。そして、つらいことがあっても、家族を思い、立ち直れる強さを私も持ちたいです。伊波さんは、私の憧れです。本当にありがとうございました。」

マイッタナー。憧れの存在にまでなってしまった……。照れてしまうなー。もっともっと多くの生徒の感想文を載せたかったのですが文量の関係で、これだけしか紹介できません。紹介できなかった他の皆さんごめんなさい。皆さんが書いてくれた感想文は、小倉康弘サンタさんが、一足早いクリスマスプレゼントとして届けてくれました。ありがとうございました。

わが家の「芭蕉」と「月桃」は、毎年株分けをして二階の部屋で冬を越します。霜が降りない春を待って庭に移植します。今年は四度目の冬ごもりです。

11 〝沖縄よ何処へ＊〟――万国の津梁《しんりょう》〔架け橋〕となし。　［二〇一四年］

＊伊波普猷のアメリカでの文化講演「演題」（一九二八〈昭和三〉年）

❖ 国洗ひ民の覚悟で初暦〈小寒〉　〈14年1月6日〉

故郷を沖縄に持つ人にとって、いつも背負いつづけているのが「戦争とは何だったのだろうか？」という命題である。だからこそ、細い蜘蛛の糸ひと筋にも似たかすかな望みを捨てきれずに、二〇一三年一二月二七日を待った。なぜならば、仲井真弘多《なかいまひろかず》沖縄県知事と二人の副知事（川上好久、高良倉吉）は共に、日常生活の実感から、沖縄戦における悲惨な傷跡を、その魂に刻まれてきたはずだからである。安倍首相との会談を終わった沖縄県知事の記者会見を見て、私のその想いは幻想に過ぎなかったことを思い知らされた。

安倍内閣の沖縄への思いは「かつてのどの内閣にも増して強い」と知事は評し、二〇一四年度の沖縄振興予算計上額三四〇〇億円は有史以来の予算であると感謝の意さえ述べたのである。では、知事が持ち上げた那覇空港第二滑走路増設事業は、すでに福岡空港に次ぐ既定計画であり、福岡空港増設事業は完了済であることから、何も知事が要望しなくとも着工される既定プログラムに過ぎない。それどころか、航空自衛隊那覇基地への戦闘機F-15一個飛行隊の新たな常駐を認める逆手土産までつけられた。また、オスプレイの負担軽減についても、常駐機の本土基地への分散ではなく、「訓練」の一部を、この際、沖縄領域にはない峻険な本土山岳上空で行なえる本土沖縄化であり、沖縄の実質負担軽減には何の変更もない。日米地位協定改定についても、環境条項のみに限定した別協定交渉の開始を始めましょうという、すべて安倍首相と関係閣僚による口約束に過ぎない。

政府と沖縄県知事の直談判の報道によって、多くの国民には「政府は過重な基地負担に、最大の沖縄関係予算に配慮をした」と信じ込ませた。そもそも、那覇空港に関わる空港整備勘定と予算要望にあげた沖縄科学技術大学院大学予算も、それぞれ国土交通省、文部科学省の特別会計勘定であり、もともと沖縄関連予算とは無関係である。「沖縄への特段の配慮」の嘘は、二〇一一年度一人当たり国からの財政移転額は三二万円であり、沖縄優遇どころか全国一八位に過ぎないと、池宮城《いけみやぐすく》秀正（明治大学教授）の分析によってあばかれている（琉球新報　二〇一三・一二・二四）。

沖縄県知事の決断は、「どうせ、沖縄は金で転ぶ」というメッセージを、多くの国民に植えつける大罪を犯したこととなった。そして一二月二七日、仲井真沖縄県知事は普天間飛行場の名護市普天間移設の埋め立て申請を承認してしまった。琉球新報社の動画サイトで記者会見にアクセスしたが、会見原稿をたどたどしく読み上げる知事の姿は、自らの心中の反映なのか、読みよどみ、読み返し、時折、ページ順を間違えるなど、正視に堪えない。その都度、両脇の不安そうな二人の副知事の目線が仲井真県知事に注がれていた。この屈辱映像は、沖縄の歴史的な映像として記録されていくであろう。

その後、今回の普天間辺野古移設をめぐって、共同通信が二八日、二九日（二〇一三年末）に行なった全国世論調査では、「辺野古移設」について、賛成が四九・八％、反対が三三・六％であると発表した。同時期に行なわれた琉球新報社と沖縄テレビ放送の合同沖縄県民世論調査では、同じ設問に、賛成三四・二％、反対六一・四％と、まったく正反対の回答をしている。やはり、本土に住む日本人にとって「沖縄」は、自分とは無関係の遠い地の問題に過ぎない。この結果を見せつけられると、空しさがこみ上げてくる。

私は今、自分に新たな問いかけをしている。

「沖縄は、日本国ですか？」／「あなたは、日本人ですか？　それとも、うちなーんちゅ（沖縄人）ですか？」

最後に沖縄の魂と未来を、再び「ヤマト」に売った人の名前を記憶に刻んでおこう！

復帰後第六代沖縄県知事仲井真弘多氏

二〇一四年、いよいよ、わが国の方向を定める闘いの年が明けました。

〈14年1月20日〉

❖ 波荒れて矜持は揺れず名護の花〈大寒〉

一九日は終日、わが心の置き所なく、故郷からの朗報を待ちつづけた。名護市民の選択は信じて疑ってはいなかったが、政権与党による辺野古移設を容認する候補者の当選のためにはなりふり構わず金権を振りかざした利益誘導、政治的圧力を最大限に発揮しているとの報に一抹の不安を覚えていたからである。

その象徴的な選挙介入が、一六日に名護市で自民党石破茂幹事長の名護市への「五〇〇〇億円基金創設」の発言であった。一地方自治体首長選に、これほどあからさまな政権与党による選挙介入は珍しい。逆にこのことによって見えることは、名護市長選挙は辺野古新基地建設にとっていかに重要かということを物語っていた。五〇〇〇億円といえば名護市民六万一〇八〇人の一人当たり約八一万九〇〇〇円に相当する。この手法は電源三法（電源開発促進法・特別会計に関する法律・発電用施設周辺地域整備法）に見られる、原子力発電所誘致地反対運動封じの常套手段であった。しかし、この利益誘導発言はうちなーんちゅ（沖縄のひとびと）の魂の逆鱗にふれた。自分たちの故郷名護を孫子の未来に、豊かな自然を戦争のための基地に売り渡さないと決意した市民は、稲嶺進候補に一万九八三九票を投じ、新基地建設再編交付金による地域振興策を旗印にする候補に四一五二票差をつけた圧勝であった。私は今日ほど、故郷の沖縄の民人《たみびと》を誇らしく思えた日はない。

今、名護市は寒緋《かんひ》桜《ざくら》が満開である。いつもなら緋の彩りに映える桜並木で、自然の移ろいに酔う季節である。しかしながら、今年は沖縄の命運を決する重い課題を名護市民に迫った。その序幕は自民党沖縄選出国会議員と自民党沖縄県連を屈服させ、仲井真弘多沖縄県知事に辺野古移設を容認させたことであった。

これまでの過去四回の名護市長選挙では、新基地容認候補者は基地問題を争点にすることを避け、地域振興策を全面に押したて、辺野古新基地問題の是非を争点とすることを避けてきた。当初、保守陣営は二人が立候補を表明していたが、自民党本部の強い候補者一本化によって、「辺野古問題」は市長選挙の争点にならざるを得なくなった。今回の名護市民の選択結果は、危険な普天間基地の解消策を大義に掲げる辺野古移設は沖縄における米軍基地負担の並行移動であり、構造的沖縄差別そのものであり、基地負担を見返りとする再編交付金は、沖縄県民には受け入れられないことを証明した。

名護市民が突きつけた「NO！」の審判は、沖縄における米軍基地に対する歴史的転換になるとともに、仲井真沖縄県知事と自民党沖縄県連、及び沖縄選出自民党国会議員の変節にレッドカードを示したことになる。もし、日米合意を盾に政府が辺野古新基地建設を強行するならば、この国には民主主義の根幹ともいえる選挙による民意の選択は存在しないことになる。その上、沖縄県民対日本政府の対立軸はこれまで以上に鮮明となり、辺野古という一基地問題から、沖縄における全米軍基地の撤去運動に発展するであろう。沖縄県民は戦争体験という痛ましい刻印をわが身により強く記憶されているだけに「戦争」に結びつくあらゆる要因により強い拒絶反応を見せる。

民意は決した。日米両政府は辺野古新基地建設を断念し、沖縄がかつて琉球国として呼ばれ、「平和」の旗（国際信号機D旗の端を三角に切り落とした黄紺黄の琉球船舶旗）を掲げてアジア諸国との交誼を重ねていた時代の姿に戻すべきである。本来の島に戻す道に戻るべきである。

信州沖縄塾は「沖縄の過去と現在を学べば、この国の真の姿が見える」との理念で開塾して今年で一〇年目を迎えた。そのことからも今回の名護市長選挙を、わが国の未来へのターニングポイントに位置づけ、選挙期間中、副塾長を名護市に派遣した。マスメディアとは違う視点で現地の状況をタイムリーにつかみ、ホームページで「名護通信」を開設し伝えてきたが、全国の実に多くの方々からアクセスしていただいた。信州沖縄塾は、自ら担うべき少しの役割を果たすことができました。沖縄で情報提供に協力していただいた皆さんに感謝を申しあげます。そして、何よりも人間の尊厳を強く問うた名護市民の選択に敬意を表します。

◈道の意を四囲積む雪に教えられ〈雨水〉　〔14年2月19日〕

一四日朝から降りつづいた記録的豪雪は、わが家の周囲を埋め尽くした。妻の繁子は雪かきスコップを抱え、深夜から何度も出動奮励しているが、降り積もる雪の量に音を上げた。こんな時、何の手伝いもできないわが身に歯噛みを覚えた。日曜日の夕刻には、とうとう車庫の屋根の鉄骨が雪の重みでたわみ始め、妻は悪戦苦闘をしながら車庫の屋根の三分の二程度の雪を下ろした。こんなことを直に目にすると、「雪風情」という雅な言葉が、恐ろしげな「雪鬼」の形相に取り代わってしまう。

話は違うが、二月一二日から一三日まで、キャロライン・ケネディ駐日アメリカ大使が沖縄を訪問した。沖縄における反米軍基地感情が燃えあがる前に、就任前から人気スター並みにテレビ画面に登場し、着任後も震災地訪問などで日本国民に圧倒的人気を得ているケネディ大使に沖縄を訪問させ、反基地感情があふれ出している県民感情を慰撫させる意図があったという。日米外交当局は、ケネディ駐日大使の就任直後から、大使の沖縄県訪問時期を模索し、政局が一応落ち着いたこの時期を選んだというが、ワイドショー的な大使個人の人気をもってしても、名護市長選挙で示された厳しい沖縄県民の意思を、友好ムードに転換させようとする試みは完全に失敗したといえる。ニュースでは、県民の信を失った仲井真弘多沖縄県知事とのレセプションでグラスを掲げるニュース映像だけがむなしく流れたが、大使が口にした沖縄の「burden〈〈心の〉重荷、負担〉」という一語で重く残された。

それに比べ、稲嶺進名護市長の申し入れにより実現したケネディ大使との面談を終えた市長は、「大使から、今回の名護市長選挙の争点と、私からは辺野古の海の素晴らしさを説明させていただいた」と記者会見で述べたが、今回、ケネディ大使の沖縄訪問の唯一の成果と呼べるものである。

沖縄地方紙の「沖縄タイムス」「琉球新報」は、ケネディ大使訪問の前日の一一日、英文社説を掲載した。これは沖縄でしか成し得ないマスコミ人の英知である（各々新聞社の有料サイドで開示）。県庁前では英文を掲げる女性集団が、英語で「新しい基地建設に反対」とのプラカードを掲げ、「アメリカ軍基地やオスプレイはNO！」の声で大使を出迎えた。

ケネディ駐日大使は、日ごろから自然保護に関心を持ち、自らのツイッターでイルカ漁を批判しているのだから、サンゴやジュゴンが生息する大浦湾を埋め立てて計画されている辺野古新基地が、どれほど自然破壊の極みなのかを、自らの目で確かめるには、西風が吹き荒れ海が濁るこの時節ではなく、碧い海、サンゴ、ジュゴンの生息地である大浦湾が耀いて見渡せる時節を選び、辺野古新基地建設が、地球の自然環境保護にいかに対極に位置するものであるかを、大使自らの目で判断して欲しいと願うばかりである。

大使が沖縄問題は日米両国の最重要課題であるとの認識を持っておられるならば、何度もOKINAWAの地を踏み、県民の声に耳を傾け、そして、自らの感性で「基地か？　自然環境保護か？」を判断することを望みたい。

❖　饗宴のタクトを振りし犬ふぐり〈穀雨〉

（14年4月20日）

先月、わが国の総人口の概算値が発表された。前年同月に比べマイナス二一万七〇〇〇人（▲〇・一七％）の一億二七二九万八〇〇〇人となった。人口構成比を見ると、〇～一四歳が一六三九万人で、二一万七〇〇〇人の減少。働き盛りの一五～六四歳が七九〇一万人で一一六万五〇〇〇人の減。

六五歳以上が三一八九万八〇〇〇人で一一〇万人の増加で、わが国はまさに老人先進国への道をまっしぐらである。

その一方、一滴ほどの朗報が、厚生労働省発表によって伝えられた。女性一人が生涯に出産する子どもの数＝特殊出生率＝が、二〇一二年比で〇・〇二％上まわり、一六年ぶりに一・四一人台に達したと報道されている。（日本経済新聞電子版　二〇一三・六・五）

第一子を生んだ母親の平均年齢は三〇・三歳と、かつて謳われた「娘一八」から、女性の社会進出機会や経済的な社会状況も反映しての晩婚化も顕著になり、その上、結婚を望まない女性も増えているという。したがって、特殊出生率がプラスに転じたからといって手放しでは喜べないようである。

人は何ゆえに結婚するのだろうか？　なぜ、子どもを産まなければならないのだろうか？

本日のテーマは、しかめ面をしながら口角泡をとばし、「結婚論」を語るのが本意ではない。

一九九九年のことであったが、カメラマン船元康子さんの『生きるとは』で、第一回「富士フォトサロン」新人賞受賞記念写真展に招かれた折、写真展の感想を求められて、私は彼女を一葉の写真の前に誘った。義足でできた傷口を不自由な手で治療するアップである。「あなたは、よほどこのご夫妻から信頼を得ていたのですね。人は自らの恥部を他人の目にさらしたくないものです」。船元康子さんの双眸からスーと涙が流れた。

これから紹介する映画も、このことと共通する。両方ともファインダーから覗く、やさしいまなざしが映す老夫婦の物語なのです。

四月五日、長野市風間の真宗大谷派常福寺で、野澤和之監督映画作品『61ha（ヘクタール）絆』を観る機会があった。開け放れた常福寺の二間の仏間には、一二〇余名の観客で立錐の余地もないほどの方々が駆けつけていた。主人公は東條高さん（七八）、康江さん（七五）ご夫妻である。二人は六〇年前にハンセン病を発症し、香川県の国立療養所大島青松園で出会い、この島で暮らしておられる。この映画は大上段に振りかぶってハンセン病問題を語らない。ご夫妻の日常生活を、七年間にわたって静かに見つめた作品である。妻は視力を失った目を見開き、後遺症のある両手で頬杖をつき話しかける。夫は寝そべったまま短い言葉で受け応えをする。長く連れ添った者たちにしか醸し出せないワンショットである。夫に腕を取られ教会堂へ向かう後ろ姿は、余分な言葉をすべてそぎ落として、老夫婦の残照にも似た「寄り添う絆」そのものである。画面に康江さんの短歌が流れる。

生かされて　生きる命の確かなり
　沈む夕日も朝日とならん（東條康江・歌）

お二人の共通の趣味はカラオケである。カラオケ大会に出場する康江さんはドレスアップをし、ボランティアの手で唇にはルージュが引かれる。やはり、女性は化粧する時の表情が一番映える。高さんは白のスーツにネクタイで舞台に立つ。暗い会場から夫の熱唱に懸命にハンカチを振りながら声援を送る妻を、カメラは映しつづける。「結婚って、やっぱり、よかもんやねー」。この映画を観終わった未婚者たちが、このような言葉を口にしてくれるのを望む。

―61 ha―とは、この夫婦やハンセン病患者の生涯を閉じ込めてしまった島の面積である。野澤監督の次の映画は、私も縁が深いフィリピンのクリオン島を撮った「クリオン・ディグニティ（尊厳）」である。一日も早く観たいものである。

❖ 咲きそろう競いてなおの花うつぎ〈立夏〉

〔14年5月5日〕

《開塾十周年記念公演あいさつ》

皆様、ようこそ、信州沖縄塾十周年記念公演にお出かけくださいまして、心より感謝を申しあげます。

今公演には、北島角子さん他、三人の方々が沖縄から駆けつけてくれました。この公演にあたりまして、一言、ご挨拶を申し上げます。

信州沖縄塾は、二〇〇四年八月五日、七人の呼びかけによって開塾されました。あれから一〇年が経ちました。信州沖縄塾の開塾のきっかけは、沖縄県立与勝高等学校の女子生徒が、わが家にホームステイをしたことから始まります。沖縄に帰る朝の出来事です。一人の女子生徒が、「長野の風には音があります」と、つぶやいたのです。私はこの言葉の真意を理解できずに、「それ、どういう意味?」と、問いかけました。

「目が覚めるとねー、木々を渡る、葉擦れの音が聞こえたよ」

「だって、……。私たちの沖縄では、朝、一番に耳に届くのは、ヘリやジェット戦闘機が飛び立つ音なんだもの」

私は、言葉を失ってしまいました。なぜなら、私は沖縄で生まれ、少なくとも、沖縄の現状には、人一倍、心を痛めてきたつもりでした。それが、この自然豊かな信州で暮らしているうちに、いつの間にか、私の中の沖縄は、なつかしいだけのふる里に過ぎなくなっていた。この子たちの日常とは、こんなにもかけ離れてしまっている。ましてや、普通の長野県民にとっては、沖縄は遥か遠くの、碧い空、青い海、癒しの島だけの存在に過ぎないに違いない。もっと、もっと、沖縄の現実を、長野県民に伝えるべきではないだろうか。

沖縄の過去と今を知ることができれば、この日本国の現在と未来の姿が見えてくるに違いない。このような思いから信州沖縄塾を開塾いたしました。

皆様のお手元には、信州沖縄塾についての案内をお配りしていますが、私たちの塾は、学ぶための市民組織です。

信州沖縄塾は開塾にあたっては、三項目の約束事を掲げました。

（一）私たちは沖縄の現状と歴史、文化を学びます。

（二）私たちは学んだことを糧にして、信州とこの国を検証します。

（三）私たちはそれぞれの立場で行動します。

これまでの私たちの歩みをご紹介しますと、

最初の取り組みは辺野古基地建設反対の海上抗議活動のために、カヌーを一艘送りました／沖縄からのゲスト講師を三二名、お招きしての講演会／塾生による自主講座が一一回／琉球古典芸能の夕／料理教室二回／映画ひめゆり・ひまわりの上映のための活動／自主ＤＶＤ映画会二回／沖縄ツアーを二回企画しました。

信州沖縄塾の塾報発行は二三号に及び、印刷出版誌も二一冊を発刊し、沖縄問題に特化した市民組織として、小さな歩みではありましたが、休むことなく、学びながら、情報の発信を続けてきました。

特に、二〇一〇年五月、鳩山由紀夫元首相はこれまでの主張を変え、突然、普天間基地の辺野古移設の容認を発表しました。この政策変更に抗議して、二〇一〇年一〇月二一日、信濃毎日新聞上に、「この豊かな海に戦争のための基地を作らせない」と、お一人一〇〇〇円の意見広告を皆さんに呼びかけたところ、なんと、四三六六名の方が賛同してくれました。一日の新聞紙面だけでは間に合わず、掲載は三日間に及びました。この長野県民の高い志に、沖縄県民から多くの感謝の言葉が寄せられました。

私たちは、学ぶことによって知り、知ることによって、自分自身の行動の基軸が定まります。

私は一〇年前の開塾あいさつで「この国は今、危険な岐路に立っている。今なら、まだ間に合いそうです」と申し上げました。しかし、今の状況はどうでしょうか。

アジアの近隣諸国や、私たちの肉親の命が失われた戦争の反省から、平和憲法を掲げ、新しい日本国の出発をめざして六八年が経ちましたが、今、この国は、遮二無二、戦争ができる国へと、歴史の歯車を逆まわしする動きが始まりました。しかし、私たちは、あきらめるわけには行きません。

信州沖縄塾のこれまでの一〇年間の歩みも、まだまだ小さな役割しか果たし切れておりません。沖縄を学び、そして、この国を再び「戦争」への道に、逆もどりさせないためにも、皆さんと共に一歩、一歩、とどまらずに歩きつづけたいと思います。

これをもちまして、本日の記念公演のご挨拶と、させていただきます。ありがとうございました。

二〇一四・四・一九

❖木の間よりにほひで誘う花いばら〈小満〉　〔14年5月21日〕

安倍晋三総理大臣は、自分で設置した「安全保障の法的基盤の再構築に関する懇談会」（略・安保法制懇＝座長柳井俊二元駐米大使）から、「集団的自衛権行使を容認すべきである」との報告を受けた。

その報告は、いかにも第三者による客観性を持っているかのように見せかけているが、各委員の構成は、すべて安倍首相の意にかなう者で構成されていたので、案の定というか報告書では、「憲法九条で認められる必要最小限度の自衛権」に、集団的自衛権の行使が可能という立場から「限定的に集団的自衛権を行使することは許される」と説明した。

同委員会に与えられた役割は、どのような論理構築をすれば、現憲法下でも集団的自衛権は認められるかという命題であり、柳井座長は一問一答で明確に次のように答えている。「今までの憲法解釈は制定以来何度もかわってきている。『不磨の大典』というのはおかしい」。（二〇一四・五・一六）

「集団的自衛権行使」を、憲法の解釈変更で可能とするには、どのように論理構築すれば、国民意識を誘導することができるか？　いわゆる一般的に懇談会と違い、「集団的自衛権行使」という結論を、どのように説明すれば国民を欺くことができるか、いわゆる「ダマシの手口」の手口の指南書を安倍首相に渡したということに過ぎない。この件に関して、信濃毎日新聞記者の取材を受け、社会面トップで「集団的自衛権行使『容認』検討　『沖縄報復の対象』懸念」で私のコメントが次のように報道されている。

「沖縄出身者で、沖縄の基地問題など考える市民団体『信州沖縄塾』塾長伊波敏男さん（71）＝上田市＝はテレビ安倍首相の記者会見を見て、２００２年に自宅を訪れた同県うるま市の女子高生三人の話を思い出した。三人は01年9月の米国同時多発テロ*直後、通学路添いの米海軍港湾施設のフェンス内でテロを警戒する米兵を見た。フェンスの外には施設警備のために日本の機動隊が並んでいたという。伊波さんは『機動隊を自衛隊に置き換え、そのフェンスを無くして米兵と一体化させた姿が、集団的自衛権の行き着く先だ』という。そうなれば、『沖縄だけでなく、日本全土が報復攻撃にさらされる可能性がある』と語った。」（信濃毎日新聞　二〇一四・五・一七）

記者会見ではパネルまで用意して、国民への分かりやすい説明をと意図したのだろうが、そのひとつ近隣で起こった有事で、避難する邦人を乗せた米艦が攻撃を受けた時、これを守る。「この人たちを守れないままで、いいのだろうか」と、情緒論まで交えて必要性を説いたが、緊急避難がなぜ米艦なのかとの前提設定が、かえって私には理解ができない。

なぜ、これほどまでに決着を急ぐのだろうか？　安倍首相は、国民の賛成が得られなくとも、最後は私が政治決断をするとまで言い切った。集団的自衛権行使の決定には、すでにひとつのスケジュールが用意されている。まず、安保法制懇の報告書↓総理の記者会見↓与党協議閣議決定↓関連法案の国会提出↓年末の日米防衛協力ガイドラインは決定できず延期となった。「国民の命と暮らしを守るために、これまでの憲法解釈のままでは不十分で必要な法整備を行う」。そのためには、「必要最小限度の自衛措置」の範囲で集団的自衛権の行使は絶対に必要とする自民党と一部野党の主張には、私は断固反対する。それは、日本国憲法の柱である「国家間の紛争を武力で対処しない」**という、六九年前の敗戦から導き出した人間社会の崇高な知恵を、蟻の一穴で壊す危険性をはらんでいるからである。

国内外のひとりの民の命を、武器で失わせない、奪わない、これはこの国の永遠の基本理念とすべきである。

＊米国同時多発テロ　二〇〇一年九月一一日にアメリカ合衆国で発生した四つの同時多発テロ事件のこと。

＊＊憲法第二章　戦争の放棄　第九条　日本国民は、正義と秩序を基調とする国際平和を誠実に希求し、国権の発動たる戦争と、武力による威嚇又は武力の行使は、国際紛争を解決する手段としては、永久にこれを放棄する。

前項の目的を達するため、陸海空軍その他の戦力は、これを保持しない。国の交戦権は、これを認めない。

〈14年6月6日〉

❖想うこと重ね交えて明易し〈芒種〉

集団的自衛権の行使に関わる自民、公明両党の与党協議が始まった。座長の自民党高村正彦副総裁から示された提案は、まず憲法の変更を伴わず、武力攻撃に至らない領域侵害、いわゆるグレーゾーンの対応論議から始め、次に国連維持活動（ＰＫＯ）における自衛隊の武器使用、周辺事態時の後方支援の拡大、最終的には集団的自衛権にまで至る。与党合意を得た上で政府見解をまとめ、閣議決定まで突き進むものと想定される。

「中国から尖閣列島をどのようにして守るのでしょうか?」「北朝鮮からミサイルを撃ち込まれたらどうするのですか?」「日本が外敵に攻められたら、アメリカが一緒になって守ってくれるのに、その友好国のアメリカが攻撃を受けている時、わが国が何の手助けもできなくていいのでしょうか?」「わが国の同胞を救出するアメリカ艦船を、わが国が守らなくていいのですか?」「国連の決議によって国際協力のために海外に派遣されている自衛隊員が攻撃を受け、命の危険に曝《さら》されても、武器が使用できないことでいいのでしょうか?」。安倍首相の口から実に巧妙な言葉のトリックメッセージとなって国民に発信されつづけている、この平易な呼びかけは、いつの間にか国民の世論に一定の影響を与えるまでになり、憲法第九条の「戦争の放棄」(「国権の発動たる戦争と、武力による威嚇又は武力の行使は、国際紛争を解決する手段としては、永久にこれを放棄する。」)の堰が、最小必要限度、限定付の説明で「集団的自衛権」の逆流が、間もなく乗り越える危険ゾーンに近づきつつある。特に南シナ海や東シナ海における中国と近隣諸国(フィリピン、マレーシア、インドネシアなど)の海底資源をめぐる領海紛争が顕著になる中で、尖閣列島問題に関わる課題が例示されると、多くの国民意識はいとも簡単にナショナリズムという国家主義に搦《から》めとられてしまう。ナショナリズムの危険性は、方向性が操作された「民族」や「国家」の旗は、安易に国民意識という熱気の渦が湧きおこり煽動されることである。「国家や国民を守る」というフレーズは、多くの場合、抽象的な概念の「国家」や「国民」を前面に押し立て、各個具体の現実の日常性の中での意識下での「私」が消し去られながら、「敵は誰で、その敵と自ら武器を手にして、命を懸けて闘う」ことまで思いが及ばず、自分以外の誰かにお任せすることで思考停止に陥ってしまう。

今、わが国のナショナリズムの象徴ともなっている尖閣列島は、沖縄の漁民にとっては魚が群れる棕櫚《しゅろ》(やし科の常緑高木)の島を意味する「ユクンクバジマ」(豊かな久場島)と呼称され、一八八五年、沖縄県は大東諸島と同じく「無主地先占という国際法の原理」によって、日本領である国標を建てたいと明治政府に伺いをたてたが、「清国にいらざる疑念を抱かせてはならない」と却下されたという。(『沖縄を越える』新崎盛暉、凱風社、一一五頁)

その後、さまざまな経過をたどり、日中国交回復交渉(一九七二年)の段階では、この尖閣列島の領土問題に関しては、一応棚上げすることで合意されていた。ところが、二〇一二年四月、石原慎太郎東京都知事（当時）が、「東京都が尖閣列島を守る」として突然、購入計画を宣言することになる。それを受ける形で民主党の野田佳彦政権は、民間の土地所有権を国家が取得する方針を打ち出すことになった。尖閣列島をめぐる領土問題は海底資源問題もからみ、日中両国間における最大の外交問題の火種となってしまった。また、安倍政権が目論む憲法改正を視野におく、「集団的安全保障問題」の格好の政治材料になってしまった。「領土・領海・領空」がナショナリズムと結びつき、熱く論議される時ほど、冷静に思考する国民のひとりでありたいと思う。

❖ 葛餅や憂国論の座を冷ます〈小暑〉　〈14年7月7日〉

安倍自公連立政権は七月一日の臨時閣議で、これまでの憲法解釈を変更して、わが国が攻撃を受けていなくても、同盟国への攻撃には自国の武力で阻止する「集団的自衛権」の行使を容認する決定をした。これから国会論議を経ながら、関連法規を整備するという。二〇一四年七月一日は、「この日で日本国の平和が消えた日です」と、後世の歴史書に明記されるであろう。

安倍第二次政権は当初、日本国憲法第九条の見直しの旗を掲げて政権をスタートさせたが、「憲法第九条」の国民的支持が余りに高いと察知すると、優先順次をひとまず第九十六条の憲法改正手続きに方針を転換させた。安倍内閣による今回の閣議決定によれば、「集団的自衛権は、極めて限定的で、平和的積極外交方針にいささかの変更もなく、憲法の第九条に少しも抵触するものではない」と主張している。

政権発足後の国策変更に関わる法案を見てみよう。国家安全保障会議の設置→国家安全保障戦略の策定→武器輸出三原則の見直し→特定秘密保護法、教育委員会の見直しなどと、これまでの国策懸案事案を次々と打ち出してきました。すべて、平和国家存続とは無関係な法整備のみではないか。外堀は着々と埋められている。歴史のアヤマチから学んだ、「日本国憲法第九条」を柱とする、平和主義、基本的人権の尊重、国民主権という立憲精神は、まさに風前の灯となっている。

連立与党を組む公明党は、苦しい言い訳を繰り返しながら、自民党の補完政党になりさがり、これまで掲げてきた「平和の党」の看板は、今回の一件で投げ捨ててしまった。「いくらでも代役は野党の中にいる」。その一喝で公明党は震え上がったという。別の見方をすれば、それほど政権与党に連なることで得られる「蜜」は手ばなせないものなのでしょう。

思い起こせば一九九四年、自民党、日本社会党（現社民党）、新党さきがけによる村山連立政権誕生時、日本社会党は「日米安全保障条約」容認に踏み切った。その後の社民党の凋落を見るにつけ、公明党よ！　支持母体が労働組合と宗教団体の違いがあるにせよ、この歴史の教訓をしっかり肝に銘じておくべきであろう。どんな言い訳を弄しても、個人であれ、組織であれ、自己の言葉の「自己矛盾」は、己の心が一番承知しているものである。

読者の皆さん、六月二三日、沖縄慰霊の日、全戦没者追悼式で、石垣市立真喜良小学校三年生増田健琉君が読み上げた「空はつながっている」の詩を思い起こしてください。この詩の一節に、こんな呼びかけがありました。

「白い雲　ぼくの平和のねがいをのせて　この地球をぐるっとまわって　きっと　せかいは手をつ

なぎ合える　青い空の下で話し合える　えがおとえがおでわかり合える　思いやりの心でつうじ合える　分け合う心でいたわり合える　平和をねがう心で地球はうるおえる　だから　ここに　こんなにきれいな花がさくんだ　だから　こんなに　ぼくの上に　青い空が広がっているんだ」。

皆さん、どうでしょうか。私たちもタケル君に見習って、一度、両手を伸ばし、大地に寝転び、青い空を見上げてみましょう。そして、息を整え、増田健琉君や、私たちの子どもや孫たちの願いに応える責任を果たすために、この国の憲法を、私の手でどうしたら守ることができるか、知恵を振り絞って考えてみようではありませんか。増田健琉君から問いかけられた「武器を手にしないで、平和を守る」ことは、どうすれば実現できるのか、今、まさに大人たちがためされている時です。

❖ 夜光虫辺野古の海に光芒を〈大暑〉　〔14年7月23日〕

▼沖縄からの報道に、私の血が逆流する。こんな姑息な手段でも行なうのか！　沖縄防衛施設局は二〇日、二二日の深夜、抜き打ち的に辺野古基地建設のブイ設置機材やコンクリート塊、鉄板等を強行搬入した。大浦湾側海岸では桟橋建設のための敷石と鉄板が下ろされ、いよいよ沖縄県民の総意をあざ笑うように新基地建設が始まった。長野に身を置く私は、自分が果たすべき役割を見つけようともがいている。

▼皆さん、信州沖縄塾のホームページを開いてください。辺野古で毎日、闘いの最前線に立っているフォトジャーナリスト山本英夫さんの「ヤマヒデの沖縄便り」の転載が始まりました。

▼併せて、ヘリパッド建設の反対運動を続けている沖縄東村高江の状況について、「社会活動家で

もなく、学者でもなく、住民でもなく、『高江の住民だけに任せていいものではないね……』」と、那覇市在住の女性Sさんから、信州沖縄塾宛ての「ブロッコリーの森から」の通信が一八日から始まりました。闘いの現場からの二元中継によって、信洲沖縄塾のせめてもの役割を果たしたいと思います。

▼沖縄の米軍基地過重負担の軽減を大義名分に掲げ、日本全国の上空での、オスプレイの訓練飛行が始まった。そして、来年度予算要求にいよいよ陸上自衛隊配備のオスプレイが登場してきました。安倍内閣は遮二無二、戦争ができる国づくりに走りはじめたのです。オスプレイは今後五年間に一七機が購入され、その配備予定基地として佐賀空港が名指しされ、交付金のおまけをつけて、防衛大臣は佐賀県知事との交渉に入ると報道されました。佐賀空港はまた、辺野古新基地建設が完成する間、普天間基地配備のオスプレイを含む米海兵隊航空機の利用も検討されているという。

▼私は二〇日から二二日まで兵庫県西宮市に出かけておりました。すばる福祉会が主催する「共に生きる交流会」が二一日に企画され、昼の部では総合福祉センターで、がらくた座人形劇と市役所東館八階ホールでの私の講演会が行なわれました。

今回のフォーラムのテーマは、私たちに突きつけられている今日的な課題でもあり、ここに列記させていただきます。

①パーソナルアシスタントの制度化を目指します。②当事者の自己決定による支援のあり方を考えます。③後見制度は問題が多いので、当事者の権利が守られる制度への変更を求めます。④すべての子どもが原則として普通学級で学べる教育を求めます。⑤当事者が恋愛し結婚し、子どもを育てることができる社会を目指します。⑥差別・刻印から解放を、ハンディがある人を別の人たちと見下す社

会を改めるようにします。⑦「障害」「障害者」という呼称を使わない活動を行ないます。⑧「収容施設」が無くなるようアピールします。⑨高齢になっても、住み慣れた地域で、最期まで尊厳を持って生きていきます。⑩すべての人に所得がなされる制度を目指します。

私の講演会会場では、邑久高等学校新良田教室の関西在住同窓生五人と、実に四〇数年ぶりの邂逅があり、また、新たな「花に逢はん」が実現することになった。

ホームページのリニューアルでしばらくご無沙汰しておりました。「かぎやで風」と「伊波基金」のホームページを統合化し、読者により容易にアクセスできるように設計しました。少し間延びしたご挨拶ですが、今年もご愛読のほどよろしくお願いいたします。

さて、昨年末からタイガーマスクが登場し、寒々とした世相に、心の温もりの連鎖を呼び起こさせた。この小さな灯火によって、親の死亡や経済的、虐待理由から子どもたちを保護・保育する児童養護施設が五六九カ所存在し、施設を利用する児童数は三万七〇〇〇人弱おり、近年は親からの虐待ケースが増えていることなどが広く世間に知られるようになった。この話題に引きずられて、厚生労働省は三〇年ぶりに児童養護施設の職員配置基準や施設面積基準を見直すと発表した。

今回のタイガーマスク騒動や社会の「善意行為」を、社会政策のほころびの繕い役であり、所詮、自己満足に過ぎないと冷ややかに評する識者もいた。しかし、「善意」というものは、自分自身の発心から踏み出すもので、他人の評価や目線など気にする必要はないのである。

昨年末、政府は米軍基地の辺野古受け入れ拒否を表明している名護市に対し、米軍再編推進特別措置法に係わる交付金の支払い停止を通告した。基地受け入れの協力度（出来高払い）によって、露骨なまでに鞭を振るったのである。名護市は、基地容認派前市長時代に進められた執行中の事業約一六億円の蛇口が閉められ、市財政に影響が出ているという。このあからさまな締めつけに、名護市を孤立させてはならじと『ふるさと納税』制度を利用して、名護市を応援しよう」との運動が起こされている。信州沖縄塾総会でもこの声明の紹介があり、塾生それぞれが自由意志で対応することが決められた。ところが、この呼びかけには原則的に異議ありの声があがった。この「ふるさと納税制度」の一時的な協力では、基地受け入れと交付金をリンクさせた政府の土俵に上がることになり、「米軍再編推進特別措置法」の本質的な命題を逸らしてしまう。辺野古基地の受け入れ交付金なしでも、自立できる名護市財政のあり方を目指すべきであるとの主張である。この提起は、実に悩ましい課題の的を言い当てている。

だが待てよ、政府の仕打ちに怒り、「ふるさと納税制度」を活用して支援や連帯を呼びかけるのも、理不尽な政府方針に抵抗する市民のひとつの手法である。権力やお金がない私たちが、抵抗の意思や行動のためにあらゆる知恵を駆使して参加できる方法を見つけ出すことも一策である。息の長い闘いは、原理原則は譲らず、闘い方の便法は限りなく柔軟さが求められる。

〔14年8月7日〕

❖ 気仙沼の慟哭丈や叢茂る〈立秋〉

二〇一一年三月一一日一四時四六分、M9の東日本大地震発生。一六時〇一分の津波の第一波襲来被災から三年四カ月余が経過した。何度も被災地訪問の誘いを受けながら、被災地の皆様と、どのような向き合い方をすればよいのか、私自身の心の準備ができずに、ここまで先延ばしにしてきた。

余りに酷い被災と悲しみをくぐってきた人たちとの出会いの数日前から、あの日の映像が何度も甦ってくる。空撮写真テレビ画面で仙台市名取川を逆流しながら、仙台平野を呑みこんでいく津波。黒々と、まるで龍の舌にも似た濁流、右往左往しながら逃げ惑う車列が映し出していた。思わずテレビ画面に声をはりあげていた。「そこに逃げていっては、ダメダ!! 右側後ろから、押し寄せてきているよ! だめだ! あぁーダメだ……」。夕闇の中に炎をあげている気仙沼の映像に息を呑み、頭を抱えてへたりこんでしまった。

気持ちの整理ができないまま、とうとう気仙沼の地を踏んだ。私の重い腰を上げさせてくれたのは、気仙沼唐桑ボランティア団サポート小屋カエル塾の馬場国昭さんのご縁と、今回、どうしても実現したかったことに、三五年前、気仙沼で活躍されたハンセン病社会復帰者の先達で、鈴木重雄さんの生地であり、最期は自らの命を絶たれた方の墓参と、私のホームページ「かぎやで風」(二〇一一年九月二三日)で書いた、故新野喜三郎さんのご仏前に線香を上げることがあった。

被災地で目にした風景、耳にした声は、大見得を切りながら執行する国家事業なるものは、どうして当事者の願いとは、こうも乖離していくものだろうか? 現前の事実を見て、虚脱感を覚える。「奇跡の一本松」で話題になった陸前高田で目に飛び込んできたのは、総延長三キロメートルに及ぶという巨大なベルトコンベアである。ダンプ二〇〇万台分の山を削り、高台移転地を造成し、その土を巨大ベルトコンベアで平地のかさ上げ用に運んでいた。また、湾岸部には海抜九・八メートルの堤防が張り巡らされるという。これらの復興事業に対する地元の評判は極めて悪かった。さもありなん。復興庁から七月三一日に発表された東日本大震災復興特別会計執行状況は、執行率六四・七%に過ぎないという。被災から三年を過ぎても、いまだに仮設住宅で不便な生活を余儀なくされている人たちがおられる。人びとの日常生活に届き、生活再建の助けになる国家予算の使われ方とは縁遠い思いがした。怒りが込み上げてくる。これでは、土盛りとコンクリート壁の高さを競い合う、霞が関からの官僚たちの遠隔操作ゲームに過ぎない。

滞在中の二日の宿を民宿「つなかん」でくつろがせてもらった。パワフル女将の菅野一代《いちよ》さんの温かいおもてなしと、夜遅くまでの女将一代さんとの語らいは、得難い時間を頂戴させてもらった。民宿名の不思議な響きにその由来をお聞きすると、「つなかん」の「つな」は鮪の（TUNA）の英訳と、姓の菅野の「かん」を合成した命名だという。そう言えば、この地は遠洋鮪漁業で栄えた気仙沼唐桑鮪立（しびたち）である。

二〇一一年三月一一日、二〇メートルを超す大津波が、牡蠣養殖業菅野水産（有）の加工場、船、機械から道具類を呑み込み、養殖用筏一艘を残して押し流してしまった。宮大工の手業によって造られた自宅は三階まで波に浸かったが、しっかりとした建築物のまま流失を免れたという。被災に遭われた夏、多くの学生ボランティアが被災地の唐桑に集結するが、自宅は応急修理を施し、学生たちの活動拠点として開放した。「この家に灯がともり、人が集い、扶け合う姿を見て、私の胸に希望の光が射した」とおっしゃる。そこから、一代さんの挑戦が始まる。ミュージックセキュリティーズ株式会社「被災地応援ファンド」の支援資金を元手に、民宿唐桑御殿「つなかん」の再建に取り掛かったという。「多額の借金を抱えての再出発ですが、これは私にとって未来への『心の預金通帳』です。この民宿のおかげで、多くの人たちとの出会いが新たに生まれる。だから、がんばれます」。「つなかん」の女将一代さんが語る「心の預金通帳」。いいフレーズですね。力強く、とても深い想いが込められています。また、お逢いしたいなー、女将のおもてなしと、笑顔のさわやかな青年今井竜介さんが出迎えてくれるはずだから。

❖ふる里の魂鎮まらぬ盆の月〈処暑〉

〔14年8月23日〕

本日、沖縄の辺野古キャンプ・シュワブ第一ゲート前では、辺野古新基地建設に反対する県民大会が開かれる。沖縄県民世論の七三・六%が反対し、すでに沖縄四一全市町村の首長と議長などが署名する「建白書」が安倍首相宛てに提出されているのにもかかわらず、辺野古の海には巡視艇や海上保安庁のゴムボートが走りまわり、反対運動を排除してブイを設置し、立ち入り禁止区域を設定した。この立ち入り禁止設定は、違反者を日米地位協定による刑事特別法の処罰対象とすることを明確にした脅しの手法である。また、陸上ゲート前の反対運動には、機動隊と民間警備会社による二重三重の警備陣を配備して、いよいよ海底ボーリング調査が始まった。辺野古ではサンゴやジュゴンが生息する豊かな海を埋め立て、戦争のための新たな基地が建設されようとしている。この構図を見ていると、沖縄における「民主主義」は、最早、日本政府によって葬られたことを意味する。

一方、東京の武道館では天皇・皇后両陛下が臨席する「全国戦没者慰霊祭」を開催し、沖縄では戦争のための新基地建設に着手するという図式は、どのように理解すれば良いのだろうか。これは日本政府にとって、戦争の惨禍を一番重く蒙った沖縄の痛みなどには、一顧だにしていないことを証明しているようなものである。明治時代の琉球処分、太平洋戦争時の本土の盾としての存在、サンフランシスコ講和条約締結による沖縄の切り捨て、そしてこの度の仕打ちである。日本政府にとって沖縄の民の声などには聞く耳を持たず、対米従属の外交姿勢をますます強めたことになる。これで闘いの構図、日本政府対オール沖縄が明確になった。

今回の辺野古における暴挙は、一一月の沖縄県知事選挙によって沖縄の民意が明らかにされる前に、何としても新基地建設は既定実績として着手しておく必要に迫られているのを、政府自らが認めていることを示している。

暑い盛りの季節、今日もまた、故郷の沖縄の辺野古では、「新基地建設反対」のために声をあげ、闘っている多くの人たちがいる。

この日、信州沖縄塾は元沖縄タイムス論説委員、社会部長を歴任し、現在フリーランスライターの屋良朝博氏を迎え、「沖縄の米軍基地問題を知っていますか?」という演題で講演会を開く。少しでも沖縄問題を自らの問題として考えてもらうための講演会である。屋良氏は『砂上の同盟・米軍再編が明かすウソ』(沖縄タイムス刊)、『誤解だらけの沖縄米軍基地』(旬報社刊)、『普天間基地を封鎖した四日間』(共著・高文研刊)、『対米従属を問う北方領土・マスメディア』(共著・旬報社刊)などがある。

今回の講演会では最新の沖縄情報と、これまで言い古されている「抑止力」と「地理的条件」からの沖縄米軍基地の必要性のウソが明らかにされる。長野県民としてぜひ知ってもらいたいことが得られる講演会となると確信している。

❖ 眠られず二十三夜の月の友〈秋分〉

〔'14年9月23日〕

スコットランドの独立を問う住民投票結果が出た。私はこの住民投票に大きな関心を持って見守っていた。それは沖縄の未来と結びつけて考えていたからである。スコットランドに対する私の知識は、スコッチウイスキー、民族衣装のキルトとバグパイプぐらいの極めてお粗末な知識で、英国からの独立に関わる報道に接し、おっとり刀でスコットランド関連書籍でにわか勉強をすることになった。英国北部のスコットランドは、一七〇七年にイングランドに併合されたというから、私の故郷の琉球国の明治国家への統合は一八七二（明治五）年であるので、併合の歴史は一六五年も遡ることになる。

鉄の宰相と称されたサッチャー首相は、政権の柱に新自由主義を掲げ、国営企業の民営化や電気事業の分割民営化を断行したが、その荒波をもろに被ったのが、炭鉱や製造業を主産業としていたスコットランドであったという。失業者が増大し、地域経済は疲弊し、その上、英国の税制改革により、スコットランドで先行されることになった「人頭税」は、ますますスコットランド地域を疲弊させ、教育・医療制度のサービス低下も相まって、スコットランドにとっては差別的処遇と受け止められ、イングランドに対する反発意識が強められていったという。

スコットランドは独自の文化と民族としての歴史のこだわりも強く、自己決定権を確立したいと望む「独立」か、それとも安定を志向する現状維持かの住民投票は、世界の注目を浴びる出来事となった。旧ソ連圏、イラク、シリア、アフリカなどの世界各地では、民族や宗教の違いによる国家分裂や武力紛争が引き起こされているが、今回のスコットランド独立の是非は、民主的な住民投票によって決着した。独立は五五％の人たちによって否決されたことになる。

国家は、統合と同一性の組織特性を第一義に据える。したがって、地域の個別のアイデンティティーは、権力を保持する側の言語や習慣や文化は衰退の一途をたどる。スコットランドのイングランドへの統合の歴史は約三〇〇年を超している。スコットランド人としての民族の〈魂〉ではYESを望むが、生活という〈胃袋〉が、現実の確かさを選んだのだろうと思われる。

国連の人種差別撤廃委員会は、八月二九日、沖縄の人々は「先住民族」だとして、その権利（特有の民族性・歴史・文化、伝統）を、日本政府は保障するよう勧告した。

他方、九月一日、分子進化学の国際専門雑誌「モレキュラバイオ ジーアンドエボリューション」の電子版に掲載されている、琉球大学医学部大学院医学研究科の佐藤丈寛博士研究員と木村亮介准教授らの研究によれば、琉球列島の人々の遺伝情報を分析した結果、これまで言われていた「南方系」ではなく、沖縄本島・宮古・八重山を含め、遺伝的なつながりは日本本土に由来していると発表された。このことをして、私は「ウチナーンチュ（沖縄人《うちなあんちゅ》）は、やはり、日本人」という、少しの感慨も沸かないのである。

今回のコラムで、なぜ、イングランド問題に言及したのかというと、一一月の沖縄県知事選挙で、「辺野古新基地NO！」を公約に掲げる候補が当選しても、なおかつ、日本政府が強引に辺野古新基地を推進するのであれば、沖縄問題に対する私の視座は、「沖縄の自治権の拡大」「一国二制度」に舵を切る。物分かり良く百歩譲って、日本人がどうしても日米安全保障条約が必要だと選択するのであれば、それぞれの都道府県の面積比で、沖縄の米軍基地を負担しようではありませんか。また、特に、政治、経済、文化が集中している都市部には、国家防衛の観点からも、特別に仕分け負担を加算しようではないか。

〔14年10月8日〕

❖陽傾き遠き想いの薄紅葉〈寒露〉

さすが数多くの出版人を排出した信州の地方誌でありながら、どっこい！〝山椒は小粒でもピリリと辛い〟。毎号、天下国家に関する政治問題や社会的不正に鋭く迫っている地方季刊（？）雑誌『たぁくらたぁ』（たぁくらたぁ編集室No.34）が届いた。今号は、「精神障害者も、病院を出て暮らしたい」という特集企画である。

「七万人のゆくえ」を執筆された戸崎公恵さん、NPO法人ポプラの会事務局長・精神保健福祉士の大堀尚美さんが、「障がいがあっても地域で私らしく生きる」を、障害者アート支援活動家「ながのアートミーティング」の関孝之さんは、精神障害者と触れ合った自らの無念の体験をつづっている。奇しくもお三方とも、私の友人、知人たちである。

そのお一人の戸崎公恵さんは、フットワークが軽く、社会的課題を論議する場には常にその姿があり、明晰な論点に感服させられるが、何よりも当事者に寄り添い、その眼差しが優しい。戸崎さんのレポートによれば、日本の精神病院には、三〇年、四〇年の長期入院生活はざらで、未だに治療の必要のない約七万人の寛解者たちが留められており、病院で亡くなる方はおよそ年間二万人になるという。まるで、私が体験したハンセン病療養所の実相とダブって見える。

二〇〇六年、「長野県ハンセン病問題検証会議」は、『戦争と罪責』の著者である野田正彰関西大学教授を座長に、横田雄一弁護士と私の三人が検証委員となってまとめられたが、当時の田中康夫知事に報告書を提出した。その席上の野田座長の挨拶は、今でも耳に残っている。「ハンセン病問題は幸いなことには、国の過ちが明らかにされ、人生被害は国家賠償までたどりつくことができた。しかし、精神障害者問題は、未だに病院で飼い殺し状態が続いている」。

政府は二〇〇四年、「一〇年以内に七万床を削減し、治療が済んだ人たちの地域移行を実現する」と宣言しながら、その実態は一〇年間遅々として進んでいない。この政策の失敗は、まず病人も家族も、そして迎え入れる側の地域社会も、そして何よりも病人を囲い込んでいる精神病院側のどちらからも、望まれていない政策だったということに尽きる。この失敗の打開策として、急浮上してきたのが「精神科病棟移転転換居住系施設」という新施策である。分かりやすく言えば、病院施設敷地内にグループホームや福祉ホームを作り、病人たちを病院ベッドから、形の上では、一応、解き放つというものである。このことによって、病人や家族、何よりも「社会」を安心させ、病院経営者側の経営に支障をきたさず、国家財政も削減されることになる。これで一挙四得、めでたし、メデタシという目論見だ。しかしながら、この論議に一番肝心な病人当事者たちの意見が聞こえてこない。二〇年も三〇年も閉鎖的病棟の中で奪われてきた「人間の尊厳」をどのように取り戻すのか、少しも見えてこないのである。

私が精神障害者問題を耳にして衝撃を受けたのが、イタリア・トリエステ県の保健行政チーフのバザーリア医師の取り組みだ。彼は「病気を治す必要はない。病気とつきあいながら地域で生活をする」と医療人の哲学を掲げ、「人間の精神的存在は自由で、人生の選択も自由であるべき」として閉鎖的精神病院から病人たちを解放し、グループホームや福祉ホームで地域生活での暮らしを支えたことだ。

それを受ける形でイタリア全土から、一九七八年から一〇年の中期計画で一〇万床の精神病院を廃止した。そのことは精神病院を全廃することではなく、中核的な総合病院内には一五床程度の短期入院施設を確保し、各地域精神医療サテライトが、地域で生活する病人たちを支援することになる。

日本の施策はイタリアが進めてきた精神障害者対策とは根本的に違い、これまで病人たちを丸抱えしてきた精神病院施設が、隣接敷地内に入院患者を囲い込んだまま人生を送らせようとするものだ。

精神を病み、寛解した人たちを〝隣人〟として迎え入れることができるかどうか、今、私たちが試されている。

❖ 汗ぬぐい稲架を抱き込む山の景〈霜降〉　〈14年10月23日〉

私自身、ハンセン病という感染症で、一〇年余の隔離経験を持っている。「デング熱」とか「エボラ出血熱」の報道に接すると、なぜだか、つい身構えている自分がいることに気づく。

「感染症の予防及び感染症の患者に対する医療に関する法律」（平成一〇年　法律百十四号）の法律前文に、わざわざ「我が国においては、過去にハンセン病、後天性免疫不全症候群等の感染症の患者等に対するいわれのない差別や偏見が存在したという事実を重く受け止め、これを教訓として今後に生かすことが必要である」とハンセン病への対処の過ちを特記して、この法律は成立した。現在、ハンセン病はもちろん、この法律の対象から外されている。この法律では感染症を第1類から第5類まで分類し、届出方法から指定医療機関まで細かく基準が定められている。この夏、話題騒然となったデング熱は第4類感染症となる。

「エボラ出血熱」や「デング熱」などで世間が騒がしくなってくると、アルベール・カミュ（一九一三〜六〇）の『ペスト』が記憶によみがえってくる。この作品はアルジェのオラン市で、ネズミの大量死が始まり、ペストが大発生する。街は封鎖され、猛威をふるうペストと立ち向うさまざまな人間が登場する。主人公のリウー医師、パルヌー神父、タルー、新聞記者のランベールなどである。読者はその一人ひとりの生き方や行動に自分を重ねてページを読み進める。私は、一般社会からは隔離されたハンセン病療養所内の高校在学中にこの本を開いたが、なぜか、自分ならこのような状況下で、登場人物の誰に近い生き方を選ぶのだろうか？　この人物は私の身近にいる人たちでは、誰になるのだろうか？　などと思い描きながら読んだ覚えがある。それから数年後、カミュは『ペスト』を「ファシズム」の寓意で書いたのだとの書評を目にしたが、「隔離」を実体験した者にとって、そのような読み方には思いも及ばなかった。

今、世界保健機関（WHO）は、西アフリカで大流行しているエボラ出血熱の封じ込めに躍起になっているが、一〇月一七日の感染者数は九二一六人、死者数が四五五五人に達したと発表している。死亡率が四九・四パーセントに及んでいることからすれば、医学は未だこの感染症に打ち勝っていないことになる。国別で見れば、リベリアの感染者四二六二人（死者二四八二人）、シエラレオネ感染者三四一〇人（死者一二〇〇人）、ギニア感染者一五一九人（死者八六二人）、アメリカ感染者三人（死者一人）、スペイン感染治癒者一人、ナイジェリアにおいては、WHOは二〇日に終息宣言をした。とりあえず良かったと胸をなで下ろした。特にアメリカでは、医療機関の初動対処の不手際から、医療従事者の二次感染者を発生させ、その後の追跡管理を含め、パニックに陥ったまま、大統領の責任問題や、上・下院中間選挙の争点にまでなってしまった。国によっては、エボラ発生国からの入国禁止措置を宣言するまでに至った。移動手段のスピードアップ化による人と物のグローバルな交流は、今後もこのような問題が発生することを予測させる。

物理的な「隔離」や「遮断」だけでは、人間社会はこのような事態に対処することは不可能であろう。ウイルスもまた、この地球上のひとつの生き物である。自然界と人間社会の関わりで人類がある境界線を踏み越えた時、未知なる自然界からの反撃は牙を剥くのである。人類もまた、青い地球上の小さな存在、その分限をわきまえる思慮が求められている。

〈'14年11月7日〉

❖ 信州は実りたわわの更に刻《とき》〈立冬〉

任期満了に伴う第一二回沖縄県知事選挙が一〇月三〇日に告示され、元郵政民営化担当大臣の下地幹生氏（五三）、元参議院議員の喜納昌吉氏（六六）、前那覇市長の翁長雄志氏（六四）、現職の仲井真弘多氏（七五）＝自民推薦＝の四氏が立候補した。今回の知事選は、これまでの保守・革新の対立構図とは違い、保守陣営・経済界とも支援体制が二分し、自民党員の前那覇市長翁長氏を革新陣営が推すという、極めて異例な選挙となった。争点は米軍普天間飛行場の辺野古移設問題を中心に争われる。自民党政府は辺野古移設を容認をしてくれた現仲井真候補の当選のために、あらゆる手段を駆使するものと推測される。

ウチナーンチュの怒りは飽和点に達し、今回の選挙はウチナーンチュの尊厳を取り戻し、未来の沖縄を選択する闘いだけに、圧倒的な民意を政府に突きつける必要がある。それはまた、一地方首長選挙というレベルにとどまらず、日本国のこれから進むべき方向性へも重要な影響力を及ぼす意味を持つ選択となる。

その第一点は、一九五二年に発効した「サンフランシスコ平和条約」による、六二年の長い期間、我が国の対米従属体制の下で駐留米軍基地負荷を押しつけられてきた「沖縄」が、日本国家の安全保障体制のあり方へＮＯ！　のレッドカードを突きつけることができるか？

第二点は、二〇一〇年六月二日、国民が選んだ民主党政権の鳩山元首相でさえも、米国とわが国の外交・防衛官僚組織の前に屈して以下の三要件を呑まされ、辺野古移設を容認させられた後、結局は総理の座から引きずり下ろされ、政治の場からさえ追われてしまった。

①日米間の国際的約束は守らなければならない。

②日米関係を壊してはならない。

③沖縄に駐留するアメリカ海兵隊は抑止力として必要である。

沖縄におけるアメリカの基地権益は絶対的なもので、まさにこの国には植民地と同じカードしか与えられていない。その牙城に一地方の県民が、一矢を報いることができるか？

第三点は、選挙による民意が明らかにされても、日米政府は既定事実として、辺野古新基地建設を強引に推し進めるのだろうか？　民意が明らかにされても、もし辺野古新基地建設を推し進めるようなことになれば、この国の「民権」と「民主主義」は死に体になったことを意味する。

信州沖縄塾は自覚的な個人が参加する市民学習組織である。そのため塾の基本理念として、塾生各人の選挙権行使について、特定の政党や候補者の支持を表明することは、これまで厳に戒めてきた。

しかしながら、今回の沖縄県知事選挙について、民意は国家によってどのように扱われるべきか、そして、沖縄県民の選択は、わが国の安全保障体制への道筋に関わる選挙と位置づけ、はじめて特定の候補者翁長雄志氏を支持し、氏の当選のために全力をあげ支援することを決定し、塾生に翁長氏への支援を呼びかけた。

東アジアの未来図のコンパスの中心点を東京ではなく、東北アジアを俯瞰しながら沖縄に置き直して描くと、新たな景色が浮かび上がってくる。それは一八七九年の琉球処分以前の沖縄が、小国ながら「万国《ばんこく》之津梁《しんりょう》」*の国家指針を掲げ、アジアのクロスロード「琉球国」と呼ばれて存立していたその時まで、歴史を巻き戻してみることだ。交誼を求めて来る者には、常に門戸を開き、文化や人や物が行き交っていた。今こそ、沖縄をその位置に戻すことによって、それぞれの国が相手のアイデンティティーを認め合い、領海とか領土とか航空識別圏などは、存在すれど二次的な問題となり、東北アジアの海は凪の時を迎えることができるであろう。

その第一歩が踏み出せるかどうかは、一一月一六日の第一二回沖縄県知事選挙によって決まる。それはまた、ヤマトの「日本人」に、自らの国の未来への立ち位置をどうするのかを問うことにもなる。

*万国之津梁　万国津梁の銘文。一八四五年、琉球王国の尚泰久の命により、万国津梁の鐘が鋳造され、首里城正殿前にかけられた。

琉球国は南海の勝地にして　三韓の秀を鍾《あつ》め　大明を以て輔車《ほしゃ》となし　日域を以て唇歯《しんし》となす　此の二中間に在りて湧出《ゆうしゅつ》する蓬萊島《ほうらいとう》なり　舟楫《しゅうしゅう》を以て万国の津梁《しんりょう》となし　異産至宝は十方刹に充満せり（以下略）

——大意は、琉球国は南海の恵まれた地域に立地し、朝鮮のゆたかな文化を一手に集め、中国とは上あごと下あごのように密接な関係にあり、日本とは唇と歯のように親しい関係をもっている。この二つの国の中間にある琉球は、まさに理想郷といえよう。よって琉球は諸外国に橋を架けるように船を通わせて交易をしている。（以下略）

〔14年11月22日〕

❖ 魂こめてニライカナイにウージ花〈小寒〉

気をもんでいた一六日の沖縄県知事選挙は、投票締め切り（午後八時）と同時に辺野古新基地建設に反対する翁長雄志候補の「当確」の報道がなされ、テレビの前で思わず歓声をあげた。普天間基地の辺野古移設基地を容認した現職仲井真知事に一〇万票近くの大差をつけての勝利であった。

同日の県都那覇市長選挙でも、翁長氏の後任候補城間幹子さんが、自公推薦候補にダブルスコアの大差で勝利した。沖縄に生まれた私が、これほど「うちなーんちゅ」を誇りに思えたことがないほど爽快であった。たかが、一地方選挙と思われるかもしれないが、この選挙結果は、わが国の歴史においても、ひとつのターニングポイントになる予感がする。政権側はこの選挙結果に冷静さを装い、「辺野古移設は、すでに決定した問題であり、粛々と計画をすすめる」とした。

一九九六年のＳＡＣＯ（沖縄に関する特別行動委員会）の最終報告書で、普天間基地の移設先として辺野古沿岸部を埋め立て新基地を建設する。併せて在沖米軍基地の再編が合意されたが、それから一八年が経っても、未だに辺野古新基地工事は本工事前のボーリング調査の状態というのは、いかに沖縄県民の粘り強い反対運動が功をあげていたかの表われである。

一方、前回の総選挙中、民主党鳩山党代表が発言した「最低でも県外」は、沖縄県民に希望を抱かせた。そして民主党鳩山政権が誕生したが、結局、外務省も防衛省も、官邸まで自国首相の意向よりアメリカ政府の意思を尊重する対米追随路線によって、鳩山首相はその座を追われることとなった。

民主党の失政で第二次安倍政権が誕生し、マスコミまで総動員する尖閣列島をめぐる中国の脅威を騒ぎ立て、米軍海兵隊の沖縄駐留は「抑止力」として日本の安全保障にとって必要という、ヤマトでの世論づくりは形成された。米軍海兵隊の「抑止力」という論拠が、いかに希薄であるかは、森本敏前防衛大臣の退任あいさつで、「沖縄でなければならない軍事目的は必ずしも当てはまらない。軍事的には沖縄でなくても良い。政治的に考えると、沖縄がつまり最高の地域である」と、つい本音を漏らしたことでも明らかである。しかし、これほどまで沖縄県民を愚弄する発言はない。

沖縄四一全市町村長、議長が「辺野古新基地反対、オスプレイ配備反対」の建白書を政府に提出するまでになったが、それを切り崩す動きが始まる。昨年の一一月二五日、石破幹事長が自民党沖縄選出国会議員五人をさらし者のように並べて記者会見に臨み、これまでの選挙公約を撤回し、全議員が辺野古新基地建設を容認すると発表した。そして安倍首相は、二〇二一年度まで沖縄振興費を、毎年三〇〇〇億円台を確保するよう閣議で指示し、東京に呼び寄せた仲井真知事に、沖縄振興費概算要求を上回る二〇一四年度予算案の三四六〇億円を示した。これを受けた知事は、「驚くべき立派な内容で一四〇万県民を代表して心から感謝を申し上げたい。これでいい正月になる」と、一二月二七日、これまで自ら掲げた公約を投げ捨て、辺野古新基地建設を承認することとなった。札束で沖縄県民の尊厳を辱める暴挙に、県民の怒りは頂点に達する。戦後六九年間のこれまで自己決定権を奪われつづけたうちなーんちゅの魂が呼び起こされた。ここにイデオロギーの違いを超えた「うちなー（沖縄）」というアイデンティティー（主体性）によって結ばれたオール沖縄の「県民党」が生まれ、今回の翁長雄志沖縄県知事を誕生させることになった。しかしながら、防衛施設局はその翌日、県民の選択をあざ笑うかのようにキャンプ・シュワブ沿岸部の海上作業を再開し、その前に立ちはだかる老婦人に怪我まで負わせる乱暴狼藉ぶりである。沖縄県民の民意は、これほどまで軽くあしらわれるのか。これではわが国の選挙による国民の選択は、まったく意味を持たないことになる。

「沖縄のことは、沖縄県民が決める」。これは民主主義の基本原則である。

〔14年12月22日〕

❖ 黄昏し春待つ民や悟性の歩〈冬至〉

第四七回総選挙が終わった。調査機関から得られた情報から、安倍政権は今こそ勝機の時と、経済政策「アベノミクス」（消費税率一〇パーセント引上げ時期を一年半延期と、平成二八（二〇一七）年四月から実施することを問うことなどを含めて）だけを旗印に解散・総選挙に打って出た。虚を突かれた形の野党陣営は、体制が整えられないまま選挙戦を闘わざるを得なかった。その結果、自公連立政権の議席数は、法律上の常設機関である一七の常任委員会の委員長を独占し、全常任委員会で野党と同数以上の委員が確保できる安定多数二四九議席数、全常任委員長ポストと過半数の委員を占めることができる絶対安定多数の二六六議席どころか、憲法改正の発議（第九十六条　各議院の総議員の三分の二以上の賛成で、国会が、これを発議し、国民に提案してその承認を経なければならない。この承認には、特別の国民投票又は国会の定める選挙の際行なわれる投票において、その過半数の賛成を必要とする）に必要な三分の二以上の議席数三二六（自民二九一公明三五）を獲得した。

与党圧勝と報道されている中で、議員定数五減がなされたが解散前の各党別議席数と比較してみると、自民党はマイナス四議席、公明党がプラス四議席となる。与党合計で解散前議席数を守ったに過ぎない。小選挙区における自民党の獲得投票率は四八・一パーセントに過ぎないが、議席獲得率は七五・五パーセントを占めている。現選挙制度が民意の反映に結びついていない問題点である。ただ、唯一の救いは、自民党単独に憲法改正発議可能議席の三一七議席を与えなかったことである。

自民党は経済政策「アベノミクス」を連呼し、憲法・外交・安全保障問題の政策論争を避けながら選挙戦を乗り切ったが、開票一四日夜のニッポン放送で憲法改正について問われた安倍首相は、「私の大きな目標、信念であり、国民的な理解を深めるためにリーダーシップを発揮したい」と、早くも本音を漏らした。安倍首相が唱えるリーダーシップなるものはすでに、「特定秘密保護法」の制定、「集団的自衛権」の行使容認、原発稼働の推進、辺野古新基地強行など、国民の意思をまったく無視する強引な政治手法で実証済である。

「アベノミクス」という経済政策以外、必然性も不明確なままの国政選挙は、「大義なき自己都合選挙」と評され、国民の関心度は低く、戦後最低の投票率五二・六六パーセントとなって表れた。自民党対オール沖縄党と明確な対立軸で争われた沖縄県でも投票率は五二・三六パーセントである。何と約五四七四万人の有権者が投票権を行使しなかったことになる。香港では二カ月にわたって自由な選挙権行使を求めて闘っているのに、わが国民は自らの投票権をむざむざ放棄したのである。そのツケは間違いなく、わが国の未来を背負う若者たちにのしかかる。「どうせ政治は変わらない」と、国民責任を果たそうとしない国政無関心層の増加は、平和憲法の改正を目論む右派勢力にとっては願ってもない状況である。

憲法改正の蠢動（自民党の結党以来の党是であるという）は、いきなり九条改正は持ち出すことはないであろう。まず、集団的自衛権の関連法案の整備、日米防衛協力方針の改定、国際協調の大義を声高に自衛隊の海外派遣等、一つひとつ実績を積み重ねながら外堀を埋め、最後は「現状にあった憲法を」との論拠を持ち出し、平和憲法改正の本丸へ攻め込んでいくのであろう。

自公与党大勝の中で特筆すべきことに共産党の躍進がある。山椒は小粒でもピリリと辛い存在意義を大いに発揮してもらいたい。また、沖縄選挙区では名護市長選、名護市議選挙、沖縄県知事選につづき、四小選挙区全区で自民党前議員候補者全員を落選させる快挙を成し遂げ、沖縄県民の揺るがない民意は安倍政権に痛打を浴びせた。快哉なり。この民意に政府は間違いなく「アメとムチ」という手法で、振興費減額というしめつけで反撃してくるであろう。これが沖縄への差別構造支配の手口である。沖縄県は明治以来、差別構造の中で中央政府から民意を無視されてきた。沖縄県民の尊厳を示す意思は、その圧力にも屈しないであろう。平和な島を取り戻す闘い、基地被害に日々直面している沖縄県民と、愚者の楽園で自らの国家の未来に関わることに無関心なヤマトンチュの違いを、まざまざと見せつけられたのが、今回の総選挙のもうひとつの図式である。

国家のあり方に国民が自らの責任を果たし、民主主義によって克ちえた選挙権の行使で民意を明確にしなければ、この国は間違いなく「戦争ができる国」へと変貌していくであろう。

若者たちよ！　決して年寄りの取り越し苦労と聞き逃さないで欲しい。なぜなら、昭和期のはじめ、大東亜共栄圏というスローガンで言論と国民主権を奪い、この国を近隣アジアへの侵略と国家総動員令ですべてを戦時一色に駆り立てていった道も、経済恐慌、政党政治への不信を巧みに利用した軍部による「武断」というリーダーシップだった。数の力で国民の意思を踏みにじる政策の強行は、間違いなくこの国を滅びの道へ導いていくであろう。

今年最終回のコラムも、つい長々と重苦しい内容となった。このコラムが杞憂に終わることを祈りながら、今年最後の「かぎやで風」のマイコラムを閉じます。なお、私、年末から正月も、手術・リハビリと入院加療中のため、二〇一五年一月のコラムは休筆させていただきます。また、新たな出逢いをしたいと願っています。（佐久病院・南三階120号室にて）

おわりに　蒼き海への祈り——人間の尊厳と沖縄の尊厳と

わが産土《うぶすな》の「おきなわ」は、一四二九年から一八七九年までの四五〇年間、かつて小国ながら「琉球王国」であった。東シナ海に位置する地理的特性を生かし、善隣友好を国是とする貿易立国として存在していた。その平和な小国は一六〇九年、薩摩藩から武力で侵攻され、その支配下に組み込まれた。しかし、清国との関係では冊封《さくほう》（サップー：中国の皇帝が周辺諸国の王に爵位や称号などを授けて臣下とする冊封の手続きにより成立する）関係を維持し、対外的には独立国として存立し、独自の文化とアイデンティティーを育んできた。

その後、一八七九年、松田道之処分官は六〇〇人の随員・警察官・兵隊を引き連れ、「琉球処分」を断行し、これで名実共に琉球国は消滅して、日本帝国のひとつの沖縄県が誕生する。

一九二四年三月、硫黄島の日本軍は玉砕し、アメリカ軍は日本本土攻撃の突破口として、艦船一五〇〇隻、五四万人の兵員の総がかりで沖縄を攻めることになる。

約四カ月の攻防戦は、日米双方に二五万人余の戦死者を出す血みどろの闘いが行なわれ、沖縄県民九万四千人の命が奪われた。特に今でも沖縄県民に深い傷跡を残しているのが、県民を守るはずの日本軍から避難壕を追い出され、食糧の強奪、スパイ嫌疑による処刑や、強制集団死の事実である。

一九五二（昭和二七）年、サンフランシスコ講和条約が結ばれ、日本本土の独立と引き替えに、沖縄は切り捨てられ、米軍の施政下で苦難の二七年間がつづいた。一九七二年、やっと「日本復帰」が実現したが、「本土並み返還」とは、名ばかりで、米国が望む時には、自由に核兵器が持ち込める「密約」を交わし、「返還」には多額の資金で米国から沖縄を「買い戻す」ことであった。このことは後日、日米間の公文書によって明らかにされた。それから四二年、日本の総面積の〇・六パーセントにすぎない沖縄に、日本国内の駐留米軍基地の七四パーセントが押しつけられ、沖縄本島の二〇パーセントが米軍基地として占有されている。在日米軍負担率は本土他都道府県の実に五〇〇倍にも上る。復帰によって、米軍基地被害は軽減されるどころか、基地機能は、強化され、県民の総意をますます真っ向から無視して、オスプレイの強行配備や辺野古新基地の建設をはじめている。

琉球処分以前の沖縄諸島は、貧しくとも他国との争いごとには縁のない小国であったが、薩摩藩の侵攻から今日に至るまでの四五〇余年間、太陽が輝く青い空、蒼い海に囲まれた沖縄は、今や東アジアの騒擾を生み出す島に変わり果て、争いを生み出す島に変わり果ててしまった。

二〇一二年八月、国連の人種差別撤廃委員会は、琉球・沖縄問題の最終見解で、次のような勧告を日本政府に出している。これは沖縄の未来を選択する上で大きな意義を持つ勧告である。

『「琉球」（沖縄）の人々を先住民として認識すると共に、彼らの権利を守るための確固たる対策を講ずることを勧告する。締結国（日本国を指す）が、琉球（沖縄）の人々の権利の促進と保護のため、彼等との協議を深めることを勧告する。委員会としては琉球語を消滅の危機から守るための方策導入をスピードアップし、沖縄の人々の琉球語での教育を促進し、学校カリキュラムで用いられる教科書に沖縄の人々の歴史と文化を加えることを勧告する』。この勧告は、今後に大きな意味を持つ。

「琉球処分」以来の近世一三五年に限っても、一度として「自己決定権」が与えられることなく、

「愚者の楽園」からの指図に弄ばれてきた。沖縄の怒りのマグマは、今、地表近くまでせりあがっている。沖縄戦で奪われた霊《ことだま》たちは、地底から血涙を振り絞り、声をあげつづけているに違いない。国家や多数者は、必要ならば情け容赦なく小さき民を捨てる。私の気力が衰えない限り、私は民の側から旗を振りつづける。わが産土の沖縄で、うちなーんちゅ（沖縄の人びと）の魂が生きつづけている限り、沖縄の『人の春』は必ず訪れる。このことを信じながら、私も「人間の尊厳」を見失うことなく、書き、語りつづける。

この著書は人文書館代表の道川文夫さんの熱情に背中を押していただかなければ、個人発信の電子コラム「かぎやで風」のまま、時の流れのなかに埋もれたと思われる。編集スタッフの皆さまの並々ならぬご尽力に心より感謝を申しあげます。

二〇一五年　初夏のころに

著者

うりずんは民の呼気抱き生気映ゆ

＊うりずん　若葉がいっせいに萌え、草花が彩りを増し、大地を潤す二月から四月のこと。

編 集　多賀谷典子／道川龍太郎

校 閲　田中美穂

伊波敏男…いは・としお…

1943（昭和 18）年、沖縄県生まれ。

作家。人権教育家。長野大学客員教授。NPO 法人クリオン虹の基金理事長。

ハンセン病療養施設「沖縄愛楽園」、鹿児島県の国立療養所「星塚敬愛園」を経て、
1961（昭和 36）年、岡山県の「県立邑久高等学校新良田教室」に入学。

その後、東京の中央労働学院で学び、社会福祉法人東京コロニーに入所。

1993（平成 5）年より約 3 年間、東京コロニーおよび社団法人ゼンコロ常務理事を務める。

1997（平成 9）年、自らの半生の記『花に逢はん』（NHK 出版）を上梓、
同年 12 月、第 18 回沖縄タイムス出版文化賞を受賞。

ついで、『夏椿、そして』（NHK 出版）を著し、ハンセン病文学を問い続ける。

2004（平成 16）年より、長野県上田市で信州沖縄塾を主宰し、塾長となる。

2007（平成 19）年 11 月、伊波基金日本委員会を創設。http://www.kagiyade.com/

主な著書に、『ゆうなの花の季と』（人文書館、2007）、

『ハンセン病を生きて―きみたちに伝えたいこと』（岩波ジュニア新書、2007）、

『花に逢はん［改訂新版］』（人文書館、2007）、『島惑ひ―琉球沖縄のこと』

（人文書館、2013）がある。

父の三線と杏子の花

発行　二〇一五年八月十日　初版第一刷発行
著者　伊波敏男
発行者　道川文夫
発行所　人文書館
〒一五一-〇〇六四
東京都渋谷区上原一丁目四七番五号
電話　〇三-五四五三-二〇〇一（編集）
〇三-五四五三-二〇一一（営業）
電送　〇三-五四五三-二〇〇四
http://www.zinbun-shokan.co.jp
装幀　道川龍太郎・多賀谷典子
印刷・製本　モリモト印刷株式会社

ISBN　978-4-903174-32-7
Printed in Japan

人文書館の本

＊恩納岳の向こう。平和の島への祈り。

島惑ひ―琉球沖縄のこと

伊波敏男 著

沖縄が本土に復帰してから四十三年を経た。いったい、日本及び日本人にとって、沖縄とは何なのか。そして、沖縄及び沖縄人にとって、「日本」とは何だったのか。今日の沖縄の現状を指して、第二次大戦後の沖縄切り捨てに続く、第三の琉球処分と評する人もいる。明治初期の琉球処分に翻弄され、時代の荒波の中で不器用に生きてきた琉球士族の末裔たちの生き様を描き出す。琉球という抜け殻が、どのような意味を持っているのか。いま、沖縄と沖縄人の主体性と矜持を、小さき者の声を伝えながら、静かに問い直す！

四六判上製二四八頁　定価二七〇〇円

＊精神的品位をもって、生きるということ。

花に逢はん［改訂新版］

第十八回沖縄タイムス出版文化賞受賞

伊波敏男 著

強靭な意志を持ち、人びとに支えられ、社会の重い扉を開いていった苦闘の日々――。過酷な病気の障壁と無慙な運命を打ち破ったハンセン病回復者が、信念をもって差別や偏見と闘い、自らの半生を綴った感動の記録。人間の「尊厳」を剥ぎ取ってしまった、この国の過去を克服し、ともに今を生きることの無限の可能性を示唆する、伊波文学の記念碑的作品。他人の痛みを感じる心と助け合う心。

四六判上製三七六頁　'15年［品切れ］

＊かそけき此の人生／生命（いのち）の歓喜を謳いあげるために。

ゆうなの花の季と

伊波敏男 著

生命の花、勇気の花。流された涙の彼方に。その花筐（はながたみ）の内の一輪一弁にたくわえる人生の無念。国家と社会というものは、こんなにも簡単に人間が人として持っている権利を剥ぎ取ってしまう。沈黙の果てに吐き出す不運を背負った人びとの声。偏見と差別は、人間としての尊厳を奪い去る。苦悩を生きる人びとが救われるのは、いつの日か。人と人が共に生きることを問う、悲喜こもる「人生の書」として。

四六判上製三〇八頁　定価二八〇八円

＊生きるということは、生きるということ以外にない。いのちの鼓動を聴きながら。

大城貞俊作品集【上】島影―慶良間や見いゆしが／【下】樹響―でいご村から

大城貞俊 著

沖縄の歩んできた共同体の歴史、悲喜こもごもの人生を担った人びとの物語は、世界の人びとが共有することの出来る歴史であり物語である。戦後七十年を経ても、沖縄の苦悩は今なお深い。この島の人びとの深奥に潜んでいる哀しみの「かたち」と「こころ」を、生と死のあわいを、いとおしくひたすらな愛を物語りする。

沖縄文学を先導する詩人であり、作家・大城貞俊の珠玉の中・短篇作品集上・下巻。

上・四六判上製三〇四頁　定価二八〇八円／下・四六判上製二九六頁　定価二八六二円

定価は消費税込です。　（二〇一五年八月現在）